핵심면역학
Essential Immunology

대표저자

김인식 교수 을지대학교

공동저자 (가나다 순)

김시현 교수 세명대학교
김하연 교수 경동대학교
박재승 교수 서해대학교
윤경아 교수 대전보건대학교
이기종 교수 연세대학교
이나경 교수 순천향대학교
이동섭 교수 혜전대학교
이석준 교수 청주대학교
이혁재 교수 광주보건대학교
장정현 교수 대구한의대학교
전진현 교수 을지대학교
정경태 교수 동의대학교
조혜현 교수 대전과학기술대학교
최연임 교수 송호대학교
허지혜 교수 동아보건대학교
홍승복 교수 충북보건과학대학교

도서출판 대학서림

머리말

PREFACE

면역학은 하나의 학문을 넘어서 의생명과학 전체 분야에 적용되고 응용되는 중요한 매개체로 자리매김하였습니다. 많은 연구자의 노력과 결실은 새로운 면역학적 지식과 개념을 증명하는데 중요한 밑거름이 되었습니다. 면역의 개념은 기원전부터 시작되었지만, 그 발달 과정은 20세기 전반부터 급속히 이루어졌습니다. 면역체계 및 감염에 대한 면역반응의 기본적 원리에서부터 현재는 그 응용범위가 넓어져 임상진단, 치료, 예방에 핵심적인 역할을 하고 있습니다. 앞으로도 면역학의 발전은 우리의 중요한 관심사가 될 것으로 생각됩니다.

이 책은 방대한 면역학적 지식을 다루고 있지만, 학생들이 접근하기 쉽고 이해할 수 있는 구성으로 쉽지만 깊은 면역학 책이라는 목표로 만들었습니다. 이 책의 특징은 첫째, 학습동기 유발을 위하여 면역학이 걸어온 역사를 기술하였으며, 각 장마다 학습목표를 제시하였습니다. 둘째, 면역학의 기초를 탄탄히 하기 위하여 간결하게 설명하였고, 각 장 끝에 핵심용어를 설명하였습니다. 셋째, 기초 핵심문제와 실력문제를 제시하여 학생들의 학습성취도를 스스로 확인할 수 있게 하였습니다. 넷째, 면역학의 이해에 대한 흐름을 분자(주조직적합복합체, 면역글로불린, T 세포 수용체)와 세포(항원제시세포, B 세포, T 세포)를 중심으로 기술하여 면역반응을 좀 더 구체적이면서 알기 쉽게 기술하였습니다. 다섯째, 각 장의 끝에는 '함께 생각해보고 토론해봅시다'를 첨가하여 배운 지식을 실제 생활에 적용할 수 있게 하였습니다. 간추려서 요약하였지만 중요한 최신 지식 및 분야에 대해서는 최대한 기술하도록 노력하였습니다.

끝으로 이 책을 출판하여 주신 대학서림 사장님과 편집부 여러분의 노고에 깊은 감사를 드립니다. 이 책이 면역학을 공부하는 학생들과 관심 있는 많은 분들에게 좋은 참고자료가 되었으면 하는 작은 소망으로 글을 마칩니다.

2019. 8.

저자일동

CONTENTS

차례

01 면역학의 개요 (Introduction)

학습목표 **병원체의 침입에 대한 면역학적 방어기전을 이해한다.**

1. 면역의 기본적인 개념을 이해한다.
2. 면역학의 역사적인 발전과정을 이해한다.
3. 선천면역과 후천면역의 기본적인 특징 및 차이점을 이해한다.
4. 면역반응에 관련된 세포의 종류 및 기능을 이해한다.
5. 면역반응을 수행하는 림프기관의 종류 및 역할을 이해한다.
6. 면역반응의 진행과정을 전체적인 방어과정 측면에서 이해한다.

1. 면역(immunity)의 개념

사람은 출생 후부터 바이러스(virus), 세균(bacteria) 등 다양한 병인원(pathogen)에 대한 위협적인 환경에 놓여 있다. 우리 인류가 치명적인 감염질환을 극복하면서 살고 있는 것은 의학발달에 힘입은 바가 크지만 특히 면역학의 학문적 발전이 무엇보다 크게 공헌했다고 해도 지나친 표현은 아닐 것이다. 면역의 어원은 형벌, 의무, 공과와 같은 무거운 의무로부터 벗어난다는 뜻이지만 의학에서는 특정한 감염질환에 대하여 저항하기 위한 생체의 방어능력을 의미한다. 생체의 항상성(homeostasis) 유지는 사람의 건강과 직결되는데 다양한 원인에 의하여 항상성이 무너지는 경우에 질병이 발생한다. 병인원에 의한 감염질환은 항상성 유지가 안되는 주요 원인이다. 그 이외에 서로 다른 혈액형의 혈액이 수혈되었다든가, 서로 다른 단백질(항원)을 갖는 동종조직을 이식했을 경우, 체내에 암세포와 같은 돌연변이(mutation) 세포가 출현했을 경우, 식물성 또는 동물성의 이종단백이나 다당류가 침입했을 경우, 자기의 체성분이 변성되거나 외래의 작은 물질이 체내의 단백질과 결합해서 자가항원(autoantigen)이 발생했을 경우에도 항상성이 떨어져서 질병이 발생한다. 최근에는 사회가 발전할수록 일반적인 환경에서 존재하는 무해한 항원(antigen)이 특이적으로 면역반응을 나타내는 알레르기(allergy) 또는 과민증(hypersensitivity)이 증가하고 있다. 지금까지 설명한 것처럼 면역학은 감염질환에 대한 대응과 체내 항상성 유지를 위한 면역반응 및 관련기전을 포괄하는 학문이라고 할 수 있다.

2. 면역학의 역사

1) 고대~17세기

전염병에 한 번 감염이 되면 똑같은 전염병에 재차 감염이 일어나지 않거나, 감염이 되어도 질병이 가볍게 끝난다고 하는 것은 고대시대부터 알려져 왔다. 기원전 431년에 아테네와 스파르타의 펠로폰네소스 전쟁에서 페스트 질환이 유행하여 많은 사람이 죽었으나 생존한 사람은 두 번째 감염되었을 때 사망하지 않았다고 기재되어 있다. 1347년부터 1451년 사이에 중국, 인도, 전 유럽에서 페스트의 대유행이 있었는데 한 번 페스트에 감염된 사람이 간호를 맡았다고 전해지고 있다. 17세기에는 특정질환이 발병한 후에 재감염이 일어나지 않는데, 이는 동일한 질환에만 해당한다는 사실을 알게 되었다.

2) 18~19세기

18세기 초에는 전 세계적으로 천연두가 유행하였다. 1721년 당시 터키주재 영국공사 부인 워들리 몬테이크(Worthley Montague)는 터키에서 행해지고 있는 일종의 인두접종을 영국으로 가지고 와서 천연두를 예방할 수 있었다. 하지만, 인두접종법은 전문가에 의해서 시술되지 못하여 사망하는 경우도 발생하였는데, 이로 인하여 인두접종법에 대한 예방효과에 대하여 논란이 있었다. 1796년 에드워드 제너(Edward Jenner)는 사람이 우두(vaccinia)에 걸리면 가볍게 경과한다는 것을 알고 우두를 사람에게 접종하여 천연두에 대한 면역을 얻게 하는 것을 발견했다. 제너의 발견은 예방접종(vaccination)의 학문적 기초가 되었다. 백신(vaccine)이란 말은 라틴어의 암소(vacca)라는 말에서 유래하고 있다.

우리나라는 18세기말 조선시대 박제가에 의해 인두종법(人痘種法)을 실시하였고, 1817년(순조 17년)에 이종인은 널리 중국의 종두전문의서를 보고 종두법과 치두방(治痘方)을 참고로 하여 시종통편(時種通編)을 저술하여 간행하였다. 1879년 지석영이 일본으로부터 우두의 원료가 되는 백신을 가지고 와서 종두법을 처음 도입하여 실시하였다.

서양에서는 파스테르(Louis Pasteur, 1822~1895)와 코흐(Robert Koch, 1843~1910)에 의해서 세균의 순수배양법이 발견되었고 이것으로 백신을 만들 수 있게 되어서 병원체와 면역의 관계가 밝혀지게 되었다(그림 1-1). 룩스(Pierre P. E. Roux)와 예르신(Alexander Yersin)은 1888년에 디프테리아균의 배양액 중에 디프테리아균의 균체외독소가 존재하는 것을 발견하고 다시 이 균체의 독소를 동물에 주사하면 그 동물의 혈청 중에 이 독소를 중화하는 물질이 생기는 것을 발견했다. 베링(Emil von Behring)은 면역이 항독소 또는 항체(antibody)라는 물질에 의해서 이루어진다는 결론을 내렸다. 1893년에는 부너(Hans Buchner)는 면역에 중요한 알렉신(alexin)이라는 물질을 발견했다. 파이퍼(Pfeiffer)는 1894년에 콜레라균으로 면역한 동물혈청이 알렉신의 존재 하에 콜레라균을 용균하는 것을 발견하고 이것을 "파이퍼(Pfeiffer) 현상"이라고 불렀다. 알렉신은 현재에 보체(complement)라는 용어로 사용되어진다. 파이퍼는 1894년에 혈청 중에 존재하는 면역물질인 항체(antibody)를 발견한다. 보뎃(Jules Bordet)은 1898년에 항원과 결합한 항체가 항원을 파괴하는데 중요한 역할을 한다는 것을 밝혀냈다.

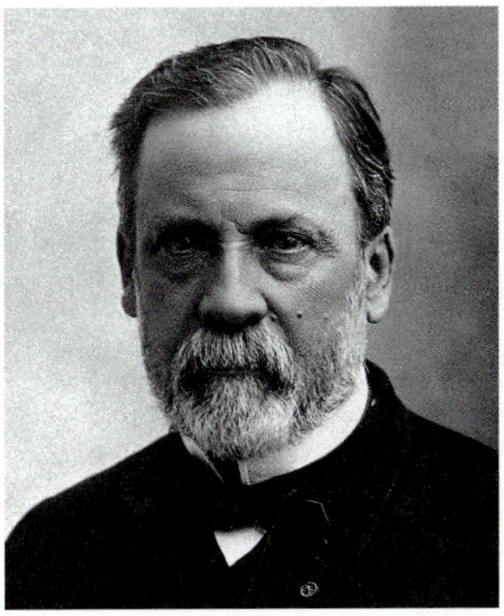

▲ 그림 1-1. 파스테르(Louis Pasteur).

러시아의 메치니코프(Elie Metchnikoff, 1845~1916)와 독일의 에를리히(Paul Ehrlich,

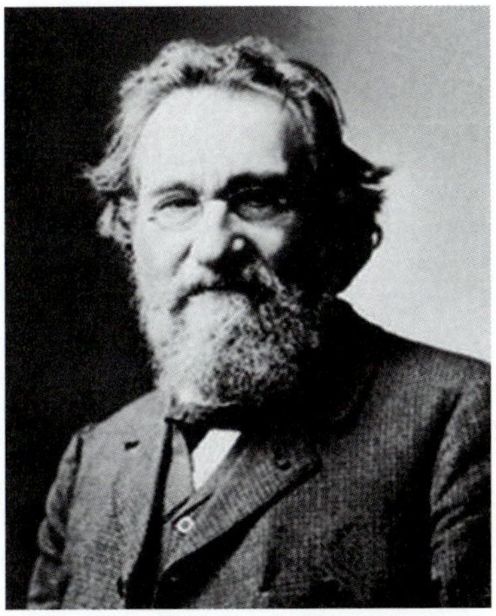

▲ 그림 1-2. 메치니코프(Elie Metchnikoff).

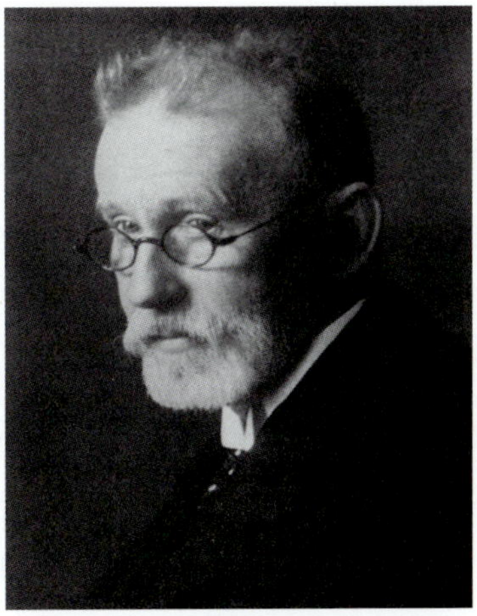

▲ 그림 1-3. 에를리히(Paul Ehrlich).

1854~1915)는 1908년 면역과정의 연구로 노벨생리의학상을 공동 수상했다(**그림 1-2, 그림 1-3**). 그러나 질병의 원인이 될 수 있는 것으로부터 유기체를 보호하는 면역과정에 대한 그들의 관점은 판이하게 달랐다. 메치니코프는 불가사리 유충의 소화작용을 연구하던 중에 동물세포학에 근거한 포식작용(phagocytosis)을 발견했다. 세균과 같은 이물질이 피부조직을 뚫고 들어오면 포식세포(phagocyte)는 이 물질을 둘러싸고 분해시킨다. 'phagocyte'는 그리스어로 phago(섭취하여 소화시킴)와 cyte(세포)가 합쳐진 용어이다. 메치니코프처럼 포식작용을 면역의 주된 과정으로 봤던 이들은 '세포론자(cellularist)'로 불렸다. 에를리히는 세포론자들과 달리 면역과정을 이해하는데 생화학적 관점에서 접근했다. 질병을 일으킬 수 있는 물질, 곧 항원(antigen)이 체내에 들어오면, 항원에 반응하는 화학적 수용체(chemical receptor)인 항체(antibody)가 혈청과 같은 체액 속에서 형성된다는 것이다. 에를리히는 혈액생성과 관련된 조혈조직(hemopoietic tissue)에서 다양한 항체들이 만들어진다고 추정했는데, 이는 백신 개발과 함께 여러 항체들이 혈청에서 발견되었기 때문이다. 에를리히처럼 혈액 속의 항체생성을 면역의 주된 과정으로 봤던 면역학자들은 체액론자(humoralist)로 명명하였다. 도이치(Ladislas Deutsch)는 1899년에 세균, 단백, 다당류 등과 같이 동물의 체내에 들어가 항체생산을 유도하는 물질에 항원이라는 명칭을 붙였다.

3) 20세기

1902년 포티어(Paul Portier)와 리체(Charles Richet)에 의해서 아나필락시스(anaphylaxis) 현상이 밝혀졌다. 1905년 코흐(Robert Koch)는 미생물이 질병을 야기 시킨다는 이론을 정립시켰고, 결핵에 대한 연구로 노벨상을 수상하였다. 면역학은 20세기로 들어오면서 의학분야의 하나로 자리잡기 시작하였고, 미국에서는 1913년 세계 처음으로 면역학 학회가 만들어졌다. 하이델베르거(Michael Heidelberger)와 켄달(Edward Kendall)은 혈청에 있는 항원과 항체의 양을 측정하는 방법을 고안해내며 면역화학(immunocytochemistry)의 중요한 발전을 이루어냈다. 버넷(Frank Macfarlane Burnet)은 생명이 만들어지는 초기에는 항체가 생산되지 않는다는 것을 제안했고, 메더워(Peter Medawar)는 쥐의 배아에서 이 사실을 입증했다. 1940년에 스넬(George Snell)과 동료들은 이식거부반응(transplantation rejection)에 관련이 있는 유전자들을 주조직적합복합체(major histocompatibility complex)라고 명명하였다. 버넷은 1957년에 면역반응을 설명하기 위하여 클론선택설을 주장하였다. 고원(C. S. Gowans)은 항원과 반응하는 림프구가 증식하며, 동일한 항원에 대한 항체를 생산하는 형질세포가 생산됨을 밝혀냈다. 림프구의 종류에는 T세포와 B세포가 있음을 알게 되었고, T세포가 B세포의 항체생산에 도움을 준다는 것이 알려졌다. 1976년 토네가와(Susumu Tonegawa)는 면역글로불린의 유전자에서 유전자의 재배열(rearrangement)이 일어난다는 사실을 발견하였고, 1980년에는 세포막 결합형과 분비형 면역글로불린의 차이가 유전자의 전사가 다르기 때문이라는 것을 발견했다. 1986년에 보이틀러와 호프만은 초파리를 이용하여 선천면역 활성화에 중요한 Toll-유사 수용체(Toll-like receptor; TLR)를 발견하였다. 스타인만은 1973년 새로운 종류의 면역세포인 수지상세포를 발견한 후 그 역할을 40년 가까이 연구하였다. 2011년에 보이틀러, 호프만과 함께 노벨상을 수상하였다. 2018년 노벨상 수상자인 엘리슨과 혼조의 연구는 면역학의 한 획을 긋는 의미있는 연구로 받아들여진다. 면역체계의 활성화 연구가 아닌 이를 억제하는 제어 단백질 CTLA-4와

표 1-1. 면역학 분야의 노벨상 수상자

수상연도	수상자	국가	연구분야
1901	베링(Emil von Behring)	독일	혈청 항독소
1905	코흐(Robert Koch)	독일	결핵에 대한 세포면역
1908	메치니코프(Elie Metchnikoff) 에를리히(Paul Ehrlich)	러시아 독일	포식작용(메치니코프)과 항독소(에를리히)의 역할
1913	리체(Charles Richet)	프랑스	아나필락시스
1919	보뎃(Jules Bordet)	벨기에	보체매개 세균용해
1951	보벳트(Daniel Bovet)	스위스	항히스타민
1960	버넷(Frank Macfarlane Burnet) 메더워(Peter Medawar)	오스트리아 영국	후천면역관용
1972	포터(Rodney R. Porter) 에델만(Gerald M. Edelman)	영국 미국	항체의 구조
1980	스넬(George Snell) 도세(Jean Dausset) 베나세라프(Baruj Benacerraf)	미국 프랑스 미국	주조직적합복합체 유전자
1987	토네가와(Susumu Tonegawa)	일본	항체생산을 위한 유전자재배열
1996	도헤르티(Peter C. Doherty) 진케르나겔(Rolf M. Zinkernagel)	호주 스위스	세포매개 면역반응의 특이성
2011	보이틀러(Bruce Alan Beutler) 호프만(Jules A. Hoffmann) 스타인만(Ralph Marvin Steinman)	미국 룩셈부르크 캐나다	선천면역에 핵심적인 Toll유전자 수지상세포의 역할
2018	엘리슨(James Allison) 혼조(Tasuku Honjo)	미국 일본	면역반응을 억제하는 CTLA-4와 PD-1 단백질 발견

PD-1을 발견한 것이다. 이 발견은 암면역치료의 시작을 알리며, 암치료의 새로운 길을 열었다. 현재까지도 면역학에 대한 연구는 지속적이며 급격하게 발전하고 있으며, 최근에는 면역시스템에서 작용하는 사이토카인, 면역세포, 면역조직에 의한 복합적인 작용을 통하여 총체적인 체내의 면역반응이 밝혀지고 있다. **표 1-1**은 면역학 분야의 역대 노벨상 수상자와 세부적인 연구주제를 보여준다.

3. 면역의 종류

1) 선천면역(Innate immunity)

선천면역은 생체가 태어날 때부터 선천적으로 가지고 있는 면역으로서 항원과 상관없이 자연히 존재하는 면역반응이다. 신천면역에 해딩하는 물리적 빙어벽 및 표면분비물은 감염을 초기에 차단시킨다. 또한 체액인자와 면역세포는 감염된 조직으로 유입되어서 감염을 제거하는데, 이 과정을 염증(inflammation)이라고 하며 선천면역에서 가장 핵심적인 면역반응이다. 선천면역은 침입한 병인원에 대하여 즉시 반응하여, 일차적으로 제거해주는 역할을 한다. 병인원(pathogen)을 서로 다르게 또는 특이적으로 구분하는 능력이 없으며, 병인원을 만나기 이전이나 이후에도 변화가 없다.

(1) 선천면역의 결정인자

종특이면역(Species immunity)

동물의 종에 따라서 병원체에 대한 감염성이 서로 다르다. 예를 들면, 쥐(Rat)는 디프테리아에 감수성이 낮지만 기니피그(guinea pig)는 디프테리아에 대한 감수성이 높다. 사람에게 감염되는 장티푸스균과 이질균은 생쥐(mouse)와 기니피그에는 감염되지 않는다.

인종특이면역(Racial immunity)

알제리아 양은 다른 양에 비해 탄저균에 대한 저항성이 강하며, 토끼나 쥐도 종류에 따라서 여러 병원체에 대한 저항성이 각각 다르다. 일부 흑인종은 콕시디오이데스진균증(coccidioidomycosis)에 대하여 백인이나 황색인종에 비해 이환율(morbidity)이 10배 정도 높다.

개체특이면역(Individual immunity)

개체에 대한 특이성은 나이, 영양소 섭취상태, 호르몬의 변화 등 여러 가지 조건에 따라서 크게 차이가 있다. 예를 들면, 백일해는 유아기에 발병이 되지만, 성인에서는 거의 일어나지 않는다. 영양상태가 좋지 않은 개체는 병원미생물에 대한 저항력이 저하되는데, 비타민 A와 같은 물질은 상피세포의 저항성을 증가시킴으로써 병원미생물의 침입을 막는 것으로 알려져 있다. 결핵은 호르몬의 변화가 심한 사춘기와 영양실조 상태에서 이환율이 높게 나타난다.

(2) 선천면역의 구성요소

물리적 방어와 표면분비물

피부(skin), 점막(mucosa), 섬모(cilium)는 병원체(pathogen)나 비병원체(non-pathogenic organism)로부터 몸을 보호하는 1차적인 방어수단이다. 피부는 외부에 각질층이 있기 때문에 보다 저항력이 있는 방어벽으로 작용하고, 기도점막의 습한 표면은 외부에서 들어오는 이물질을 붙잡는 역할을 한다. 호흡기의 섬모운동은 외부에서 들어온 이물질을 타액 중으로 내보낸다. 코의 분비액이나 피부로부터 분비되는 분비물이나 땀도 물리적인 방어체계에 속한다.

체액인자

눈물, 땀, 위액, 피지(sebum)와 같은 체액에는 리소자임(lysozyme), 락토페린(lactoferrin), 펩신(pepsin), 항균펩티드(antimicrobial peptide, AMP)라는 물질이 있어서 세균을 제거하는 중요한 역할을 한다. 리소자임은 포식세포 내에서 또는 세포 외의 체액에서 세균을 용해시키는 기능을 한다. 락토페린은 철과 결합하여 세균의 철분 흡수를 차단하는 역할을 한다. 펩신은 단백질 가수분해로서 세균을 제거한다. 디펜신(defensin)이라고 불리우는 항균펩티드는 미생물과 진균에 대한 살균작용이 있으며, 바이러스의 세포 내 침입을 억제시킨다. 대부분의 체액성 숙주방어기전은 보체(complement)에 의해서 이루어진다. 보체는 다양한 종류의 단백질로 이루어져 있으며, 이들의 협동과정으로 인하여 감염원을 제거한다. 보체는 혈액, 림프(lymph), 사이질액(interstitial fluid)에 존재한다.

면역세포

조직액이나 혈액 중에 존재하는 미생물이나 어떤 이물질들은 순환혈액이나 조직 중에 존재하는 포식세포(phagocyte)에 의해 탐식된다. 이들 세포에는 두 개의 타입이 있는데, 포식작용이 주된 기능인 전문적인 포식세포(professional phagocyte)와 그렇지 않은 비전문적인 포식세포(non-professional phagocyte)가 있다. 전문적인 포식세포는 포식작용에 관여하는 수용체가 존재하며, 그 예로는 혈구세포인 호중구와 혈액 또는 조직에 존재하는 단핵구가 있다. 단핵구는 조직에서 큰포식세포(macrophage)로 포식작용을 할 수 있는 형태로 분화하며, 비장과 같은 조직에서 망상내피세포계(reticuloendothelial system ; RES)를 구성하는 세포이다. 결합조직에 존재하는 단핵구는 조직구(histiocyte)라고 한다. 비전문적인 포식세포로는 상피세포(epithelial cell), 혈관내피세포(endothelial cell), 섬유모세포(fibroblast)가 있다. 섬유모세포는 상처치유과정에서 콜라겐(collagen)을 생산하지만, 면역반응을 일으키는 항원인지 수용체는 부족하다.

2) 후천면역(Acquired immunity)

항원이 침입하게 되면, 침입한 항원에 대하여 유도되는 면역반응이 있는데, 이를 후천면역이라고 한다. 후천면역은 선천면역과는 다르게 특이적이며, 시간적으로는 늦게 작용한다. 선천적 면역반응을 극복한 미생물(항원)은 생체의 2차 방어라인인 면역계(immune system)의 림프구와 접촉하게 되고, 이 반응에 의해서 항원에 대한 특이적인 면역반응이 시작된다. 감염에 대하여 체내가 적응하면서 나타나는 면역반응이기 때문에 적응면역(adaptive immunity)으로도 불리운다. 후천면역은 이전에 들어왔던 항원을 기억하는 성질이 있어서 같은 항원이 들어왔을 때는 더 빠르게 작용하여 선천면역보다 더 효과적으로 항원을 제거할 수 있다(표 1-2, 그림 1-4).

(1) 세포매개면역(Cell-mediated immunity)

항원 자극을 받은 T림프구와 T림프구에 의해 생산되는 다양한 사이토카인(cytokine)에 의해서 일어난다. 이 때 사이토카인은 큰포식세포와 같은 면역세포를 자극하는 역할을 한다. 항원에 대하여 항체가 아닌 세포를 매개로 하여 일어나는 반응이기 때문에 세포매개면역이라고 한다. 세포매개면역의 주역은 T림프구이다. T림프구는 B림프구를 활성화시키며, 직접

표 1-2. 선천면역과 후천면역의 특징

특 징	선천면역	후천면역
반응시간	수 시간(hour)	수 일(day)에서 수 주(week)
항원특이성	제한적	매우 다양함
면역반응	고정적이며, 변하지 않음	진행될수록 향상됨
면역기억	없음	기억세포(memory cell)를 통하여 일어남

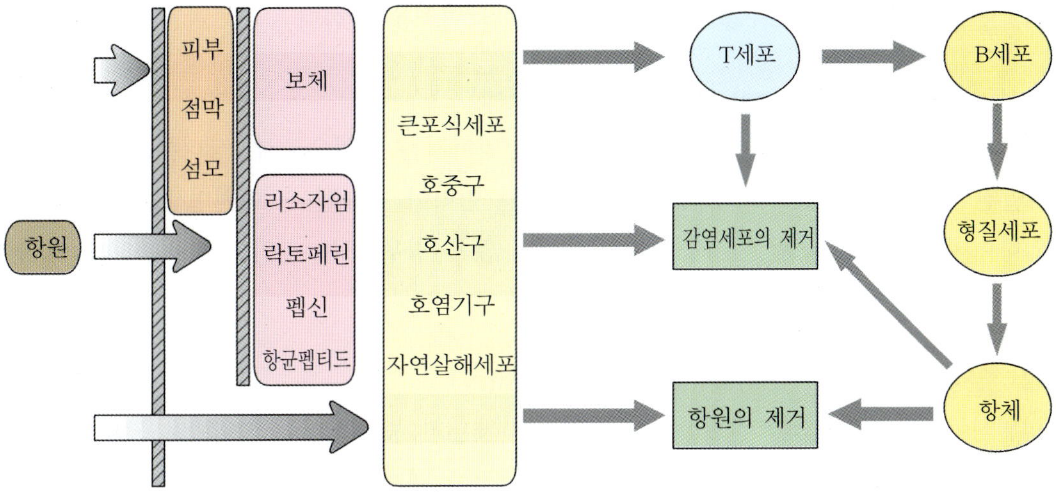

물리적 방어인자	체액인자	면역세포	세포매개면역	체액면역
선천면역			후천면역	

▲ 그림 1-4. 체내의 방어기전인 선천면역과 후천면역.

적으로 바이러스에 감염된 세포의 제거에 효과적으로 반응한다.

(2) **체액면역**(Humoral immunity)

항원과 직접 접촉한 후 또는 T세포에 의해 자극받은 B림프구는 형질세포(plasma cell)로 분화한다. 형질세포는 항체 또는 면역글로불린(immunoglobulin)이라고 불리는 단백질을 혈액으로 분비한다. 분비된 항체는 항원과 특이적으로 결합하여 항원-항체 복합체(immune complex)를 만들고, 이러한 복합체 형성은 항원의 특성을 중화하며, 식세포에 의해 섭취되고 소화되기 쉽게 만든다. 항체는 세포가 아닌 체액에서 작용하기 때문에 이러한 면역반응을 체액면역이라고 한다.

3) 능동면역(Active immunity)과 수동면역(Passive immunity)

생체가 특정한 외래항원에 대하여 특이적인 면역능력을 획득하는 방법에 따라서 구분된다. 능동면역이란 생체가 자연적으로든 인위적으로든 항원에 직접 노출된 후에 생체 그 자신이 직접 면역능력을 획득한 것이며, 수동면역은 면역된 개체로부터 면역되어 있지 않은 개체가 혈액, 혈청성분 또는 림프구를 받음으로써 획득된 면역을 말한다.

(1) 자연능동면역(Natural active immunity)

생체가 자연 상태에서 일어나는 감염에 의해 얻어지는 면역으로서, 장티푸스, 수두, 성홍열, 발진티푸스 등의 질병은 감염 후에 일생동안 면역이 계속된다. 병원미생물이 생체 내에 침입하여 증식해도 아무런 임상증상이 나타나지 않을 경우 또는 본인도 모르는 사이에 면역이 성립되어 저항성을 나타내는 경우도 있다.

(2) 인공능동면역(Artificial active immunity)

병원성이 없는 병원체를 인위적으로 감염시켜 체내가 능동적으로 면역반응을 나타내는 것이다. 인공능동면역의 목적으로 사용되는 병원미생물 제재를 백신(vaccine)이라고 한다. 백신은 체내면역반응을 활성화시켜서 실제 감염이 발생했을 때 질병으로 발전하는 것을 막는 방어면역(protective immunity)을 유도한다. 백신을 가지고 실시하는 인공적인 면역증진방법을 예방접종이라고 한다(표 1-3).

(3) 자연수동면역(Natural passive immunity)

태아(fetus)나 신생아(neonate)는 면역기관이 성숙되지 않아서 스스로 방어할 수 있는 면역체계가 부족하다. 태아의 면역 취약성은 모체의 혈액에 있는 항체가 태반을 통해 태아에 전달되면서 극복되며, 신생아의 면역은 모체의 항체가 다량 함유된 초유나 모유를 섭취하게 됨으로서 향상된다. 면역반응을 개체 스스로 생성하지는 않지만, 자연적으로 면역물질을 받아서 이루어지는 면역을 자연수동면역이라고 한다.

▲표 1-3. 백신에 의한 능동면역

연 령	종 류	연 령	종 류
1주이내	B형간염	12~15개월	MMR(홍역, 볼거리, 풍진), 수두
4주이내	BCG(결핵예방백신)	15~18개월	DTaP
2개월	B형간염 DTaP(디프테리아, 파상풍, 백일해 혼합백신), 경구용 소아마비	12~24개월	일본뇌염 1,2차, 1년 후 3차
		4~6세	DTaP, 경구용 소아마비, MMR
4개월	DTaP, 경구용 소아마비	6세, 12세	일본뇌염 추가
6개월	DTaP, 경구용 소아마비	11~12세	TD(파상풍, 디프테리아)

(4) 인공수동면역(Artificial passive immunity)

어떤 생체가 능동적으로 생성한 항체를 다른 개체에 옮겨 줌으로써 나타나는 면역으로서, 디프테리아 또는 파상풍균의 감염 시 다량의 항체가 생성되는데 생성된 항체를 다른 감염되지 않은 개체에게 투여함으로써 이 병원균에 대한 수동면역이 된다. 항체는 수명이 있기 때문에 일시적인 방어능력을 제공하게 된다.

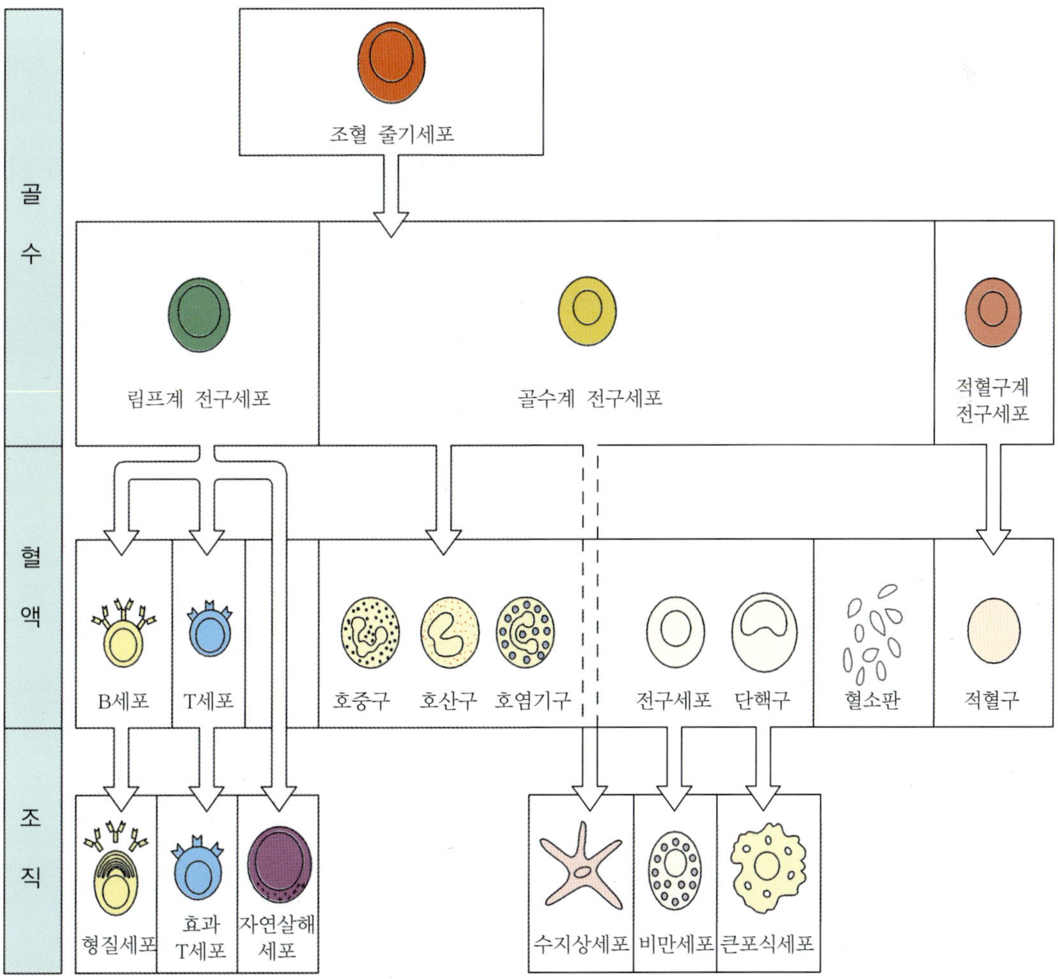

▲ 그림 1-5. 조혈과정. 면역세포는 골수에서 생성되어 분화하고, 조직에서 활성화되거나 형태가 다른 분화된 세포로 존재한다.

4. 면역기관과 세포

1) 림프기관(Lymphoid organ)

림프조직(lymphoid tissue)은 면역세포의 생성, 분화, 증식이 일어나는 기관이다. 면역세포는 골수에 있는 혈구생성 줄기세포(hematopoietic stem cell)에서 골수계 세포(myeloid cell)와 림프계 세포(lymphoid cell)로 분화한다. 골수계 세포는 과립백혈구인 호중구, 호산구, 호염기구, 단핵구로 분화하고, 림프구계 세포는 B세포, T세포, 자연살해세포로 분화한다(그림 1-5).

(1) 1차 림프기관(Primary lymphoid organ)

면역계의 개체발생은 혈구생성 줄기세포가 난황낭에서 나타남으로써 시작되고 태생 2개월 정도가 되면 조혈(hematopoiesis)의 주된 기능은 간으로 옮겨진다. 태생 5개월부터는 계속해서 골수에서 조혈이 일어나고, 가슴샘은 T세포의 분화가 완성되는 기관이다. 골수와 가슴

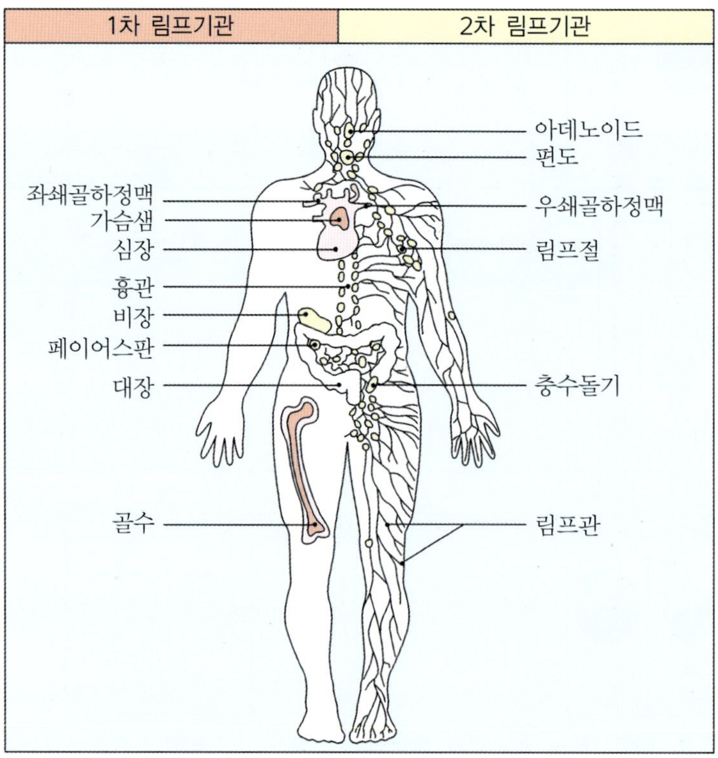

▲그림 1-6. 림프기관의 종류 및 체내분포.

샘은 면역세포의 생산과 분화에 관여함으로서 1차 림프기관에 속한다(그림 1-6).

골수(Bone marrow)

골수는 혈관조직과 지방조직의 정도에 따라서 붉은색 또는 노란색을 띤다. 성인의 적골수는 혈액세포를 만드는 장소이며, 간, 비장과 함께 노화된 적혈구를 파괴하기도 한다. 황골수는 원래 지방 저장소의 역할을 하지만 심한 출혈을 하거나 열이 나는 등 특별한 상황에서는 적골수로 전환될 수 있다. 사람의 골수는 태어나서 약 7세까지는 혈액을 새로 많이 생성해야 하기 때문에 붉다. 그 후로 적골수는 점차 지방조직으로 대치되고 성인이 되면 척추, 요골, 흉골, 늑골, 두개골과 팔다리의 긴 뼈 끝에만 적골수가 있게 된다.

가슴샘(Thymus)

가슴샘은 대부분의 다른 림프계 구조와는 다르게 빨리 자라서 태생기와 생후 1년 동안에 인체의 다른 부위에 비하여 상대적인 크기가 최대가 된다. 사춘기까지 크기가 커지다가 점차적으로 줄어들면서 가슴샘세포로 차 있던 영역이 지방으로 교체된다. 이 변성은 거의 30세에 완성되며, 이를 가슴샘의 퇴화라고 한다. 가슴샘은 신체의 정중선 양쪽에 위치한 2개의 엽으로 되어 있고, 이는 소엽으로 나누어진다. 소엽은 피막으로 덮여 있으며 각각의 소엽은 외부영역인 겉질(cortex)과 내부영역인 속질(medulla)로 구분된다. 골수유래 전구 T세포는 가슴샘에서 성숙하여 성숙 T세포가 된다. 가슴샘에 있는 T세포를 가슴샘세포(thymocyte)라고 한다. 신생아 시기에 가슴샘을 적출하면 면역결핍증(immunodeficiency)을 일으키지만, 성인에서의 가슴샘 제거는 T세포의 면역기능이 저하되지 않는다. 자가면역질환(autoimmune disease)에서는 가슴샘의 형태학적인 이상을 볼 수 있고, 특히 중증근무력증(myasthenia gravis)이나 전신홍반루푸스(systemic lupus erythematosus ; SLE)에서는 가슴샘의 비대(hyperplasia)나 가슴샘종(thymoma)을 빈번히 수반한다.

(2) 2차 림프기관(Secondary lymphoid organ)

림프절(Lymph node)

수입림프관(afferent lymphatics)은 림프절의 피막(subcapsular sinus)으로 들어가고 중심부로 갔다가 다시 수출림프관(efferent lymphatics)이 되어 가슴림프관(thoracic duct) 또는 우측 림프관(right lymphatic duct)으로 흘러 들어간다. 림프절의 구조는 겉질(cortex), 부겉질(paracortex), 속질(medulla)의 세 부분으로 구분된다. 대부분의 B세포는 바깥쪽 겉질과 1차소포(primary follicle)에 위치하는 반면에, 대부분의 T세포는 겉질 아래

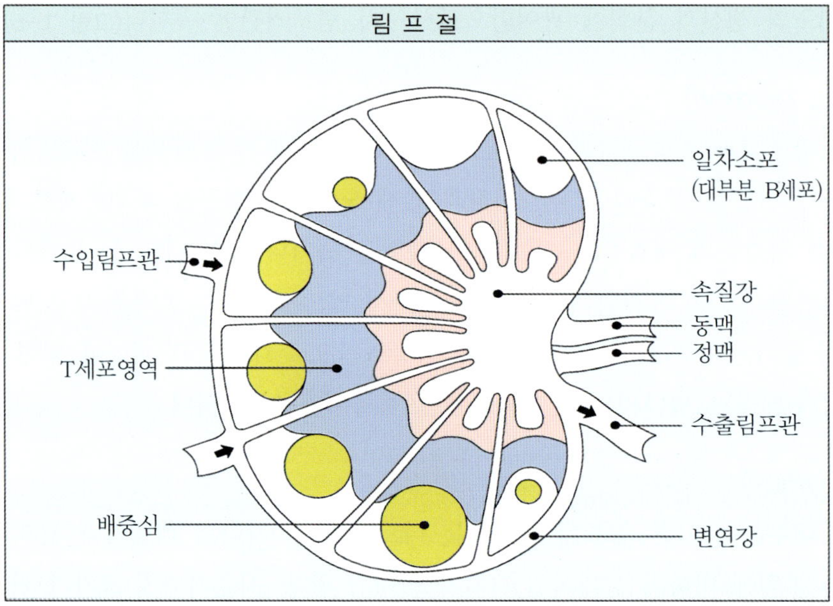

▲ 그림 1-7. 림프절의 구조. 많은 수입림프관이 들어와서 하나의 큰 수출림프관을 형성하는 곳이다. 감염 시에는 병원체와 병원체를 실은 수지상세포가 림프절로 들어온다. 림프절에는 림프구, 큰 포식세포가 있으며, B세포와 T세포의 위치는 구분되어 있다. 림프구 수의 증가는 일차소포에서 일어난다.

와 부겉질에 위치한다. 소포간 부위는 T세포가 많으며 항원제시세포는 T세포가 발견되는 부위에서 나타난다. 큰포식세포는 속질부위에 가장 많다. 항원의 자극을 받은 림프절의 겉질에는 림프구의 증식 및 분화가 활성화되면서 배중심(germinal center)을 볼 수 있다. 배중심을 가진 소포를 이차소포(secondary follicle)라고 한다(그림 1-7).

비장(Spleen)

비장은 두꺼운 결합조직 주머니에 싸여 있으며, 내부조직은 적색속질(red pulp)과 백색속질(white pulp)로 나누어진다. 백색속질은 림프소포와 동맥주위림프집(periarterial lymphatic sheath)로 되어 있다. 백색속질은 림프구, 비장의 소포라고 불리는 림프성 결절과 같은 전형적인 림프성 요소들을 포함하고 있다. 동맥주위림프집에는 T세포가 대부분 존재하고, 말초부분에 B세포가 위치한다. 림프소포와 배중심은 B세포와 T세포영역의 사이에 위치하며, 림프구의 활성화와 증식이 이루어지는 곳이다. 림프절과 같이 혈류 속의 미생물 및 다른 항원들에 대해 반응한다. 적색속질은 혈액으로 차 있는 도관들의 그물망으로 이곳에서 손상되거나 오래된 적혈구를 제거한다. 적색속질과 백색속질에 존재하는 식세포들은 혈액

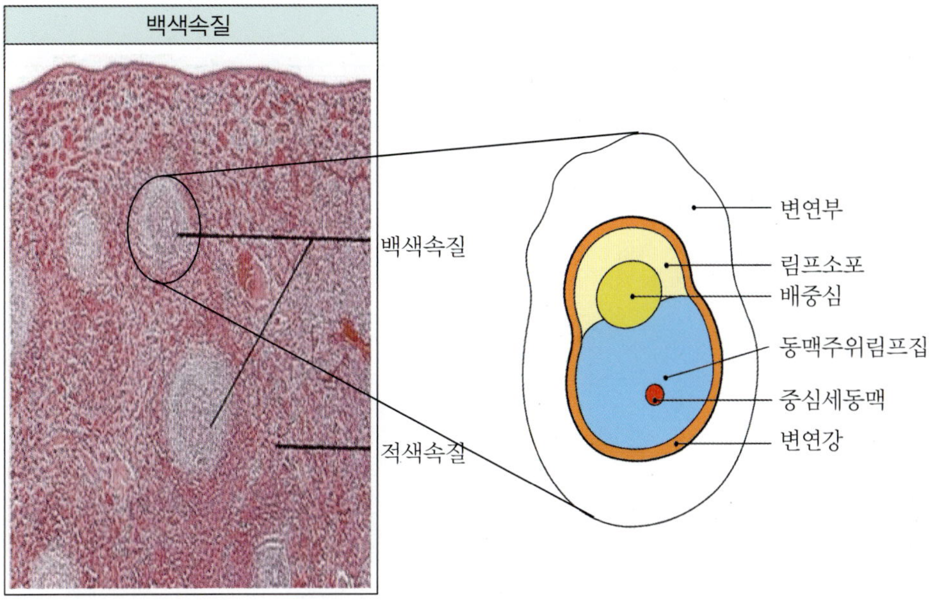

▲ 그림 1-8. 비장의 구조. 비장은 적색속질과 백색속질로 되어 있다.

속의 이물질을 제거하고 면역반응을 일으켜서 항체를 만들어내는데 도움을 준다(그림 1-8).

기타 림프조직

점막연관림프조직(mucosal-associated lymphoid tissue ; MALT)은 점막에 넓게 분포하고 있는 림프조직을 말한다. 편도, 아데노이드(adenoid), 맹장, 페이어스판(Peyer's patch)을 포함하는 위장관연관림프조직(gut-associated lymphoid tissue ; GALT), 호흡기 상피세포를 둘러싸고 있는 기관지연관림프조직(bronchus-associated lymphoid tissue ; BALT)이 있다.

2) 면역세포 (그림 1-9)

(1) 과립백혈구(Granulocyte)

사람의 말초혈액 중의 과립세포는 과립(granule)의 염색성에 의해 호중구(neutrophil), 호염기구(basophil), 호산구(eosinophil)로 구분된다. 이러한 세포들은 핵의 모양이 다양하여 다형핵백혈구(polymorphonuclear leukocyte)로도 명명된다.

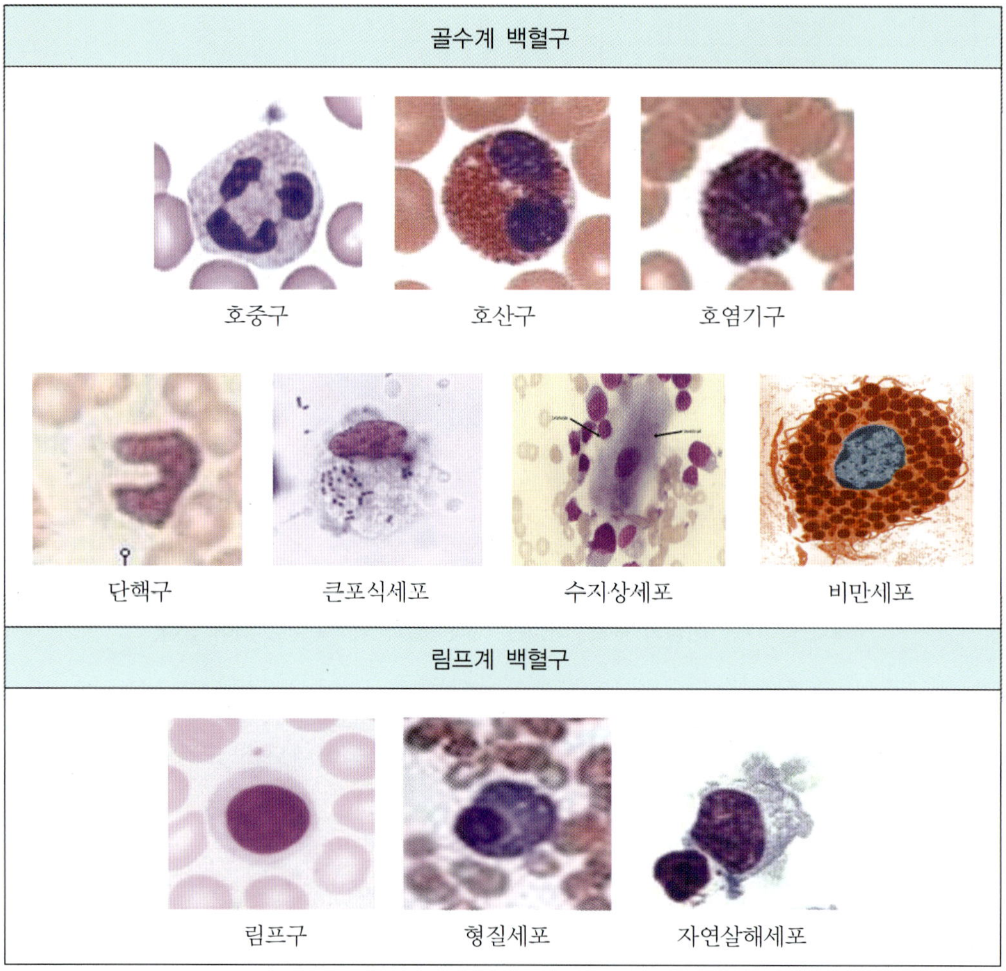

▲ 그림 1-9. 면역세포의 종류와 형태.

호중구(Neutrophil)

호중구는 수명이 6~24시간으로 매우 짧은 다형핵 백혈구로서 사람의 말초혈액 백혈구 중 40~70%를 차지한다. 3~5개의 분엽된 핵이 있고 포식작용을 한다. 호중구의 과립은 1차과립(primary granules)과 2차과립(secondary granules)으로 나누어지는데 1차과립에는 산성분해효소(acid hydrolase), 골수성 과산화효소(myeloperoxidase), 리소자임, 양이온단백질(cationic protein)이 포함되고, 2차과립에는 락토페린과 리소자임이 포함되어 있어서 호중구의 식균작용에 중요한 역할을 담당하고 있다.

호산구(Eosinophil)

호산구는 말초혈액의 약 1~5%를 차지하고 있으며, 호산구의 과립에는 주염기성단백질(major basic protein), 호산구성 과산화효소(eosinophil peroxidase), 호산구성 양이온 단백질(eosinophil cationic protein)과 같은 네 종류의 단백질이 포함되어 있다. 이러한 단백질은 호산구에 존재하는 특이성분으로서, 기생충(parasite)을 제거하며, 포식 후 소화작용에 중요한 역할을 한다. 비만세포와 함께 과민반응의 하나인 즉시과민반응(immediate hypersensitivity)에 작용하는 면역세포이다.

호염기구(Basophil)

호염기구는 말초혈액 중에 1% 미만으로 존재하며 호염기성 과립을 가지고 있다. 과립에는 헤파린(heparin)과 히스타민(histamine)이 포함되어 있고, 즉시과민반응에 관여하는 것으로 알려져 있다.

(2) 큰포식세포(Macrophage)

큰포식세포는 혈액에서는 단핵구(monocyte)형태로 존재하고, 조직으로 들어가면 큰포식세포로 분화하게 된다. 결합조직에서는 조직구(histiocyte), 간에서는 쿠퍼세포(Kupffer's cell), 폐에서는 폐포큰포식세포(alveolar macrophage), 뼈에서는 파골세포(osteoclast), 뇌에서는 미세아교세포(microglial cell)로 명명된다.

큰포식세포는 비특이적으로 항원을 포식할 수 있으므로, 선천면역에서 중요한 기능을 나타낸다. 항원을 둘러싼 세포막은 포식소체(phagosome)라는 주머니 상태로 큰포식세포 안으로 들어가게 되며, 이 주머니는 큰포식세포의 용해소체(lysosome)와 융합되어서 포식리소좀(phagolysosome)을 형성한다. 용해소체가 가지고 있는 다양한 산성 가수분해효소나 과산화수소와 같은 활성화 산소계 물질(oxygen radicals)의 작용에 의하여 항원이 분해되고 제거된다.

큰포식세포는 감염원의 제거과정 중에 주조직적합복합체(major histocompatibility complex ; MHC)에 결합하는 항원 펩티드(peptide) 단편을 만들어서 항원을 제시하는 기능을 한다. 큰포식세포처럼 항원단편을 제시하는 세포를 항원제시세포(antigen-presenting cell)라고 한다. 큰포식세포는 식균작용으로 단백질 항원을 세포 안으로 들어오게 하고 이것을 작은 펩티드로 분해한다. 분해된 펩티드를 자신의 주조직적합복합체와 결합시켜서 세포 표면에 내보내어 T세포를 활성화시킨다. 이를 통하여 선천면역이 후천면역으로 이어지는 중요한 다리 역할을 한다.

큰포식세포는 다양한 물질을 세포 밖으로 분비하는 대표적인 분비세포로서, 약 50가지 이상의 활성이 있는 물질을 분비한다. 큰포식세포 분비물질들은 염증(inflammation)반응의 조절에서 중요한 역할을 한다. 예를 들어, 단백질 분해효소나 지질 대사물질, 사이토카인은 염증반응의 진행과 유지에서 중요한 역할을 하는 것으로 알려져 있다. 큰포식세포는 염증반응으로 인한 조직의 파괴를 막아줄 수 있는 혈액응고인자, 보체 단백질, 혈관생성인자도 분비한다.

(3) 림프구(Lymphocyte)

림프구는 혈액에서 30~50%를 차지하며, B림프구와 가슴샘에 들어가서 분열, 증식하는 T림프구, 자연살해세포(natural killer cells ; NK cells)가 포함된다.

B림프구(B lymphocyte)

항체를 생성할 수 있는 세포로서, 항원에 자극을 받으면 2차 림프기관에서 항체를 분비하는 형질세포(plasma cell)로 분화한다. 항원을 제거하기 위한 항체를 분비하는 역할을 하므로, 체액면역의 핵심적인 세포이다. 항체는 각각의 항원에 대하여 인식할 수 있기 때문에 면역반응의 특이성에 기여한다.

T림프구(T lymphocyte)

T세포는 세포매개면역(cell-mediated immunity)을 담당하는 림프구이다.

▶ 도움 T세포(T helper cell)

항원제시세포에 의하여 항원제시를 받으면 도움 T세포는 활성화되고, 활성화된 도움 T세포는 사이토카인을 분비하여 B림프구가 형질세포로 분화하는데 작용한다. 형질세포가 효율적으로 항체를 생산하도록 도움을 주는 역할을 한다. 인터루킨(interleukin)-2(IL-2) 등의 사이토카인을 분비해서 세포독성 T세포 및 다른 면역세포를 활성화하도록 돕는다.

▶ 세포독성 T세포(T cytotoxic cell)

다양한 효소들을 분비하여 항원에 감염된 세포를 직접 제거하는 역할을 한다.

▶ 억제 T세포(suppressor T cell)

면역반응이 과도하게 일어나는 것을 억제하는 T세포로서 최근에는 조절 T세포(regulatory T cell)라고 명명된다.

자연살해세포(Natural killer cell ; NK cell)

선천면역에서 중요한 역할을 하는 큰과립림프구(large granular lymphocyte)가 있는데, 이를 자연살해세포라고 한다. 자연살해세포는 종양세포나 바이러스에 감염된 세포를 인지하여 즉각 제거할 수 있는 기능을 가지고 있으며, 항체의존세포매개세포독성(antibody-dependent cell-mediated cytotoxicity ; ADCC)을 나타낸다.

(4) 수지상세포(Dendritic cell)

세포의 모양이 마치 나뭇가지처럼 생겼다고 해서 수지상세포라는 이름으로 알려져 있다. 조직에 존재하며 가장 강력한 항원제시세포의 하나로서 후천면역을 일어나게 한다. 가슴샘에서는 T세포의 분화를 돕기도 한다.

(5) 비만세포(Mast cell)

결체조직에 존재하는 호염기구와 동일한 과립을 가졌지만, 혈액 내의 전구세포는 아직 밝혀지지 않았다. 감염부위에서 비만세포의 활성화와 탈과립은 염증에 중요한 역할을 한다. 특히 비만세포의 표면에는 IgE에 대한 수용체를 가지고 있어서 즉시알레르기질환의 주요한 원인이 되는 면역세포이다.

핵심 용어

- **면역(immunity)** : 외부물질에 의한 감염을 막을 수 있는 방어능력.
- **백신(vaccine)** : 감염에 대한 방어면역을 유도하는 제재.
- **병인원(pathogen)** : 질병을 일으키는 외부의 물질.
- **선천면역(innate immunity)** : 감염 초기에 나타나는 비특이적 면역반응.
- **세포매개면역(cell-mediated immunity)** : T세포에 의한 후천면역반응.
- **사이토카인(cytokine)** : 세포들의 상호작용을 일으키는 분비단백질.
- **염증(Inflammation)** : 감염부위로의 면역세포 및 혈장단백질 유입을 포함한 선천면역의 복합적인 반응.
- **체액면역(humoral immunity)** : 형질세포가 생산하는 항체에 의한 면역반응.
- **후천면역(acquired immunity)** : 감염에 의해서 나타나는 특이적 면역반응.

핵심문제

문제 1 포식작용을 주된 면역반응으로 보았던 메치니코프와 같은 학자의 명칭은?

① 보체론자
② 세포론자
③ 체액론자
④ 포식론자
⑤ 항체론자

문제 2 항체의 구조를 발견한 면역학자는?

① 메치니코프
② 베링
③ 보뎃
④ 코흐
⑤ 포터

문제 3 선천면역에 대한 설명이다. 옳은 것은?

① B세포는 항체생산을 한다.
② 항원에 대한 특이도가 높다.
③ 보체는 포식세포에 결합한다.
④ 후천면역이 일어난 후에 작용한다.
⑤ 감염이 진행됨에 따라서 반응이 변화한다.

문제 4 모체항체가 태아에게 전달되어서 나타나는 면역은?

① 자연능동면역
② 인공능동면역
③ 자연수동면역
④ 인공수동면역
⑤ 선천후천면역

문제 5 1차 림프기관으로 옳은 것은?

① 림프절(lymph node)
② 비장(spleen)
③ 충수(appendix)
④ 편도(adenoid tonsil)
⑤ 가슴샘(thymus)

문제 6 **2차 림프기관으로 옳지 않은 것은?**

① 골수(bone marrow)
② 림프관(lymph duct)
③ 비장(spleen)
④ 아데노이드(adenoid tonsil)
⑤ 페이어스판(Peyer's patch)

문제 7 **림프구의 증식 및 분화가 활성화되면서 나타나는 림프절의 구조는?**

① 1차소포
② 배중심
③ 변연강
④ 수입림프관
⑤ 수출림프관

문제 8 **큰포식세포로 옳지 않은 것은?**

① 조직구
② 호중구
③ 파골세포
④ 미세아교세포
⑤ 폐포큰포식세포

문제 9 **가장 강력한 항원제시세포로 작용하는 세포는?**

① B세포(B cell)
② 상피세포(epithelial cell)
③ 수지상세포(dendritic cell)
④ 호중구(neutrophil)
⑤ 호산구(eosinophil)

문제 10 **T세포에 대한 설명이다. 옳은 것은?**

① 포식작용을 한다.
② 사이토카인을 분비한다.
③ 면역글로불린을 분비한다.
④ 골수에서 성숙이 완성된다.
⑤ 종양세포에 특이적으로 작용한다.

문제 11 **T세포의 종류로 옳지 않은 것은?**

① 도움 T세포(T helper cell)
② 세포독성 T세포(T cytotoxic cell)
③ 억제 T세포(T suppressor cell)
④ 조절 T세포(T regulatory cell)
⑤ 포식 T세포(T phagocytic cell)

문제 12 **종양세포 및 바이러스에 특이적으로 작용하는 면역세포는?**

① B세포(B cell)
② T세포(T cell)
③ 자연살해세포(natural killer cell)
④ 호중구(neutrophil)
⑤ 호산구(eosinophil)

문제 13 **항체를 분비하는 세포의 명칭은?**

① T세포
② 큰포식세포
③ 호중구
④ 호산구
⑤ 형질세포

문제 14 **혈액의 단핵구가 조직으로 이동하여 포식기능을 가진 세포로 분화한다. 세포의 명칭은?**

① B세포
② 큰포식세포
③ 호중구
④ 호산구
⑤ 호염기구

문제 15 **활성화된 T세포가 분비하는 매개물질은?** 실력

① 림포카인(lymphokine)
② 면역글로불린(immunoglobulin)
③ 모노카인(monokine)
④ 세로토닌(serotonin)
⑤ 히스타민(histamine)

해설 | 림프구가 분비하는 사이토카인은 림포카인이고, 단핵구가 분비하는 사이토카인은 모노카인이다.

정답 1. ② 2. ⑤ 3. ③ 4. ③ 5. ⑤ 6. ① 7. ② 8. ② 9. ③ 10. ② 11. ⑤ 12. ③ 13. ⑤ 14. ② 15. ①

함께 생각하고, 토론해봅시다.

토론 1 면역체계를 통하여 우리는 감염에 대항할 수 있는 선천면역과 후천면역을 가지고 있습니다. 선천면역과 후천면역 중 더 중요한 면역은 무엇일까요?

point▸ 선천면역과 후천면역의 중요성을 비교하려면 선천면역 또는 후천면역이 결핍된 환자의 임상 양상을 살펴봅니다. 물론, 감염을 막기 위해서는 두 가지 면역 모두 필요합니다.

토론 2 편도선과 같은 2차 림프기관이 감기로 인하여 염증(편도선염)이 생겼습니다. 염증은 감염을 제거하는 선천면역인데, 병원에서는 항염증약을 복용하라고 처방합니다. 염증은 중요한 면역반응인지 아니면 항상 치료해야 하는 질환일까요?

point▸ 면역반응은 감염을 제거하는데 유용하지만, 과도한 반응은 다른 부작용을 가지고 올 수 있습니다. 예를 들어, 고열일 경우 해열제를 복용하는 이유를 생각해보세요.

토론 3 체내에서 일어나는 면역반응을 연구하고 싶은데, 사람을 직접 이용하는 것은 위험하겠지요. 그렇다면, 여러분은 어떠한 생물을 선택할 수 있을까요?

point▸ 면역연구에는 초파리와 같은 작은 생물에서부터 쥐, 토끼, 원숭이와 같은 포유류 동물들이 이용되고 있습니다. 초파리는 진화적으로 인간과 멀리 떨어져 있지만, 전체 유전자가 인간과 60% 일치합니다. 특히, 인간과 유사한 면역유전자들이 초파리에 많이 있습니다.

02 항원 (Antigen)

학습목표 **항원에 따른 면역반응의 양상을 이해한다.**

1. 항원의 정의 및 관련용어를 이해한다.
2. 분류기준에 따른 항원의 종류를 이해한다.
3. 다양한 항원에 대응하는 면역반응의 중요성을 이해한다.
4. 선천면역에서 항원인식과정을 이해한다.
5. 후천면역에서 항원인식과정을 이해한다.

1. 항원의 정의

항원(antigen)이란 개체에 존재하지 않는 외래물질을 부르는 명칭이다. 항원은 체내에 들어갔을 때, 이에 대응하는 특이항체의 생성을 유도할 수 있다. 이를 항원성(antigenicity)이라고 한다. 항원은 면역반응을 일으키는 성질인 면역원성(immunogenicity)을 가지고 있기 때문에 면역원(immunogen)이라고도 한다. 항원은 자기가 생성한 항체에만 특이적으로 반응하는 성질이 있는데 이것을 항원의 특이성(specificity)이라고 하며 항원의 화학구조 중 그 특이성을 결정하는 부분을 항원결정인자(epitope)라고 한다. 항원분자의 어떠한 화학구조 부분, 즉 항원결정인자에 대한 항체가 생성되고, 특이항체는 항원결정인자 또는 대단히 유사한 구조를 가진 물질하고만 반응한다. 항원결정부위는 아미노산의 조성이나 입체구조 등에 의해서 그 특이성이 결정되며 항원의 종류에 따라서 숫자도 다르다. 즉, 한 가지 종류의 결정인자를 갖고 있는 단순한 항원은 단일항원이라고 하지만 세균과 같이 항원구조가 복잡한 물질은 많은 종류의 결정인자를 갖고 있다. 항체와 항원결정인자의 반응성은 매우 민감하다. 항원에 작은 화학적 변화를 가해도 항원의 형태가 변하면서 항체와 항원결정인자의 결합

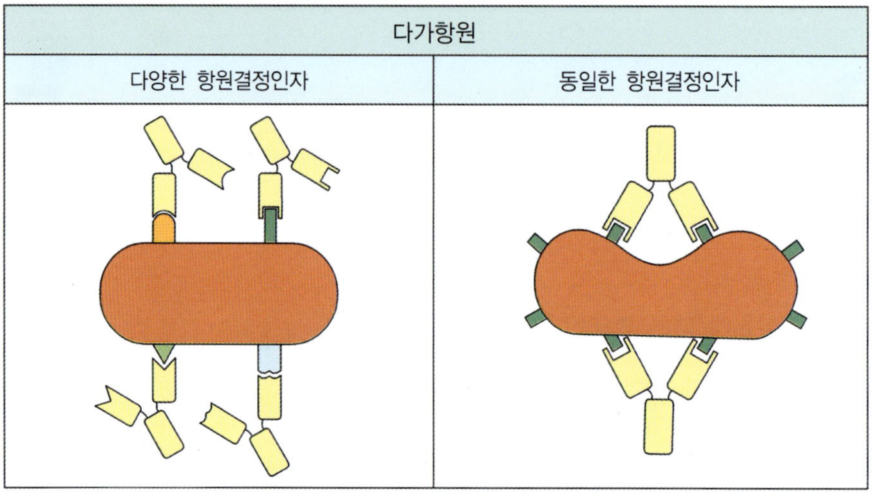

▲그림 2-1. 항원결정인자 및 다가항원.

력은 현저하게 떨어진다.

항원과 항체의 반응은 항원결정인자와 항체의 반응부위와 결합하는 것이므로 항체와 반응할 수 있는 항원결정인자의 수를 항원의 반응가(valence)라고 한다. 2개 이상의 다른 항원결정인자를 가지거나, 하나의 항원결정인자이지만, 여러 개를 지니고 있는 항원을 다가항원(multivalent antigen)이라고 한다(그림 2-1). 항원결정인자 수만큼 모두 항체가 만들어지는 것은 아니다. 소의 혈청알부민(bovine serum albumin)과 같은 분자의 항원결정인자의 수는 약 18개 이상이지만 이 중 약 6개만이 자연 상태의 분자상에 노출되어 있다. 다른 결정인자는 내부에 숨겨져 있어서 효소로 파괴하거나 가열하는 등의 조작을 가했을 경우에만 노출되어 확인할 수가 있다.

2. 항원의 분류

1) 항체 생성능력

(1) 완전항원(Complete antigen)

외부로부터 들어가서 생체세포를 자극하여 특이항체를 생성할 수 있는 능력이 있고 생성된 항체와 체외에서 반응할 수 있는 능력이 있는 물질을 완전항원이라고 한다. 항원성과 반응성(reactivity)을 모두 갖고 있는 물질로서 일반적으로 이종단백질을 말한다. 완전항원은 생체 내에서 항원성을 발휘하기 위해서 다음과 같은 조건을 가지고 있어야 한다.

이종물질이다.

주입된 또는 감염된 숙주에 없는 성분이어야 한다. 즉, 세균이 생체 내에 들어가면 그 세균에 대한 항체가 생산된다. Rh 음성인 사람에게 Rh 양성의 혈액을 수혈하면 항 Rh 항체가 생산되는 데 이것은 외부에서 들어온 적혈구의 Rh 단백질이 Rh 음성 사람의 혈청 중에는 존재하지 않아서 이종물질로 인식되므로 항체를 생성한다.

고분자 물질이다.

분자량이 적어도 10 kDa 이상으로 상당히 커야 한다. 단백질은 분자량이 작아짐에 따라서 항원성이 없어지는데 면역반응을 일으키기 위한 인식작용(recognition)이 일어나지 않기 때문이다.

충분한 양이 존재한다.

항체를 만들기 위해서는 일정한 양 이상의 항원이 필요하다. 항원에 따라서 양적 차이는 있다. 그 이유는 항원의 종류에 따라 항원성의 강도가 다르고, 일정량의 항원을 주입해도 동물의 종에 따라 항체가 잘 생산되는 동물과 잘 생산되지 않는 동물이 있듯이 각 개체의 면역체계가 다르기 때문이다. 동일한 종류의 동물이라도 그 개체에 따라 다르다. 다섯 마리의 토끼에 일정한 양의 항원을 주입해도 생산된 항체양은 다를 수 있다.

생체 내에서 일정기간 존재한다.

체내에 들어온 항원이 곧바로 분해되어 제거되면 면역원성을 발휘할 수 없다. 체내에서 일정기간 존재해야 면역반응을 자극할 수 있다.

(2) 불완전항원(Incomplete antigen)

항원으로서 단독으로는 항체를 생성할 수 있는 능력이 없지만 다른 단백질과 결합시켜 주입하면 항체를 생성할 수 있는 항원을 불완전항원이라고 한다. 단독으로 생체 내에서 면역반응을 일으킬 수 없는 저분자 물질인 합텐(hapten)이 불완전항원이다. 합텐은 면역반응을 일으키기 위해서 운반체(carrier)분자와 결합해야 할 필요가 있는데 이 때 이용되는 운반체 분자는 일반적으로 알부민(albumin)이나 다른 혈청단백질이다. 합텐이 운반체와 결합하면 항원특이성이 있는 항원으로 작용한다. 페니실린(penicillin), 포르말린(formalin) 등과 같은 화학물질이 그 예라고 할 수 있다.

2) 화학적 특성

단백질 항원

단백질은 아미노산으로 이루어진 거대분자 복합체로서 모든 개체의 생물학적 기능에 중요한 역할을 한다. 단백질의 복잡성에 의해서 높은 면역원성을 가지며, 세포 또는 미생물 표면에 있는 단백질과 분자량이 큰 단백질이 더 높은 면역원성을 가진다. 미생물단백질, 세균독소, 혈청단백질, 바이러스 캡시드와 같은 순수한 단백질과 핵산단백질(nucleoprotein), 지질단백질, 당단백질과 같은 복합단백질이 있다.

다당류 항원

탄수화물인 다양한 단당류로 구성된 거대분자이다. *Pneumococcus* 균의 피막(capsule), *Salmonella* 균의 O항원이나 사람의 혈액형(A, B, O형)을 결정하는 적혈구 항원은 대부분 단백질에 다당류가 집합되어 있다. 다당류 항원은 항원결정인자에 관계하는 단당류의 종류가 적기 때문에 가까운 혈연관계가 아닌 생물 사이에서도 공통항원이 존재하고 있다.

지질 항원

일반적으로 지질은 긴 탄소연결로 되어있는 지방산으로서 화학구조상 그 자체만으로는 면역원성을 발휘할 수 없는 합텐으로서 여기에 단백질 운반체를 결합시켜 주면 면역원성을 갖게 된다. 매독의 진단에서 사용되는 항원인 카디오리핀(cardiolipin)은 소의 심장에서 추출한 지질항원에 해당한다. 그람(Gram) 음성균의 세포벽을 구성하고 있는 지질다당질(lipopolysaccharide)은 내독소(endotoxin)로 작용하며, 지방질의 부분은 항원결정인자가 될 수 있다.

핵산 항원

디옥시리보핵산(deoxyribonucleic acid ; DNA)과 리보핵산(ribonucleic acid ; RNA)은 염색질(chromatin)을 이루기 위해서 히스톤(histone)과 결합을 하고 있으며, 그 이외에 다른 단백질과 결합하여 존재한다. 바이러스와 미생물의 DNA와 RNA는 면역반응을 일으키며, 전신홍반루푸스와 같은 자가면역질환에서는 사람의 DNA에 대한 항체(anti-nuclear DNA antibody)가 나타난다.

표 2-1. 가슴샘의 의존성에 의한 항원의 종류

특 성 / 종 류	T세포 결핍 시 (가슴샘제거) 항체반응	유아의 항체반응	T세포 활성화	면역기억	항원 결정기의 반복성
가슴샘의존항원 (디프테리아 독소, 바이러스성 혈구응집소					
가슴샘비의존항원-1 (바이러스성 지질다당질, *Brucella abortus*)					
가슴샘비의존항원-2 (폐렴구균의 지다당류, *Salmonella*의 flagellin)					

기능과 특징이 있음
기능과 특징이 없음

3) 가슴샘 의존성

항원에 의한 항체반응은 일반적으로 T세포의 도움을 필요로 한다. 이러한 세포매개면역반응을 일으키는 항원을 가슴샘의존항원(thymus-dependent antigen)이라고 한다. T세포 결핍 시 또는 T세포의 활성화가 없어도 항체생성을 유도하는 항원을 가슴샘비의존항원(thymus-independent antigen)이라고 한다. 가슴샘의존항원은 면역기억을 유도하지만, 가슴샘비의존항원은 면역기억을 유도하지 않는다. 가슴샘비의존항원은 지질다당류와 같이 B세포의 다른 수용체(CD14)와 결합하여 항체를 생성하는 가슴샘비의존항원-1과 반복되는 항원결정인자에 의해서 항체생성을 유도하는 가슴샘비의존항원-2로 구분된다. 가슴샘비의존항원-1은 유아의 항체반응을 일으키지만, 가슴샘비의존항원-2는 유아의 항체반응과는 관련이 없다(표 2-1).

3. 항원의 인식

항원은 일반적으로 호흡기나 소화기관 등의 점막이나 피부를 통하여 사람의 체내로 침입하며, 주사나 수혈, 장기이식 등으로 항원성 물질이 이행하는 경우도 있다. 체내에 들어온 항원

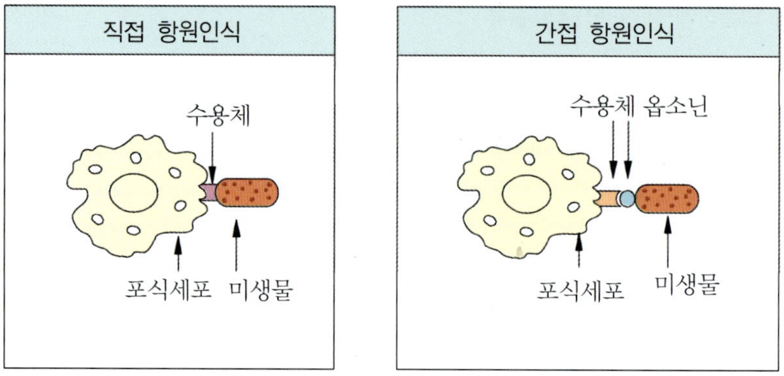

▲ 그림 2-2. 선천면역에 의한 항원인식.

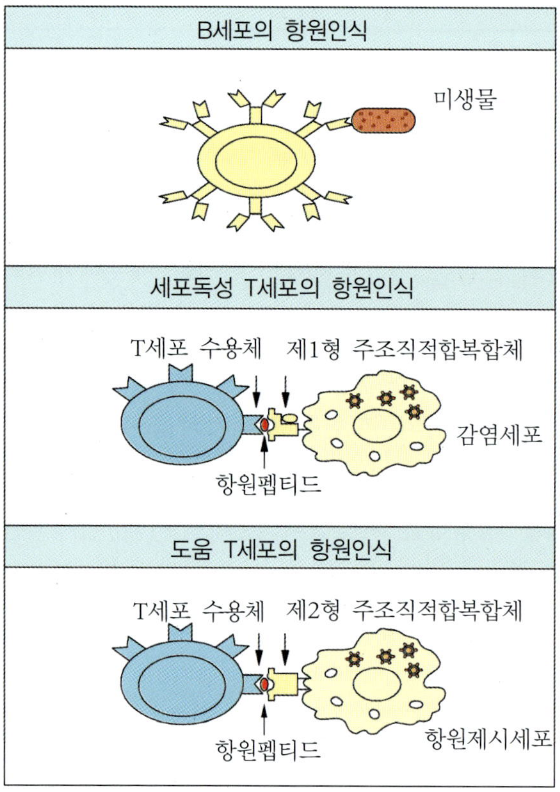

▲ 그림 2-3. 후천면역에 의한 항원인식.

은 다양한 세포와 사이토카인(cytokine)의 조절작용에 의하여 제거된다.

1) 선천면역에 의한 항원인식

선천면역에 관여하는 세포는 항원분자의 구조적인 특징을 인지하여 항원을 숙주세포와 구별한다. 숙주세포가 인식하는 항원의 분자를 병원체연관분자패턴(pathogen-associated molecular pattern; PAMP)이라고 하며, 당, 단백질, 지질, 핵산이 포함된다. 병원체연관분자패턴을 인식하는 숙주세포의 수용체는 패턴인식수용체(pattern recognition receptor; PRR)라고 한다. 숙주세포는 패턴인식수용체를 통하여 항원을 직접적으로 인식할 수 있다. 또한 숙주세포는 항원이 아니라 항원과 결합한 보체나 항체에 대한 수용체를 통하여 항원을 간접적으로도 인식한다. 항원의 인식을 도와주는 물질을 옵소닌(opsonin)이라고 하며 보체가 옵소닌으로서 중요한 역할을 한다(그림 2-2). 후천면역에서는 분비된 항체가 옵소닌으로서 작용한다. 옵소닌이 항원에 결합하는 것을 옵소닌화(opsonization)라고 한다.

2) 후천면역에 의한 항원인식

후천면역세포는 B세포와 T세포가 있으며, 각각 항원인식 수용체인 B세포 수용체(B cell receptor)와 T세포 수용체(T cell receptor)를 통하여 항원을 인식한다. B세포는 손상되지 않은 항원의 항원결정인자를 인식한다. 세포독성 T세포와 도움 T세포는 모두 항원결정인자를 포함한 항원의 일부분을 주조직적합복합체(major histocompatibility complex)와 결합한 형태로 인식한다. 항원과 결합한 주조직적합복합체는 항원제시세포가 가지고 있다(그림 2-3).

핵심 용어

- **가슴샘비의존항원(thymus-independent antigen)** : T세포의 도움이 없이 항체반응을 일으키는 항원.
- **가슴샘의존항원(thymus-dependent antigen)** : T세포의 도움으로 항체반응을 일으키는 항원.
- **면역원(immunogen)** : 면역반응을 일으키는 항원.
- **병원체연관분자패턴(pathogen-associated molecular pattern; PAMP)** : 숙주세포가 인식하는 당, 단백질, 지질, 핵산과 같은 항원의 특이분자.
- **불완전항원(incomplete antigen)** : 단독으로 항체를 생성할 수 없는 항원.
- **옵소닌(opsonin) / 옵소닌화(opsonization)** : 항원과 결합하여 포식세포에 의한 포식작용을 증진시키는 물질 / 옵소닌이 항원에 결합한 상태.
- **완전항원(complete antigen)** : 항체를 생성할 수 있는 항원.
- **운반체(carrier)** : 불완전항원에 결합하여 면역반응을 일으키는 물질.
- **패턴인식수용체(pattern recognition receptor; PRR)** : 병원체연관분자패턴을 인식하는 숙주세포의 수용체.
- **합텐(hapten)** : 면역반응을 일으킬 수 없는 저분자물질.
- **항원(antigen)** : 개체에 존재하지 않는 외부의 물질.
- **항원결정인자(epitope)** : 항원의 특이성을 결정하는 항원의 일부분.

핵심문제

문제 1 면역반응을 일으키는 항원의 명칭은?

① 면역원(immunogen)
② 반응가(valence)
③ 옵소닌(opsonin)
④ 불완전항원(incomplete antigen)
⑤ 항체(antibody)

문제 2 항원 반응가의 기준이 되는 것은?

① 면역세포
② 옵소닌
③ 운반체
④ 항원결정인자
⑤ 항원의 종류

문제 3 항체를 생산할 수 있는 항원의 중요한 기준으로 옳지 않은 것은?

① 양적 차이
② 체내 체류시간
③ 자가물질과 이종물질
④ 고분자물질과 저분자 물질
⑤ 항원의 DNA와 RNA

문제 4 가슴샘비의존항원-2 항원에 대한 설명이다. 옳은 것은?

① T세포가 활성화된다.
② 반복된 결정기가 없다.
③ 유아의 항체반응이다.
④ 면역기억이 생성된다.
⑤ T세포의 결핍이 있어도 항체가 생산된다.

문제 5 선천면역에서 큰포식세포의 포식작용을 도와주는 물질은?

① 옵소닌
② 운반체
③ 주조직적합복합체
④ 합텐
⑤ 항체

문제 6 항원제시세포는 세포독성 T세포와 도움 T세포에게 항원을 제시한다. 관련분자는?

① B세포 수용체
② T세포 수용체
③ 주조직적합복합체
④ 합텐
⑤ 항체

문제 7 항원을 인식하는 분자로 옳지 않은 것은?

① B세포 수용체
② T세포 수용체
③ 주조직적합복합체
④ 합텐
⑤ 항체

문제 8 병원체연관분자패턴과 결합하는 수용체는?

① 항체
② 옵소닌
③ T세포 수용체
④ 패턴인식수용체
⑤ 주조직적합복합체

문제 9 감염된 세포의 항원을 인지할 수 있는 면역세포는? (실력)

① B세포
② 상피세포
③ 호염기구
④ 도움 T세포
⑤ 세포독성 T세포

해설 | 감염된 세포의 항원은 세포독성 T세포가 인지하며, 도움 T세포는 포식세포의 항원을 인지한다.

문제 10 가슴샘비의존항원은 T세포의 활성화 없이도 직접적으로 B세포의 활성화 및 분화를 유도한다. 관련 있는 분자는? (실력)

① CD3
② CD4
③ CD8
④ CD14
⑤ CD16

해설 | CD3: T세포, CD4: 도움 T세포, CD8: 세포독성 T세포, CD14: 단구, B세포 (그림 7-4참조), CD16: 자연살해세포

정답 1. ① 2. ④ 3. ⑤ 4. ⑤ 5. ① 6. ③ 7. ④ 8. ④ 9. ⑤ 10. ④

함께 생각하고, 토론해봅시다.

토론 1 합텐과 같은 불완전항원은 운반체에 의해서 면역반응이 유도됩니다. 운반체가 없다면 체내에서는 어떠한 현상이 일어날까요?

point▸ 항원은 모두 병인원은 아니기 때문에 불완전항원 중에서 병인원과 비병인원을 구분하여 판단해야 합니다.

토론 2 집안의 항원을 제거하기 위해서 바이러스까지 여과할 수 있는 공기청정기를 설치하였습니다. 면역학적인 측면에서 보았을 때 가족의 건강에 도움이 될까요?

point▸ 집 이외에도 외부에는 많은 항원이 존재합니다. 개체가 많은 항원과 접촉하기 전에 일부 항원과 접촉하여 항체반응이 일어난다면 병원성이 높은 또는 다른 항원들에 대한 면역력을 나타낼 수 있습니다. 백신의 원리 및 과민질환에 대한 발병기전을 생각해보면 도움이 됩니다.

03 보체 (Complement)

학습목표 **면역반응에서 작용하는 보체의 역할을 이해한다.**

1. 보체의 구성성분의 종류와 기능을 이해한다.
2. 보체의 대체경로 활성화과정과 면역학적 중요성에 대하여 이해한다.
3. 보체의 렉틴경로 활성화과정과 면역학적 중요성에 대하여 이해한다.
4. 보체의 고전경로 활성화과정과 면역학적 중요성에 대하여 이해한다.
5. 보체활성화를 조절하는 단백질과 그 기전을 이해한다.
6. 보체성분의 변화와 질병과의 관계를 이해한다.

1. 보체의 종류

보체는 간에서 합성되며, 숙주방어에 중요한 역할을 하는 혈장단백질이다. 보체는 원래 항체와 결합하여 세균용해에 도움을 주는 혈장단백질들을 총칭하는 의미로 사용하였다(표 3-1). 하지만, 지금까지 밝혀진 보체의 활성화는 보체가 자발적으로 활성화되어서 직접 항원에 작용하거나 또는 혈장단백질과 항체의 매개에 의한 활성화 과정이 있다. 보체의 활성화 경로는 크게 대체경로(alternative pathway), 렉틴경로(lectin pathway), 고전경로(classical pathway)로 나누어진다(그림 3-1). 대체경로와 렉틴경로는 선천면역반응에서 일어나며, 고전경로는 선천면역 및 후천면역에서 모두 일어난다. 보체는 면역반응의 초기 및 후기에서 모두 중요한 역할을 하는 혈장단백질이다.

표 3-1. 보체의 종류 및 기능

보체		혈액농도 (μg/mL)	기 능
C1	C1q	70	항원에 결합한 C-반응단백질과 항체에 결합한 후 C1r을 활성화
	C1r	34	C1r과 C1s를 절단하는 단백분해효소
	C1s	31	C2와 C4를 절단하는 단백분해효소
C2		25	C2a : 고전 C3와 C5전환효소의 단백분해 기능 혈관활성 C2키닌의 전구체 C2b : 혈관투과성의 증가
C3		1200	C3a : 염증매개체 C3b : 항원표면에 결합, 대체 C3와 C5전환효소의 구성성분
C4		600	C4a : 염증매개체 C4b : 항원과 공유결합하여 고전 C3와 C5전환효소 형성
C5		85	C5a : 호중구의 화학주성물질 C5b : 막공격복합체의 시발체로서 C6와 C7에 결합
C6		60	C5b와 결합하고 C7과 결합하기 위한 결합부위 형성
C7		55	C5b에 결합하고 복합체를 세포막에 부착
C8		55	C5b에 결합하고 소수성 부위를 통해서 세포막에 삽입
C9		60	C8에 결합하고 중합하여 막공격복합체 완성
B인자		200	Ba : 알려져 있지 않음 Bb : 대체 C3와 C5전환효소의 단백분해 기능
D인자		2	C3b에 결합하고 있는 B를 절단하여 Ba와 Bb를 형성

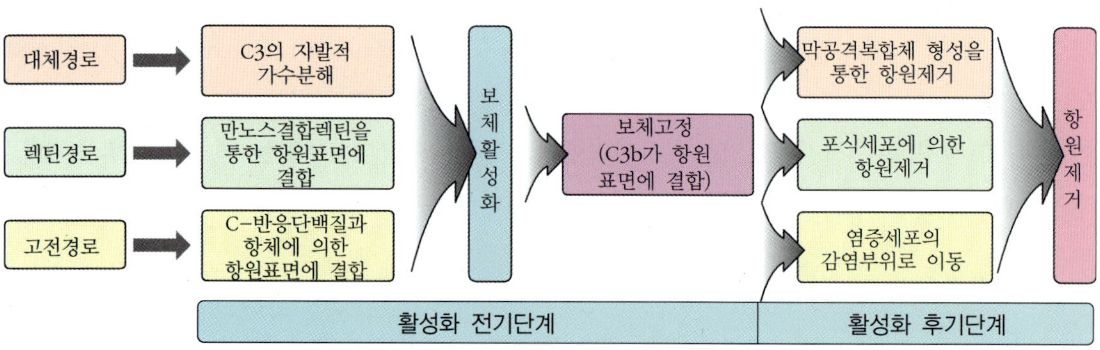

▲그림 3-1. 보체의 활성화 경로. 대체경로, 렉틴경로, 고전경로로 구성되어 있다. 세 가지 경로 모두 선천면역에서 일어나며, 후천면역에서는 항체에 의한 고전경로가 활성화된다.

2. 보체의 활성화 경로

1) 대체경로(Alternative pathway)

C3는 아주 적은 양이 스스로 가수분해를 일으킨다. 이 분해산물은 혈장 내에서 불안정하기 때문에 즉시 제거된다. 하지만, 미생물이 존재할 경우에 연속적인 반응이 일어나는데, 이를 대체경로라고 한다. 가수분해된 C3b가 막에 결합하고 B인자(factor B)는 C3b를 인식하여 결합한다. D인자(factor D)는 B를 분해하여 Ba와 Bb로 만들고, Ba는 떨어지고 Bb만 C3b와 결합한다. C3bBb 복합체는 C3를 C3a와 C3b로 분해할 수가 있다. C3를 전환시킬 수 있는 능력이 있고, 대체경로에 존재하는 이 복합체를 대체 C3전환효소(alternative C3 convertase)라고 한다. C3bBb에 의해 분해된 C3b는 C3bBb에 결합하여 C3bBb3b를 형성한다. 이 복합체는 C5를 변화시킬 수 있어서 대체 C5전환효소(alternative C5 convertase)라고 한다(**그림 3-2**). C5전환효소는 C5와 결합하여 C5를 C5a와 C5b로 분해하여 활성화시킨다. C5b는 C6, C7, C8이 연속적으로 반응하여 안정된 복합체를 만든다. 이 복합체는 C7과 C8의 소수성(hydrophobic) 부위가 노출되도록 구조를 변형시켜서 C7과 C8이 세포막 안으로 들어가게 한다. 다음 과정으로 여러 개의 C9이 결합하여 막부분에 통로를 만든다. 이러한 복합체를 막공격복합체(membrane attack complex)라고 하며, 이를 통하여 세균을 제거한다(**그림 3-3**).

2) 렉틴경로(Lectin pathway)

렉틴경로는 세균 표면의 만노스결합렉틴(mannose-binding lectin ; MBL)에 의해서 시작된다. 미생물 표면에 결합한 렉틴은 만노스결합렉틴 관련 세린단백분해효소(MBL-associated serine protease; MASP)를 활성화시켜서, C4와 C2를 분해하여 활성화시킨다. C4의 단편인 C4b가 병원체 표면에 결합하고, C4b는 C2의 단편인 C2a와 결합하여 C4b2a를 형성한다. C4b2a는 C3전환효소로 작용하며 대체 C3전환효소인 C3bBb와 구별하기 위하여 고전 C3전환효소(classical C3 convertase)라고 한다. C4b2a에 의해 분해된 C3b는 C4b2a에 결합하여 C4b2a3b를 형성하고, 이 복합체는 C5를 변화시킬 수 있어서 고전 C5전환효소(classical C5 convertase)라고 한다(**그림 3-2**). C5전환효소는 C5와 결합하여 C5를 C5a와 C5b로 분해하여 활성화시킨다. 이후로는 대체경로와 마찬가지로 일련의 활성화과정이 일어난다.

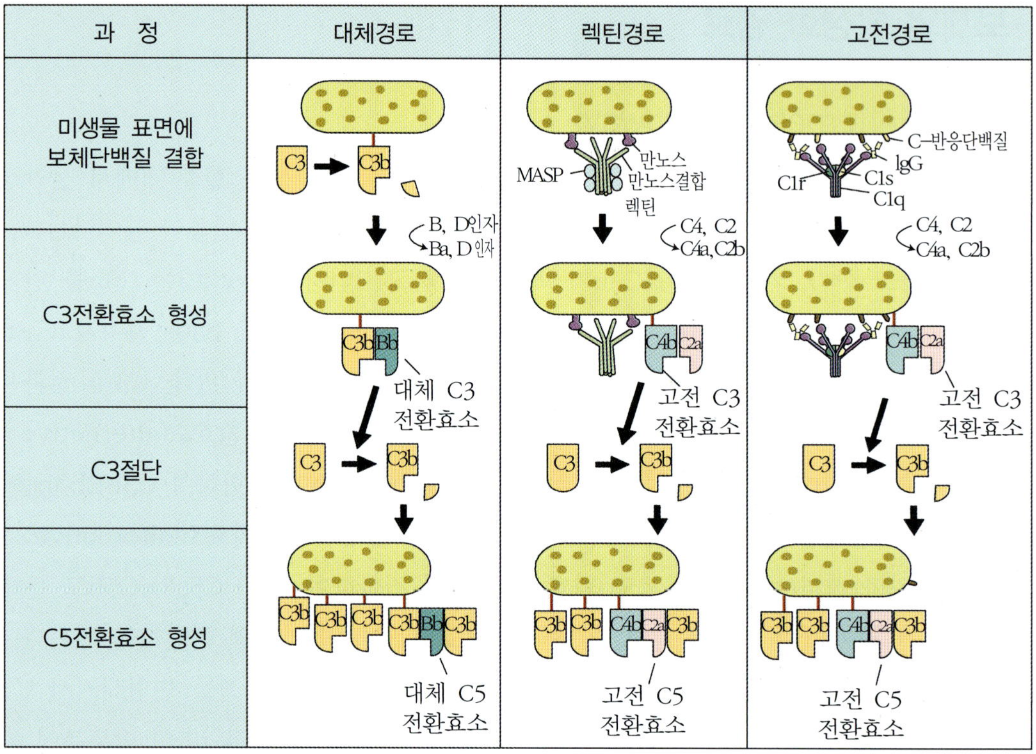

▲ 그림 3-2. 보체의 항원인식 및 활성화 전기단계. 대체경로, 렉틴경로, 고전경로가 있으며, 활성화시키는 단백질에서 차이가 있지만, 세 경로 모두 유사한 과정을 보인다.

3) 고전경로(Classical pathway)

선천면역에서는 C-반응단백질(C-reactive protein)이 항원과 결합하고, 후천면역에서는 IgM 또는 IgG 항체가 항원과 결합하여 보체단백질의 고전경로를 활성화시킨다. C-반응단백질은 폐렴균(*Streptococcus pneumoniae*)의 C다당류(C polysaccaride)와 결합하는 성질에 의해서 명명되었다. C1은 C1q, C1r, C1s로 구성되어 있는 복합체이다. C1q는 C-반응단백질 또는 항체의 Fc 부분에 결합하고, 결합이 이루어지면 C1r이 활성화된다. C1r은 C1r 자신과 C1s를 절단하여 활성화시킨다. 활성화된 C1s는 다음 과정으로 C4와 C2를 분해한다. 이후의 활성화과정은 고전 C3전환효소를 만들고, 렉틴경로와 같다(그림 3-2). 보체 단백질은 항체의 Fc 부분을 인식하는데 오량체인 IgM의 경우는 1개만 있어도 가능하나 단량체인 IgG는 2개 이상의 IgG가 가깝게 위치해야 한다. 그러므로, IgG보다는 IgM이 보체반응에서 더 효율적이다. IgG는 4개의 아형(subclass)이 있으며, 그 중에서 IgG1과 IgG3는 보체활성이 강하고, IgG2는 중등도의 활성을 가지며, IgG4는 아주 미약하다.

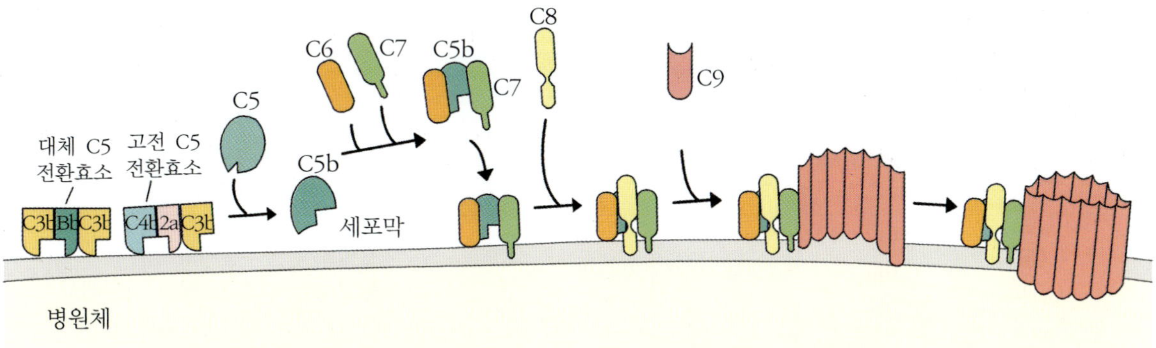

▲ 그림 3-3. 보체활성화 후기단계. 대체 또는 고전C5전환효소가 형성된 후부터 시작되며, 이 효소에 의하여 C5가 C5b로 분해된다. C5b에 C6, C7, C8, C9 분자가 연속적으로 결합한 후 막공격복합체를 형성한다. 대체경로, 렉틴경로, 고전경로에서 모두 동일하다.

3. 보체의 기능

1) 옵소닌화(Opsonization)와 포식작용(Phagocytosis)

면역세포가 체내에 침입한 세균을 포식하여 파괴해 버리는 작용을 포식작용이라고 한다. 보체활성화 경로에서 나오는 C3b, C4b와 같은 보체 단편들이 세균표면에 결합할 경우, 포식세포에 있는 보체수용체(complement receptor)가 보체단편들과 결합하여 포식작용을 촉진한다(그림 3-4). 보체 수용체의 종류, 특징 및 기능은 표 3-2와 같다.

제1형 보체 수용체(complement receptor type 1 ; CR1)

제1형 보체 수용체는 병원체 표면의 C3b 또는 C4b와 결합한 후에 포식세포가 병원체를 섭취하고 파괴하도록 도와준다(그림 3-4). C3b와 CR1의 상호작용은 C4b의 상호작용보다 더 중요한데, 병원체 표면의 보체활성화 축적물인 C3b가 C4b보다 더 많이 존재하기 때문이다. 제1형 보체 수용체는 C3b와 결합한 후에 I인자에 의한 C3b의 분해를 촉진시켜서 대체 C3전환효소를 제거한다. C3b는 iC3b, C3d로 분해되면서, 제2형 보체 수용체의 리간드로 작용한다. 이 과정을 통하여 CR1은 보체의 활성화 과정을 억제시켜서 보체조절단백질로서의 기능을 한다. 또한, B세포의 공동수용체인 제2형 보체 수용체의 활성화를 일으켜서 B세포 수용체의 신호전달을 촉진시킨다. 여포수지상세포의 제1형 보체 수용체는 보체단편들로 표지된 항원과 결합하고, 림프기관에 있는 B세포에게 항원을 제시한다. 제시된 항원은 B세포의 친화력성숙(affinity maturation)과 동형전환(isotype switching)에 중요한 역할을 한

표 3-2. 보체 수용체의 종류와 기능

수용체	리간드	발현세포	기 능
CR1 (CD35)	C3b, C4b	큰포식세포, 단핵구, 호중구, 적혈구, 여포수지상세포, 수지상세포, B세포	옵소닌화에 의한 포식작용 촉진 C3b와 C4b 붕괴촉진 혈중 면역복합체의 운반
CR2 (CD21)	C3d, C3dg, iC3b	B세포, 여포수지상세포	B세포 공동수용체의 일부분 림프절에서 B세포에게 항원제시
CR3 (CD11b/CD18)	iC3b	큰포식세포, 단핵구, 호중구, 자연살해세포	옵소닌화에 의한 포식작용 촉진 호중구의 조직이동을 촉진
CR4 (CD11c/CD18)			
C3a/C4a 수용체	C3a, C4a	비만세포, 호염기구, 호중구, 호산구	과립구의 활성화 비만세포와 호염기구의 탈과립
C5a 수용체	C5a	비만세포, 호염기구, 과립구, 단핵구, 큰포식세포, 혈관내피세포	호중구의 유주운동 비만세포와 호염기구의 탈과립

다(7장 참조).

제2형 보체 수용체(complement receptor type 2 ; CR2)

제2형 보체 수용체는 제1형, 제3형, 제4형 보체 수용체가 없는 B세포에도 존재한다. B세포의 제2형 보체 수용체는 CD21로서 B세포 공동수용체(B cell coreceptor)로 작용을 한다. 제2형 보체 수용체는 병원체 표면에서 C3b가 분해되어 형성되는 iC3b, C3d, C3dg와 결합을 한다. B세포 수용체가 병원체의 특이항원과 결합을 하게 되면, B세포 공동수용체인 제2형 보체 수용체가 병원체 표면에 있는 보체단편들과 결합을 하게 되고, 이 때, B세포 수용체의 신호전달이 크게 증가한다. 증가된 신호는 최종적으로 항체의 생산을 증진시킨다. 여포수지상세포의 제2형 보체 수용체는 제1형 보체 수용체와 마찬가지로 B세포에게 항원을 제시해서 면역반응에 도움을 준다. 즉, 후천면역에서 중요한 친화력이 높은 항체의 생산을 도와준다. 제2형 보체수용체는 면역반응 이외에 바이러스감염에 이용되기도 한다. 전염단핵구증(infectious mononucleosis)과 림프종(lymphoma)을 일으키는 엡스타인바바이러스(Epstein Barr virus ; EBV)는 CR2와 결합하고 이 상호작용을 이용하여 바이러스는 B세포를 감염시킨다. 이 과정에서 CR2는 B세포의 EBV 수용체로 알려져 있다.

제3형 보체 수용체(complement receptor type 3 ; CR3)

제4형 보체 수용체(complement receptor type 4 ; CR4)

제3형과 제4형 보체 수용체는 iC3b의 수용체로서 병원체의 포식작용을 돕는다. 제3형과 제4형 보체 수용체는 인테그린(intergrin)에 속하는 부착분자로도 알려져 있다. 백혈구의 부착분자는 염증부위로의 백혈구 이동을 위하여 혈관내피세포와 부착하고, 조직에서의 위치고정을 위하여 세포 외 바탕질(extracellular matrix)과 결합한다.

C3a/C4a 수용체

C3a 수용체는 C3에서 분해된 C3a의 수용체이다. C3a와 C3a 수용체의 결합은 과립구의 활성화, 비만세포와 호염기구의 탈과립(degranulation)을 일으켜서 보체의 염증반응을 담당한다. C3a 수용체는 C4a와도 결합하기 때문에 C4a 수용체로도 알려져 있다.

C5a 수용체

C5a 수용체의 리간드는 C5a로 알려져 있으며, C5a는 대체 또는 고전 C5전환효소에 의하여 C5에서 분해되어 나온 펩티드이다. C5a는 C5a 수용체와의 결합을 통하여 호중구의 유주운동을 일으키며, 비만세포와 호염기구의 탈과립을 유도한다.

2) 면역복합체의 제거(Immune clearance)

혈액에 있는 항원과 항체의 결합체인 면역복합체의 제거는 적혈구에 의해서 이루어진다. 적혈구는 제1형 보체 수용체를 가지고 있어서 C3b를 통하여 면역복합체와 결합한다. 면역복합체는 적혈구에 의해서 간과 비장으로 운반되고, 조직에 있는 큰포식세포에 의해서 제거된다(그림 3-4).

3) 용해작용(Lytic reaction)

보체의 활성화 경로를 통하여 형성된 막공격복합체는 삼투압의 차이로 인하여 세포를 제거하는 기능을 한다(그림 3-4). 항원이 세균이면 용균반응(bacteriolytic reaction), 항원이 적혈구이면 용혈반응(hemolytic reaction), 항원이 백혈구, 정자 등의 세포이면 세포용해반응(cytolytic reaction)이라고 한다.

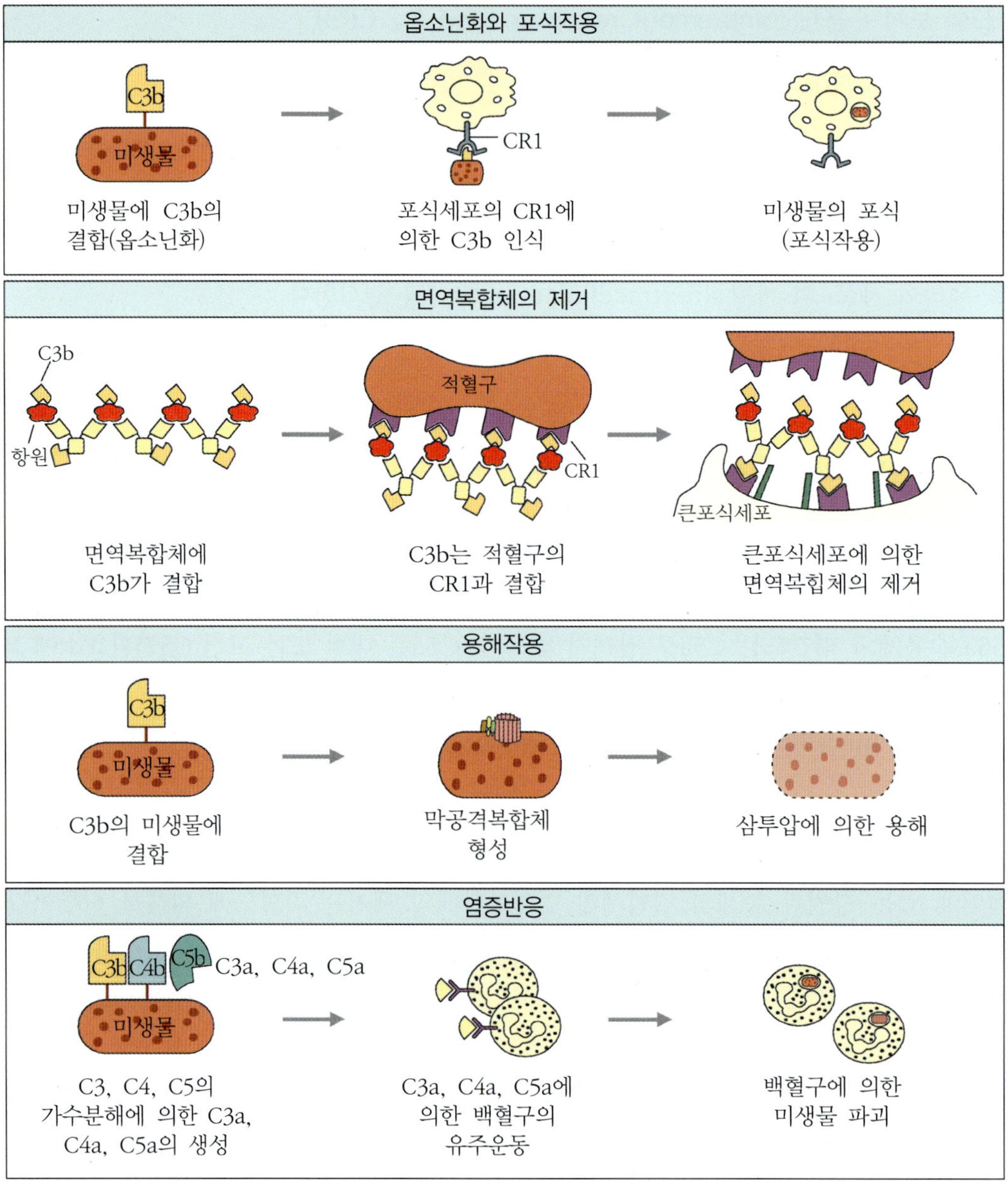

▲ 그림 3-4. 보체의 면역학적인 기능. 보체의 주요 기능은 옵소닌화와 포식작용, 면역복합체의 제거, 용해작용, 염증반응이 있다.

4) 염증반응(Inflammation)

보체의 활성화 과정에서 나타나는 C3a, C4a, C5a는 각각의 보체 수용체를 통하여 염증반응을 일으킨다. 이 펩티드들의 수용체는 호중구, 단핵구, 큰포식세포와 같은 면역세포에 존재하기 때문에 보체활성화가 일어난 장소에서 과립구의 활성화와 유주운동을 증가시킨다(그림 3-4). C3a, C4a, C5a는 급성 전신염증반응인 아나필락시스(anaphylaxis)를 발생시킬 수 있어서, 아나필락시스독소(anaphylatoxin)로 명명된다. 아나필락시스독소는 평활근 수축과 히스타민 분비를 통하여 모세혈관의 투과성을 촉진시킨다. 증가된 모세혈관의 투과성은 결국, 염증반응을 크게 일으킨다.

4. 보체경로의 조절작용

1) 보체조절단백질의 종류와 기능

보체의 활성화는 감염원을 제거하는 면역학적인 장점이 있지만, 조절작용이 이루어지지 않는다면 숙주세포에 결합하여 자신의 세포를 파괴하거나, 과도한 염증질환을 일으킬 수 있다. 보체의 면역학적인 방어작용은 혈장단백질과 세포막에 존재하는 단백질에 의해서 보체의 활성화가 조절된다(표 3-3).

표 3-3. 보체조절단백질

종 류	명 칭	기 능	관련경로
혈장 단백질	C1 억제제(CINH)	고전 C3전환효소 생성 억제	고전경로
	C4b 결합단백질(C4BP)	고전 C3전환효소를 불활성화	렉틴경로, 고전경로
	H인자(factor H)	대체 C3전환효소 생성 억제	대체경로
	I인자(factor I)	C3b와 C4b를 불활성화	대체경로, 렉틴경로, 고전경로
	P인자(factor P, properdin)	대체 C3전환효소 안정화	대체경로
	S단백질	막공격복합체의 형성 억제	보체경로의 후기
막 단백질	막보조인자단백질(MCP, CD46)	대체 및 고전 C3전환효소를 분해	대체경로, 렉틴경로, 고전경로
	붕괴촉진인자(DAF, CD55)	대체 및 고전 C3전환효소를 분해	대체경로, 렉틴경로, 고전경로
	반응용해막억제제(MIRL, CD59) 또는 동종제한인자(HRF)	막공격 복합체형성 억제	보체경로의 후기

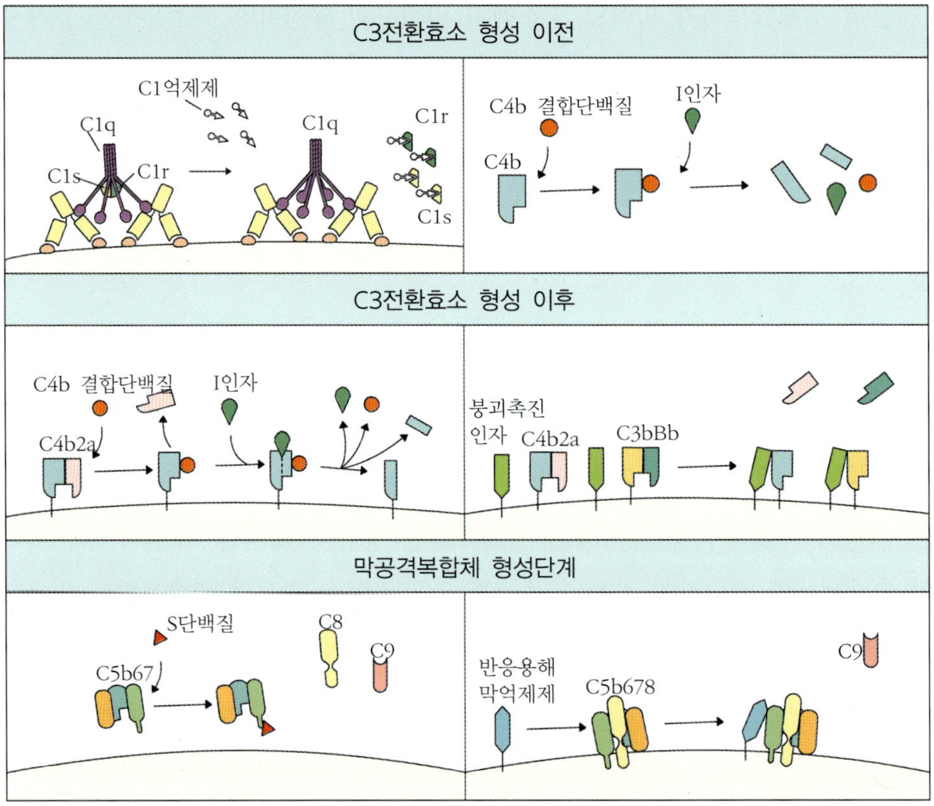

▲그림 3-5. 보체조절단백질의 억제기전.

C1 억제제(C1 inhibitor ; C1INH)는 보체의 고전경로를 주로 조절하는 단백질로서 C1r과 C1s를 비가역적으로 억제시킨다. 이러한 과정을 통하여 고전 C3전환효소의 구성인자인 C4b와 C2a의 생성을 억제한다(그림 3-5).

C4b 결합단백질(C4b-binding protein ; C4BP)은 C4b에 결합하고, 단백질 분해효소인 I인자(factor I)에 의해서 C4b는 분해되어 불활성화된다. C4b 결합단백질은 C2a와 경쟁적으로 작용한다(그림 3-5).

H인자(factor H)는 C3b와 결합한 후에 C3b가 I인자에 의하여 분해되어서 iC3b가 되도록 도와준다. 대체 C3전환효소인 C3bBb의 형성을 억제한다.

P인자(factor P 또는 properdin)는 대체 C3전환효소인 C3bBb와 결합하여 효소를 안정화시켜서 보체활성화를 증가시키는 역할을 한다.

붕괴촉진인자(decay-accelerating factor ; DAF ; CD55)는 C3전환효소의 구성성분인 C3b와 C4b와 결합하여 C3전환효소의 형성을 막는다(그림 3-5).

막보조인자단백질(membrane cofactor protein ; MCP)도 붕괴촉진인자와 같은 기능을 수행하지만, I인자에 의해서 C3b를 분해하여 불활성화하는 기능을 가지고 있다. 붕괴촉진인자와 막보조인자단백질은 사람세포에만 존재하고 미생물에는 존재하지 않는다.

반응용해막억제제(membrane inhibitor of reactive lysis ; MIRL, CD59)는 C5b678의 복합체가 C9와 결합하는 것을 방해한다. 반응용해막억제제는 동종제한인자(homologous restriction factor ; HRF)로도 불리운다. 이러한 보체조절단백질은 사람세포에 보체가 결합하여 일어나는 자가면역을 예방할 수 있다(그림 3-5).

S **단백질**(S protein)은 C5b67에 결합하여 C5b67이 세포막에 삽입되는 것을 막는다. 결국 S 단백질은 막공격복합체의 형성을 억제한다(그림 3-5).

2) 보체조절단백질의 결핍관련 질환

유전혈관신경부종(Hereditary angioneurotic edema)

유전혈관신경부종의 원인으로는 C1 억제제의 유전적 결핍이 있다. C1 억제제는 C1q, C1r, C1s가 모여서 이루어지는 C1 복합체 형성을 억제한다. C1 억제제의 결핍으로 인하여 C1 복합체의 활성화가 증가하고, C1s는 C2로부터 C2a의 생성을 증가시킨다. 생성된 C2a는 고전 C3전환효소 형성 이외에 플라스민(plasmin)에 의하여 절단되어서 C2 키닌(kinin)이 된다. C2 키닌은 혈관투과성을 증가시켜서, 혈관에 있는 체액을 조직으로 이동시킨다. C1억제제의 결핍은 피부, 소화기관, 호흡기관, 신경기관의 부종을 일으킨다.

발작야간혈색소뇨증(Paroxysmal nocturnal hemoglobinuria)

붕괴촉진인자와 반응용해막억제제는 글리코실인산이노시톨(glycosylphosphatidylinositol)의 연결에 의하여 막표면에 발현된다. 글리코실인산이노시톨을 만들기 위해서는 인산이노시톨글리칸 A(phosphatidylinositol glycan A)라는 효소가 필요하다. 인산이노시톨글리칸 A의 유전자 이상으로 인하여 결핍이 된 경우에는 글리코실인산이노시톨을 만들지 못하고, 이로 인하여 붕괴촉진인자와 반응용해막억제제가 막표면에 발현이 되지 않는다. 보체 활성화 억제인자가 발현되지 않으므로, 체내세포에서 보체활성화가 일어난다. 특히, 혈구세포의 대부분을 차지하는 적혈구가 분해되는 용혈증상이 나타난다. 이 질환은 야간에 갑작스럽게 일어나서 발작야간혈색소뇨증이라고 한다.

5. 보체활성화 회피기전

미생물, 바이러스와 같은 항원들은 체내의 면역반응을 피하여 침입한 조직에서 계속 살기 위한 노력을 한다. 미생물은 증식 시 유전자 돌연변이를 일으켜서 항원을 변화시키기도 한다. 단순포진바이러스(herpes simplex virus ; HSV)처럼 체내에 침입한 후에 가만히 있다가 면역기능이 떨어져 있을 때 증식하는 항원도 있다. 면역반응 중에서 보체의 활성화를 피하는 항원들의 기전은 다음과 같다.

1) 폐렴연쇄구균(*Streptococcus pneumoniae*)의 협막에 있는 A단백질(Pneumococcal surface protein A ; PspA)은 H인자를 활성화시키고, 대체 C3전환효소의 형성을 억제시킨다. 또한, C3 분해 단백분해효소(C3-degrading proteinase)를 발현하여 C3를 무력화시킨다.

2) 화농성 세균(*Streptococcus pyogenes*)의 협막에 존재하는 M단백질은 보체활성억제인자인 C4b 결합단백질을 활성화시켜서, 고전 C3전환효소의 형성을 억제시킨다. 또한, C5a 펩티드분해효소(C5a peptidase)를 분비하여 C5a를 분해시킨다. C5a의 제거는 호중구가 감염부위로 이동하는 것을 억제시킨다.

3) 황색포도알균(*Staphylococcus aureus*)의 세포벽에 존재하는 A단백질(Staphylococcus aureus protein A ; SpA)은 IgG의 Fc 부분과 결합한다. 황색포도알균은 스타필로키나아제(Staphylokinase)도 분비하여 플라스미노젠(plasminogen)을 플라스민(plasmin)으로 활성화 시킨 후 플라스민이 IgG을 분해하게 한다. A단백질에 의한 항체의 분해는 C1q의 결합을 억제하여 보체의 고전경로 활성화를 저해한다. SpA 단백질 이외에도 IgG에 결합하는 Sbi (Staphylococcus aureus binder of IgG) 단백질도 발견되었다.

6. 질병과 보체의 변화

혈청 중 보체의 농도는 일반적인 면역반응의 결과로 증가하거나 감소하지는 않지만 질환의 진행에 따라서 감소할 수 있다. 이것을 저보체혈증(hypocomplementemia)이라 하는데 선천적 결핍증과 후천적 결핍증으로 나눌 수 있다. 세균성 심장내막염(endocarditis)과 말라리아 감염증에서 사구체 신염이 합병하는 경우 보체 C1, C2, C3, C4 성분의 감소를 나타내며 간염(만성 활동성 간염, 알콜성 간경변증, 만성울혈간)에도 C3와 C4의 감소가 나타난다. 전신홍반루푸스 환자에서는 보체의 전 성분이 모두 감소하는데 특히, 활동기(active phase)에는 C3의 감소가 명확하게 나타나며 C2와 C4도 감소한다. 류마티스관절염(rheumatoid arthritis) 환자에서도 혈액 속에 C1, C2, C4가 감소되며 신장염에서도 C3와 C5의 감소가 나타난다. 그 외 자가면역용혈빈혈(autoimmune hemolytic anemia)과 동종이식거부에서도 보체의 부분적인 감소현상을 볼 수 있다.

핵심 용어

- **고전 C3전환효소(classical C3 convertase)** : 보체의 고전경로에 의해 생성되는 C4b2a로서 C3를 분해시킨다.
- **고전 C5전환효소(classical C5 convertase)** : 보체의 고전경로에 의해 생성되며 C5를 분해하는 C4b2a3b를 뜻한다.
- **대체 C3전환효소(alternative C3 convertase)** : 보체의 대체경로에 의해 생성되는 C3bBb로서 C3를 분해시킨다.
- **대체 C5전환효소(alternative C5 convertase)** : 보체의 대체경로에 의해 생성되며 C5를 분해하는 C3bBb3b를 뜻한다.
- **막공격복합체(membrane attack complex)** : 보체활성화를 통해 세균의 막에 생기는 통로.
- **면역복합체(immune complex)** : 항원과 항체가 결합한 형태.
- **보체수용체** : 보체와 결합하는 수용체.
- **아나필락시스(anaphylaxis)** : 전신적으로 빠르게 일어나는 염증반응.
- **아나필락시스독소(anaphylatoxin)** : 아니필락시스를 일으키는 물질.
- **포식작용(phagocytosis)** : 포식세포가 항원을 세포 안으로 탐식하는 과정.

핵심문제

문제 1 선천면역에서 나타나는 보체의 경로를 모두 고르시오.

① 고전경로
② 대체경로
③ 렉틴경로
④ 선천경로
⑤ 포식경로

문제 2 보기의 보체의 종류 중 단백질 분해효소(protease)를 모두 고르시오.

① C1q	② C1r	③ C1s	④ C2	⑤ C3
⑥ C4	⑦ C5	⑧ C6	⑨ C7	⑩ C8

문제 3 보체의 기능으로 옳지 않은 것은?

① 막공격복합체 형성
② 세포유주운동
③ 산화반응
④ 옵소닌화
⑤ 염증반응

문제 4 C3b의 기능으로 옳은 것은?

① 감염억제
② 세포유주운동(chemotaxis)
③ 아나필락시스(anaphylaxis)
④ 옵소닌화(opsonization)
⑤ 항체생성

문제 5 대체경로에서 작용하는 보체는?

① C1q
② C1r
③ C1s
④ C4
⑤ B인자

문제 6 보체경로에서 C3전환효소를 구성하는 C2와 C3의 활성화 형태로 옳은 것은?

① C2 – C3
② C2a – C3a
③ C2a – C3b
④ C2b – C3a
⑤ C2b – C3b

문제 7 대체경로의 C3전환효소는?

① C3bBb
② C4aBb
③ C3bBb5b
④ C4aBb5b
⑤ C5b6789

문제 8 고전경로를 활성화시키는 물질은?

① 내독소(endotoxin)
② 렉틴(lectin)
③ 만노스결합렉틴 관련 세린단백분해효소(MBL-associated serine protease)
④ 지질다당질(lipopolysaccharide)
⑤ 항체

문제 9 막공격복합체의 구성성분으로 옳은 것은?

① C1
② C2
③ C3
④ C4
⑤ C5

문제 10 막공격복합체의 구성성분 중 세포막 부착에 중요한 보체는?

① C3
② C4
③ C5
④ C6
⑤ C7

문제 11 고전경로에서 항원을 인식하는 보체는?

① C1q
② C1r
③ C1s
④ C2
⑤ C4

문제 12 보체의 종류 중 아나필라독소 및 호중구 유주인자로 작용하는 것은?

① C3a
② C3b
③ C4a
④ C4b
⑤ C5a

문제 13 급성염증단백질로서 C1q와 결합하여 항체가 없이 고전경로를 활성화시키는 단백질은?

① 내독소(endotoxin)
② 렉틴(lectin)
③ 만노스결합단백질(mannose-binding protein)
④ 지질다당질(lipopolysaccharide)
⑤ C-반응단백질(C-reactive protein)

문제 14 만노스와 결합하여 세린단백분해효소(serine protease)를 활성화시키고, 보체경로를 활성화시키는 단백질은?

① 내독소
② 렉틴
③ 지질다당질
④ 항체
⑤ C 반응단백질

문제 15 다음은 보체경로에 대한 설명이다. 보체경로의 종류는?

> 가. 항원과 결합하는 항체는 IgG, IgM이다.
> 나. 보체활성순서는 C1, C4, C2, C3 순으로 작용
> 다. 막공격복합체를 형성한다.
> 라. C1 억제제, C4b 결합단백질은 보체활성화를 조절한다.

① 고전경로
② 대체경로
③ 렉틴경로
④ 용해경로
⑤ 응고경로

문제 16 C-반응단백질 또는 항체와 직접 결합하는 보체는?

① C1q
② C1r
③ C2
④ C3
⑤ C4

문제 17 보체 중 호염기구와 비만세포를 자극하여 히스타민을 분비시키는 단백질은?

① C1q
② C1r
③ C1s
④ C2a
⑤ C3a

문제 18 C3b와 C4b의 붕괴를 촉진하고, 혈중 면역복합체의 적혈구 운반에 관여하는 보체 수용체는?

① 제1형 보체수용체(CR1)
② 제2형 보체수용체(CR2)
③ 제3형 보체수용체(CR3)
④ 제4형 보체수용체(CR4)
⑤ 제5형 보체수용체(CR5)

문제 19 보체조절단백질의 종류 중 막표면 단백질은?

① C1 억제제
② C4b 결합단백질
③ H인자
④ I인자
⑤ 붕괴촉진인자

문제 20 대체 및 고전 C3 전환효소를 분해하는 것은?

① H인자
② C1 억제제
③ S 단백질
④ C4b 결합단백질
⑤ 막보조인자단백질

문제 21 보기에 대한 설명으로 옳은 것은?

> 1. 협막에 존재하는 단백질이다.
> 2. 화농성세균이 생산한다.
> 3. C4b 결합단백질을 활성화시킨다.

① A단백질
② M단백질
③ 플라스민
④ SpA 단백질
⑤ C5a 펩티드분해효소

문제 22 C3b가 항원표면에 결합하는 현상을 나타내는 용어는?

① 보체고정
② 면역복합체
③ 친화력성숙
④ 막공격복합체
⑤ 세포유주운동

문제 23 고전경로에서 만노스결합렉틴관련 세린단백분해효소의 기능과 유사한 역할을 하는 보체는? 실력

① C1q
② C1r
③ C1s
④ C2
⑤ C3

문제 24 혈청의 보체기능 검사인 CH_{50}에 대한 설명으로 옳은 것은? 실력

① 혈청 내 총 보체의 활성화를 측정한다.
② 혈청 내 고전경로에 작용하는 보체의 활성화를 측정한다.
③ 혈청 내 대체경로에 작용하는 보체의 활성화를 측정한다.
④ 혈청 내 렉틴경로에 작용하는 보체의 활성화를 측정한다.
⑤ 혈청 내 조절단백질의 활성화를 측정한다.

해설 | CH_{50}는 총보체의 활성화를 나타내며, AH_{50}는 대체경로의 보체활성화에 대한 검사이다.

문제 25 유전혈관신경부종의 발병원인으로 옳은 것은? 실력

① C1 억제제의 활성도 감소
② C2 키닌(kinin)의 활성도 감소
③ C4b 결합단백질의 감소
④ P 인자의 활성도 감소
⑤ S 단백질의 활성도 감소

해설 | 유전적 결함으로 인하여 C1 억제제의 활성도 감소 ⇒ C2의 절단 증가 ⇒ C2a의 증가 ⇒ C2 키닌의 증가 ⇒ 혈액에서 조직(피부, 위, 폐)으로 체액이동의 증가

정답 1. ①, ②, ③ 2. ②, ③, ④ 3. ③ 4. ④ 5. ⑤ 6. ③ 7. ① 8. ⑤ 9. ⑤ 10. ⑤ 11. ① 12. ⑤ 13. ⑤ 14. ② 15. ① 16. ① 17. ⑤ 18. ① 19. ⑤ 20. ⑤ 21. ② 22. ① 23. ③ 24. ① 25. ①

함께 생각하고, 토론해봅시다.

토론 1 보체의 대체, 렉틴, 고전경로의 이름은 면역반응의 순서나 체계를 기준으로 하였을 때, 정확한 의미를 전달하지 못합니다. 각각의 경로에 대한 새로운 명칭으로 적합한 것은 무엇일까요?

point▸ 대체경로와 고전경로에서 대체와 고전은 반응의 의미보다는 발견된 순서의 의미가 강합니다. 렉틴경로는 작용하는 주요 단백질인 렉틴을 사용한 것입니다. 선천면역에서는 대체경로, 렉틴경로, 고전경로, 후천면역에서는 고전경로가 주로 작용하는데, 면역반응의 순서, 작용하는 주요단백질 등 새로운 이름의 적합한 기준을 설정합니다.

토론 2 보체경로는 단백분해효소에 의한 연속적이고, 복잡한 과정을 포함합니다. 체내에서 일어나는 반응들은 대부분 복잡하게 연결되어 있는데, 장점과 단점은 무엇일까요?

point▸ 우리 몸은 고등동물입니다. 각각의 세포, 조직, 기관의 유기적 연결기전은 점차적으로 진화되어 발전된 아주 우수한 시스템입니다. 복잡한 조절작용은 틀린 부분들이 발생했을 때 매우 정교하게 조절할 수 있어서 장점이 될 수도 있지만, 쉽게 변화되지 않는 틀은 다양한 면에서 불리한 점을 일으킬 수 있습니다.

토론 3 보체활성화 경로는 대체, 렉틴, 고전경로로 구성되어 있습니다. 제4의 보체활성화 경로가 밝혀진다면 어떠한 기전으로 면역반응을 일으킬까요?

point▸ 보체활성화는 대체, 렉틴, 고전경로를 통하여 일어납니다. 먼저 각 경로의 필요성을 이해하고, 부족한 면역반응이 무엇인지를 생각합니다. 각 경로의 활성화기전을 적용해서 가능성 있는 새로운 작용기전을 생각합니다.

04 면역관련 항원인식 분자

– 면역글로불린(항체), T세포 수용체, 주조직적합복합체

학습목표 항원인식 분자의 특징 및 면역학적 중요성을 이해한다.

1. 면역글로불린, T세포 수용체, 주조직적합복합체의 구조적 특성을 항원인식과 관련하여 이해한다.
2. 항체의 종류와 항체별 면역기능의 특징을 이해한다.
3. 항체와 T세포 수용체의 유전자재배열에 의한 다양성의 구조적 기반과 형성과정을 이해한다.
4. 주조직적합복합체의 다양성과 다형성의 중요성을 이해한다.
5. 주조직적합복합체와 T세포 수용체 결합에 의한 항원제시과정을 이해한다.
6. 제1형과 제2형 주조직적합복합체의 필요성 및 면역학적 기능의 차이를 이해한다.

1. 면역글로불린

1) 면역글로불린의 정의

면역글로불린(immunoglobulin)이란 B세포의 표면에 존재(surface immunoglobulin)하거나, 형질세포(plasma cell)에서 분비되는 당단백질(secreted glycoprotein)이다. 항원이 생체에 들어가 면역반응을 자극하면 림프조직에 있는 B세포가 형질세포로 분화하여 면역글로불린을 혈액으로 분비한다. 혈청단백질을 전기영동법으로 분획하면 분비된 면역글로불린은 이동도가 가장 느린 음극측의 γ-globulin 분획에 포함되는데 γ-globulin에 포함된다고 해서 모두 면역글로불린이라고는 할 수 없다. 면역글로불린은 후천면역에 속하는 체액면역에서 중요한 역할을 담당하는 단백질이다. 항체(antibody)는 면역글로불린과 유사한 용어로 사용된다. 하지만, 항체의 보다 정확한 정의는 형질세포에서 분비된 면역글로불린이다.

2) 면역글로불린의 구조

(1) 기본 구조

면역글로불린의 기본구조는 전체 모양이 240×50Å 정도의 Y자형이며, 4개의 폴리펩티드로 구성되어 있다. 4개의 폴리펩티드는 분자량이 50~70 kDa인 중쇄(heavy chain) 2개와 분자량이 20~25 kDa인 경쇄(light chain) 2개로 이루어져 있다. 각 사슬(chain)은 이황화결합(disulfide bond)으로 연결되어 있다(그림 4-1). 중쇄와 경쇄는 유사한 아미노산(100~110개)으로 구성되어 있는 부분들이 구조를 이루는데 중요하다. 이 부분을 면역글로불린 영역(immunoglobulin domain)이라고 한다.

항체의 특이성은 아미노산순서(amino acid sequence)에 의해서 결정된다. 항원과 결합하며, 특이성을 나타내는 부분은 가변부위(variable region)이고 나머지 부분은 구조적인 부분으로서 거의 모든 항체에 대해서 일정한 일정부위(constant region)이다. 항체는 1개 또는 1개 이상의 결합부위를 가지고 있는데, 결합하는 항원의 숫자에 따라서 달리 명명할 수 있다. 항원과 결합할 1개의 결합부위(binding site)를 갖고 있으면 1가항체(univalent antibody), 2개의 결합 부위를 갖고 있으면 2가항체(bivalent antibody)라고 한다. 많은 수의 결합부위를 갖고 있으면 다가항체(polyvalent antibody)라고 명명한다(그림 4-2). 하나의 분자가 하나의 결합부위를 가지고 있는 다른 분자와 결합하는 능력을 친화력(affinity)이라고 한다. 일반적으로 항체는 다양한 결합부위를 가지고 있는 항원과 결합할 수 있기 때문에 항원과 항체의 결합력을 항원항체결합력(avidity)이라고 한다. 항원과 항체의 결합력(avidity)은 항체가 항원결합부위를 많이 가질수록 높다.

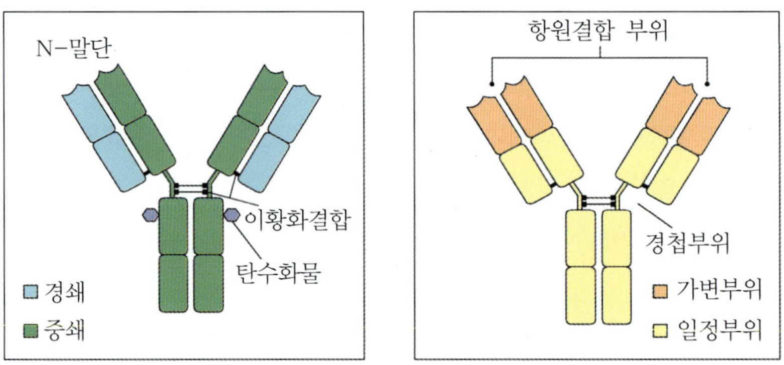

▲ 그림 4-1. 면역글로불린의 구조.

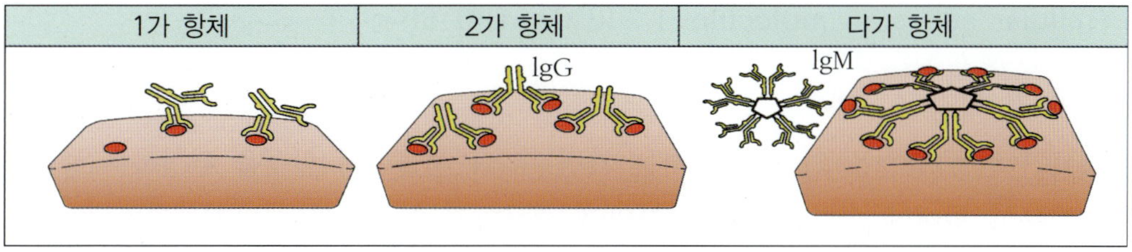

▲ 그림 4-2. 항체의 결합가.

다양한 면역글로불린의 가변부위를 형성하는 아미노산 순서를 비교해보면 특정부분에서 크게 다르다. 이 부위를 초가변부위(hypervariable region ; HVR)라고 하며, 항원과 상보적으로 결합하기 때문에 상보적 결정부위(complementarity determining region ; CDR)라고도 한다(그림 4-3). 초가변부위는 중쇄와 경쇄부분에서 모두 발견되며, 세 개의 영역으로 이루어져 있다. 초가변부위 사이의 부분은 틀구조 부위(framework region ; FR)라고 명명한다.

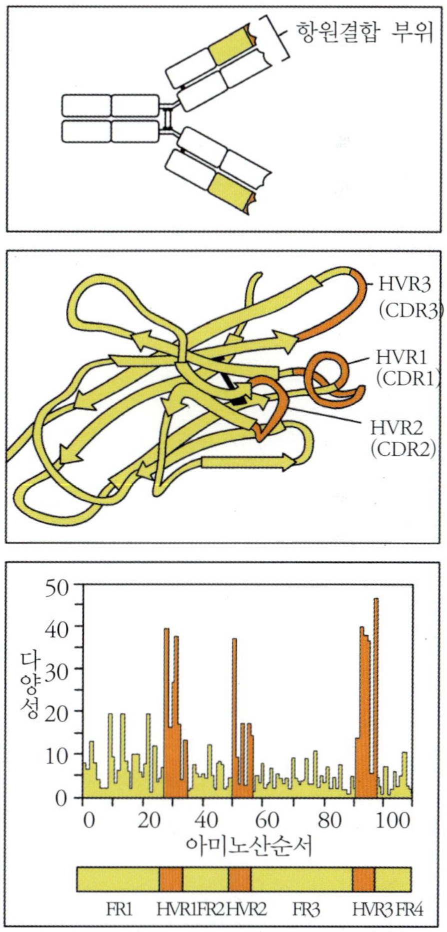

▲ 그림 4-3. 면역글로불린의 초가변부위(HVR).

면역글로불린 영역과 유사한 영역, 즉 면역글로불린 유사영역(immunoglobulin-like domain)이 있는 단백질들이 알려져 있다. 이러한 단백질들은 면역계의 세포 표면 또는 분비되어서 면역반응의 역할을 하며, 집합적으로 면역글로불린 초가계(immunoglobulin superfamily)라고 한다. 면역글로불린 초가계에 속하는 단백질은 면역기능에 중요한 역할을 하는 분자로서 T세포 수용체, 주조직적합복합체, T세포 수용체의 신호전달을 도와주는 CD2, CD3, CD4, CD8, B세포 수용체의 신호전달을 도와주는 Igα, Igβ, 세포부착분자인 림프구기능관련항원(lymphocyte function-associated antigen-1 ; LFA-1), 세포간부착분자-1

(intercellular adhesion molecule-1 ; ICAM-1)이 있다.

(2) 구조적 특징

면역글로불린은 항원을 인식, 결합하는 가변부위와 생물학적 활성을 결정하는 중쇄 일정부위의 기능이 있어야 한다. 항원결합부위와 생물학적 활성부위는 단백분해효소인 파페인(papain)과 펩신(pepsin)을 처리한 실험에 의해서 확인되었다(그림 4-4). 파페인에 의해서 중쇄와 중쇄 사이에 있는 이황화결합의 앞부분 경첩부위가 절단된다. 이 결과 중쇄 가변부위와 일정부위, 경쇄를 포함하는 항원결합부위인 Fab(Fragment of antigen binding) 2개와 생물학적 기능을 담당하며 용해상태에서 쉽게 결정을 형성하는 Fc(Fragment crystallizable) 1개가 나타난다. 펩신(pepsin)으로 분해하면 Fc 부분만 제거되고 항원과 결합하는 2개의 단일절편인 $F(ab)_2$가 생성된다.

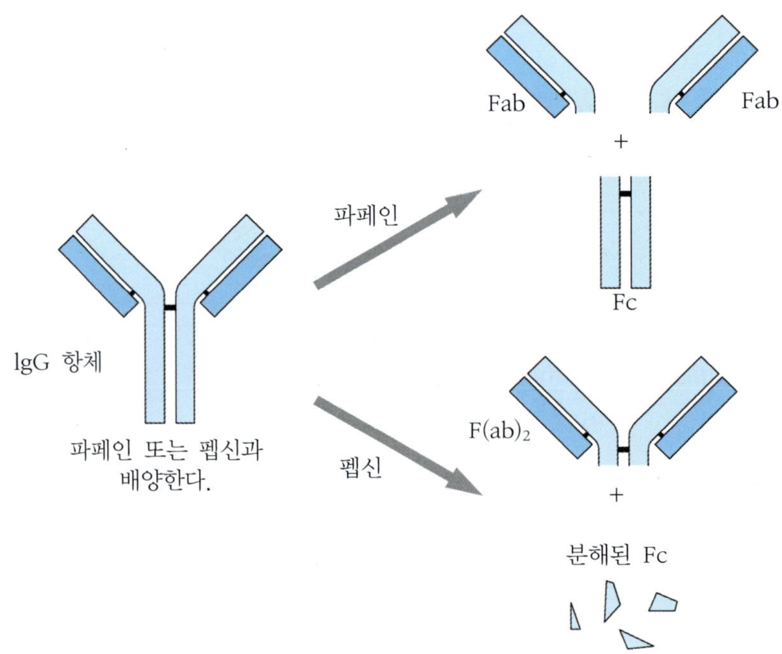

▲ 그림 4-4. 단백분해효소에 의한 면역글로불린의 분해.

3) 면역글로불린의 종류와 특징

(1) 분류

동형(isotype)

면역글로불린은 다양한 유전자(μ, δ, γ, α, ε) 중에서 하나가 발현되어 중쇄의 일정부위를 이루는데, 5가지의 다른 중쇄 일정부위를 이용하여, 면역글로불린을 동형으로 분류한다. 각각의 μ, δ, γ, α, ε 유전자는 IgM, IgD, IgG, IgA, IgE를 만들어 낸다(그림 4-5). 경쇄는 kappa(κ)와 lambda(λ) 유전자 중 하나가 발현되는데, κ와 λ형 분자의 비율은 1.5 : 1 ~ 2 : 1로서 인종에 따라 차이가 있다. 동형이라는 용어는 중쇄의 일정부위에 다양성을 가진 면역글로불린의 종류를 말하며, 경쇄의 종류에 따라서 항체를 분류하지는 않는다.

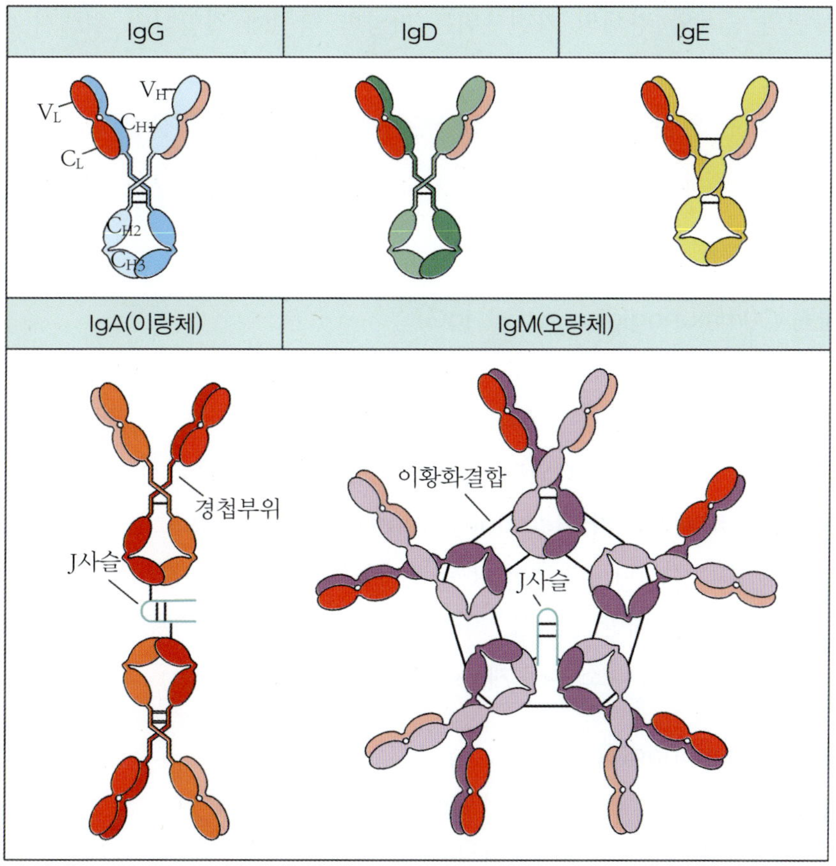

▲ 그림 4-5. 면역글로불린의 동형.

IgG와 IgA는 γ와 α유전자의 종류에 따라서 발현되는 항체가 달라지는데 이를 IgG와 IgA의 아형(subclass)이라고 한다. IgG의 아형인 IgG1, IgG2, IgG3, IgG4는 γ1, γ2, γ3, γ4 유전자의 발현에 의해서 나타난다. IgA의 아형은 IgA1과 IgA2가 있으며, 각각 α1과 α2 유전자의 발현에 의해서 나타난다. 유전적 결함이 없는 상태에서 다양한 IgG와 IgA의 아형은 모든 개체에서 존재한다.

동종형(allotype)

어떤 동형은 모든 개체군에서 중쇄의 일정부위가 같고, 다른 동형에서는 개체사이의 중쇄와 경쇄의 일정부위에 약간의 차이가 나타난다. 이는 면역글로불린 유전자의 대립유전자에 의해서 나타나는데, 이를 통하여 항체 동종형(allotype)이 발생하게 된다. 각각의 동종형은 한 종에서도 개체마다 다르며, 같은 종의 모든 개체에 존재하는 것은 아니다.

이형(idiotype)

면역글로불린의 중쇄와 경쇄의 가변부위는 다양한 항원에 결합하기 위해서 다르게 나타나는데, 이를 면역글로불린의 이형이라고 한다. 예를 들어, 같은 IgG도(동형이 같아도) 다른 항원과 결합할 수 있는데, 이는 항원결합부위가 다른 면역글로불린의 이형이라고 할 수 있다.

(2) 동형의 종류 (표 4-1)

면역글로불린 G(Immunoglobulin G ; IgG)

총 면역글로불린의 80%를 차지하며, 건강인의 혈청 중 평균 15 mg/mL가 함유되어 있으며 분자량이 146 kDa이다. 태반을 통과하며 항원과의 결합부위가 2개 있어서 항원 2분자와 결합할 수 있으므로 2가 항체라고 한다. IgG 아형은 IgG1 〉 IgG2 〉 IgG3 〉 IgG4의 비율로 존재한다. 3% 정도의 탄수화물(carbohydrate)을 함유하고 있고 성인의 혈청수준에 도달하려면 생후 4년 정도 걸린다. 다양한 항원에 대응하는 항체는 대부분 IgG에 속해 있으며 옵소닌화, 보체계 활성화, 태반 통과성, 자연살해세포의 자극과 같은 기능을 담당한다. 각각의 기능은 IgG의 아형별로 다소 다르게 나타난다.

면역글로불린 A(Immunoglobulin A ; IgA)

총 면역글로불린의 10~20%를 차지하므로 건강인의 혈청 중 1.5~2.5 mg/mL이 존재한다. 태반을 통과하지 못하며, 혈청 IgA와 분비형 IgA(secretory IgA)로 나눌 수 있다. 혈청

표 4-1. 면역글로불린의 특성

특성 및 기능	IgG1	IgG2	IgG3	IgG4	IgA1	IgA2	IgM	IgD	IgE
중쇄 일정부위 유전자	γ_1	γ_2	γ_3	γ_4	α_1	α_2	μ	δ	ε
일반적 형태	단량체	단량체	단량체	단량체	단량체 이량체	단량체 이량체	오량체	단량체	단량체
분자량(kDa)	146	146	165	146	160, 390	160, 390	970	184	188
평균 혈청농도(mg/mL)	9	3	1	0.5	2	0.5	1.5	0.03	5×10^{-5}
혈청 내 반감기(일)	21	20	7	21	6	6	10	3	2
중화작용	++	++	++	++	++	++	+	−	−
옵소닌화	+++	−	++	+	+	+	−	−	−
자연살해세포와 비만세포의 활성화	+	−	+	−	−	−	−	−	+++ (비만세포)
보체계 활성화	++	+	+++	−	+	+	+++	−	−
태반 통과성	+++	+	++	+/−	−	−	−	−	−
상피세포로 이동	−	−	−	−	+++ (이량체)	+++ (이량체)	+	−	−
혈관 외 분비	+++	+++	+++	+++	++ (단량체)	++ (단량체)	+/−	−	+

IgA는 단량체(monomer)로 분자량이 160 kDa이고, 분비형 IgA는 이량체(dimer)로서 분비부위(secretory component ; SC)와 J사슬이 결합한 형태이다. 분자량은 390 kDa이다. J사슬은 분자량이 15 kDa의 산성 당단백으로서 점막하 조직의 형질세포에서 생산되어 IgA와 결합하여 방출된다. 일부의 IgA 이량체는 혈액 속에 들어가지만 대부분은 점막 상피세포에 들어가 그곳에서 분비부위와 결합하고 분비형 IgA로 점막표면으로 분비된다. IgA 생성세포는 소화관의 점막, 기도점막과 같은 점막연관림프조직에 주로 위치하며, 비장과 림프절에는 소수가 분포한다. 혈청 IgA는 비장이나 골수의 림프절에서 주로 생성되고, 일부는 위장관연관림프조직에 의해서 생성된다. 혈청 IgA는 6, 7세쯤에 성인의 혈청수준 70%에 달하지만 분비형 IgA는 생후 4주째에 타액 속에 나타나고 6주 후에는 성인량의 혈청 수준에 도달한다.

면역글로불린 M(Immunoglobullin M ; IgM)

총 면역 globulin의 5~10%를 차지하므로 건강인의 혈청 중 1.5 mg/mL가 함유되어 있고 분자량이 970 kDa이다. IgM 분자는 1쌍씩의 중쇄와 경쇄로 된 5개의 서브유닛(subunit)으로 되어 있으며 J 사슬(J chain)에 의해 결합되어 있다. 분자량이 너무 커서 태반을 통과할 수 없으며, 항원과 결합할 결합부위가 10개 있어서 항원 10개 분자와 결합할 수 있으므로 10가 항체가 된다. IgM은 보체계의 고전경로(classical pathway) 활성화에 중요한 역할을 한다. 면역글로불린 중에서 가장 빨리 생산되는데 병원체의 침입 후 2~3일부터 항체가 만들어진다. 생후 성인의 혈청수준에 도달하려면 1년 정도 걸린다. 정상인의 성숙한 B세포 표면수용체로서 IgD와 함께 존재하고 있다.

면역글로불린 D(Immunoglobulin D ; IgD)

IgD 항체는 골수종 환자의 혈청단백에서 처음 발견 되었는데 이 항체는 건강인의 혈청 중에 존재하는 모든 항체의 0.2% 정도를 차지하고 있다. 혈중 농도는 0.03 mg/mL로서 매우 미량이므로 혈청을 사용한 면역전기영동법에서는 검출되지 않는다. IgD는 단백분해효소나 열에 처리하면 민감하게 변성하며 반감기는 3일 정도이다. IgD는 보체를 활성화시키지 않으며, 성숙한 B세포 표면에 IgM과 함께 수용체로서 존재한다.

면역글로불린 E(Immunoglobulin E ; IgE)

1966년 이시자가(石坂)에 의해 IgE란 명칭이 붙여졌으며 그 이전에는 알레르기질환 환자의 혈청 중에서 발견되었기 때문에 리아진(reagin)이라고 명명되었다. IgE 항체는 아나필라식스(anaphylaxis) 상태의 과민증을 유도하고 기생충에 대한 면역에 중요한 역할을 담당한다. 비만세포, 호염기구의 세포 표면에 표현되는 IgE 수용체(Fcε receptor ; FcεR)와 결합하는데 일단 결합한 IgE 항체는 그 세포 표면에 오랜 시간동안 결합할 수 있다. 혈중농도는 항체 중에서 가장 낮다.

4) 면역글로불린의 다양성(Diversity)

면역글로불린은 체내의 면역방어를 위하여 수많은 항원과 결합할 수 있는 다양한 종류가 존재해야 한다. 일반적인 유전자 발현방법인 하나의 유전자에 하나의 단백질이 발현된다면 사람의 유전자는 면역글로불린 유전자로 다 채워도 다양한 항체를 만들기에는 부족할 것이다. 결국, 항체의 다양성을 이루기 위해서 면역글로불린 유전자는 일반적인 유전자와는 다른 상태로 발현되어야 한다. 면역글로불린 중쇄와 경쇄 유전자는 하나의 완전한 유전자로 되어 있지 않고, 유전자조각(gene segment)들로 이루어져 있다. 이러한 조각들은 염색체상에 순서대로 배열되어 있으며, 각각의 조각들이 합쳐져서 가변부위를 만들게 된다. 면역글로불린 유전자는 배선(germline)을 통해 유전되기 때문에, 이러한 배열을 배선배열(germline configuration)이라고 한다. 면역글로불린 유전자가 발현되기 위해서는 기능적인 유전자를 만들기 위한 체세포재조합(somatic recombination) 과정이 있어야 한다. 이 과정을 통하여 면역글로불린의 유전자재배열(gene rearrangement)이 이루어지고, 다양한 항원에 반응하는 B세포의 발달과정이 완성된다. 체세포재조합은 B세포 발달과정에서만 일어나고, 성숙 B세포가 된 이후로는 나타나지 않는다.

(1) 면역글로불린 유전자

면역글로불린의 중쇄유전자는 14번 염색체에 위치하며, 경쇄유전자의 카파(κ)사슬은 2번 염색체, 경쇄 람다(λ)사슬은 22번 염색체에 존재한다**(그림 4-6)**. 중쇄 유전자는 가변부위(variable region)와 일정부위(constant region)로 구분 할 수 있는데, 일정부위의 유전자(constant ; C)는 변하지 않는 부위로서 항체의 동형을 결정하는 부위로 존재한다. 가변부위는 가변(Variable ; V) 유전자, 다양성(Diversity ; D) 유전자, 결합(Joining ; J) 유전자의 재조합으로 이루어진다. 각각의 유전자는 여러 개의 종류로 구성되어 있다. 하나의 가변부위 유전자의 구성방법은 여러 개의 V 유전자에서 한 개의 V 유전자, 다양한 D 유전자에서 한 개의 D 유전자, 다양한 J 유전자에서 하나의 J 유전자가 선택되어 완성된다. 이와 같은 과정으로 B세포의 중쇄 가변부위 유전자는 항체의 동형에 관계없이 공통으로 사용될 수 있다. 경쇄 유전자는 변하지 않는 일정부위 유전자와 가변부위 유전자가 있다. 가변부위 유전자는 가변(Variable ; V) 유전자와 결합(Joining ; J) 유전자가 있으며, 중쇄 가변부위의 유전자와

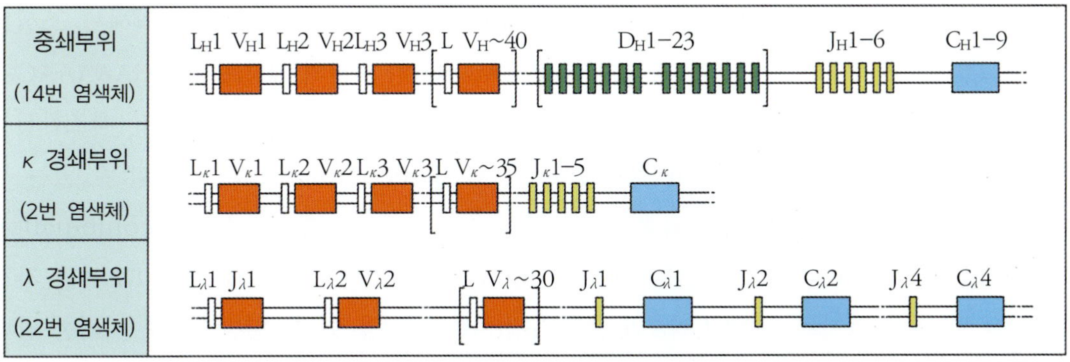

▲ 그림 4-6. 면역글로불린의 중쇄와 경쇄의 배선배열.

▲ 표 4-2. 면역글로불린의 중쇄와 경쇄 부위의 유전자 수

유전자 부위		가변 유전자(V)	다양성 유전자(D)	결합 유전자(J)	일정 유전자(C)
중쇄		38 ~ 46	23	6	9
경쇄	카파사슬	31 ~ 36	0	5	1
	람다사슬	29 ~ 33	0	4 ~ 5	4 ~ 5

같은 유전자재조합을 통하여 이루어진다. 각각의 유전자는 종류가 다른 유전자가 존재하며, 그 숫자도 다르다(표 4-2). 예를 들어, 중쇄유전자의 재조합으로 만들어질 수 있는 최대 유전자의 숫자는 5,520(40×23×6)개이며, 경쇄유전자는 325개[카파사슬은 175개(35×5), 람다사슬은 150개(30×5)]가 된다. 결국, 재조합으로 만들 수 있는 총 항체의 수는 약 2백만 개에 이른다. 유전자재조합이 일정한 규칙이 없이 무작위적으로 일어나기 때문에 만들어질 수 있는 경우의 수이다. 이를 통하여 항체의 다양성이 가능한 것이다.

중쇄와 경쇄 가변부위에 대한 체세포재조합과정은 두 대립유전자에서 일어날 수 있지만, 동시에 일어나지는 않는다. 가변부위 유전자의 재조합이 성공적으로 이루어진 경우에는 다른 대립유전자에서 재조합이 일어나지 않는다. 이를 대립유전자배제(allelic exclusion)라고 한다.

(2) 유전자의 재조합과정

B세포 발달과정에서 V, D, J 유전자는 DNA 재조합과정을 거쳐서 새롭게 재배열된다. 중쇄에서는 V, D, J 유전자의 재조합이 일어나고, 경쇄에서는 V와 J 유전자의 재조합이 일어난다. 중쇄 유전자의 재조합에서는 D와 J가 먼저 재조합이 일어나고, 그 다음에 V와 DJ에서 재조합이 일어난다(그림 4-7). V 유전자의 앞에는 리더순서(leader sequence)가 있다. 재조합과정은 재조합신호염기서열(recombination signal sequence ; RSS)에 의해서 조절된다. 재조합신호염기서열은 7개의 염기순서(CACAGTG)와 9개의 염기순서(ACAAAAACC)가 12개의 염기로 떨어진 것과 23개의 염기로 떨어지는 것 두 가지가 존재한다. 재조합신호염기서열은 재조합에 필요한 V(D)J 재조합 효소[V(D)J recombinase]가 결합할 수 있는 부위이다(그림 4-8). 림프구에서 이용되는 재조합효소는 재조합 활성유전자(recombination activating gene ; RAG)-1과 2(RAG-1과 RAG-2)가 있다. 재조합효소는 DNA를 자르고, 접힌 DNA를 고치고, 잘린 DNA의 끝을 수정하는 역할을 한다. 일반적으로 이러한 단백질이 모여서 재조합 활성유전자 복합체를 형성한 후에 재조합이 일어난다. 유전자 재조합 과

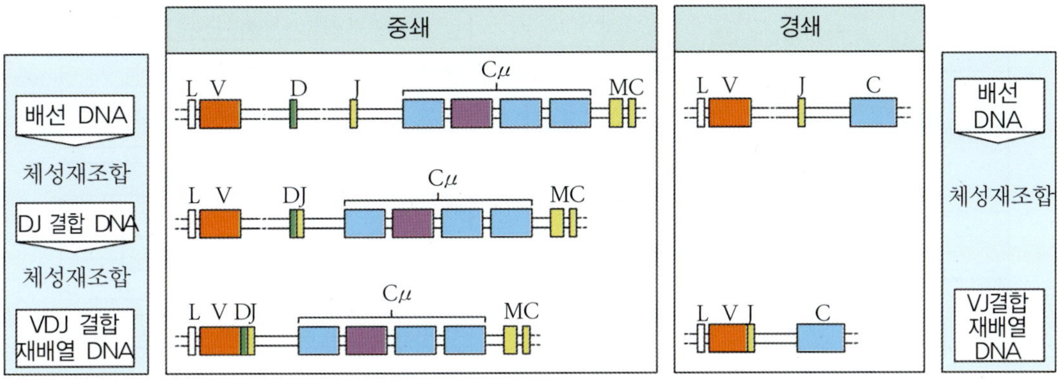

▲ 그림 4-7. 면역글로불린의 중쇄와 경쇄의 가변부위 재조합과정.

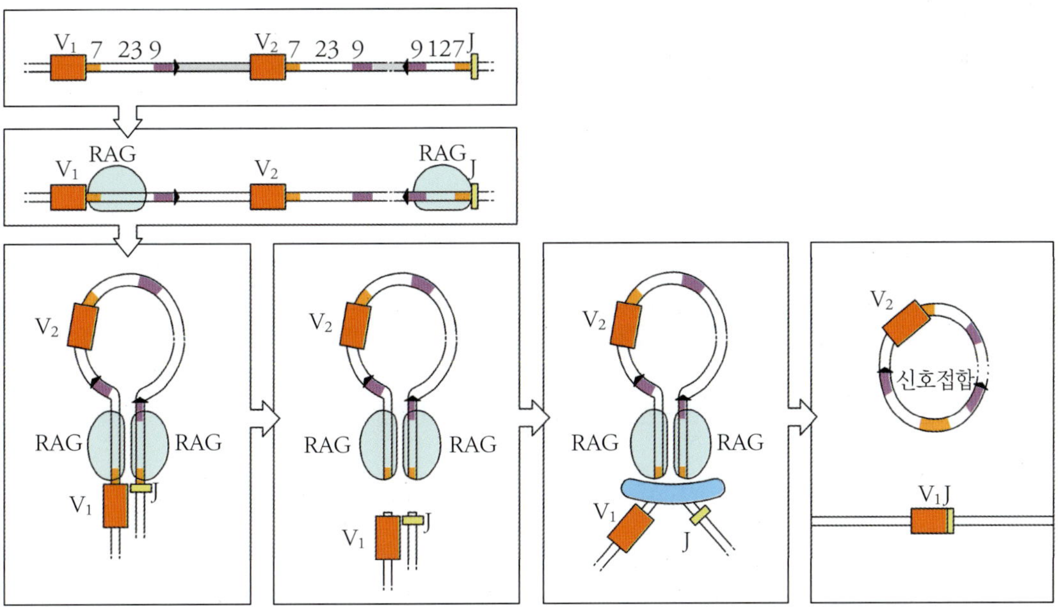

▲ 그림 4-8. V와 J 유전자의 재조합신호염기서열(RSS)에 의한 재조합과정.

정에서는 **그림 4-9**와 같이 P 뉴클레오티드(Palindromic nucleotide)와 N 뉴클레오티드(Nontemplated nucleotide)가 들어가서 접합부다양성(junctional diversity)을 나타낸다. P는 팔린드롬(palindrome)의 첫 글자를 나타내는데, 팔린드롬은 두 가닥의 DNA를 양쪽 방향으로 읽은 염기서열이 같은 경우이다. P 뉴클레오티드는 나중에 첨가되어 나온 두 가닥의 염기서열이 팔린드롬이다. N 뉴클레오티드 삽입 때는 말단디옥시뉴클레오티드전이효소(terminal deoxynucleotidyl transferase ; TdT)가 사용된다. 이것은 면역글로불린의 다

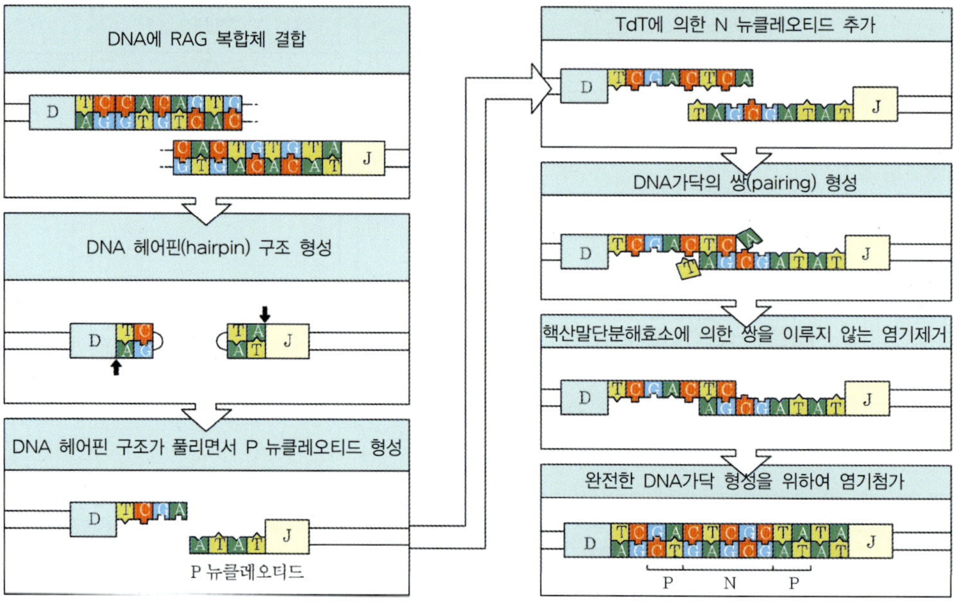

▲ 그림 4-9. 유전자재배열에서의 접합부다양성 형성과정.

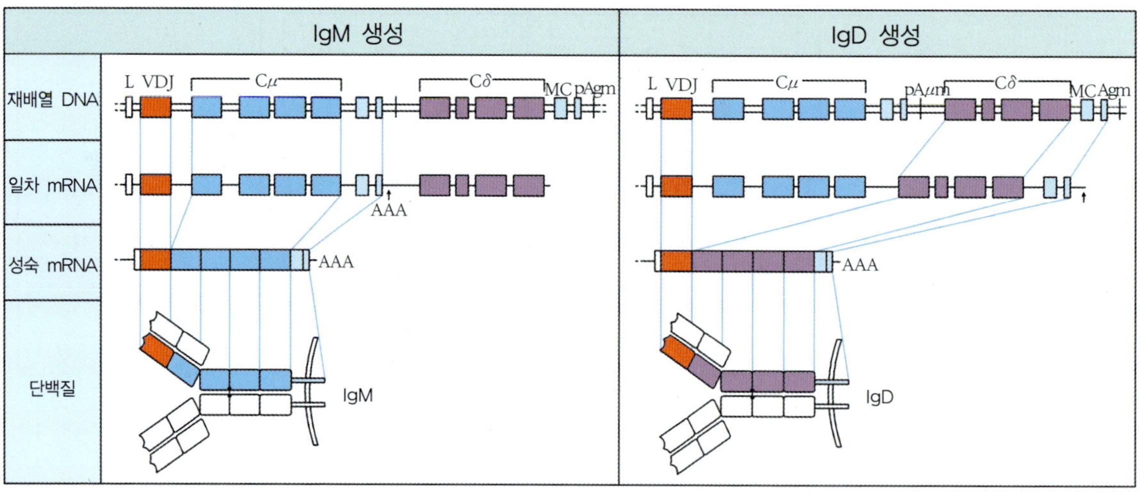

▲ 그림 4-10. RNA짜집기(splicing)에 의한 IgM과 IgD의 생성.
L: 리더순서(leader sequence), MC: 중쇄 막통과 부위 유전자, pA: 폴리아데닐레이션(polyadenylation)

양성을 만드는데 중요한 역할을 하며, 3×10^7의 다양성을 나타낸다.

항원과 만나지 않은 성숙한 B세포는 동형의 면역글로불린 중 IgM과 IgD를 표면 수용체로 가지게 된다. 이러한 과정은 유전자재조합이 아닌 전령RNA(messenger RNA ; mRNA)의

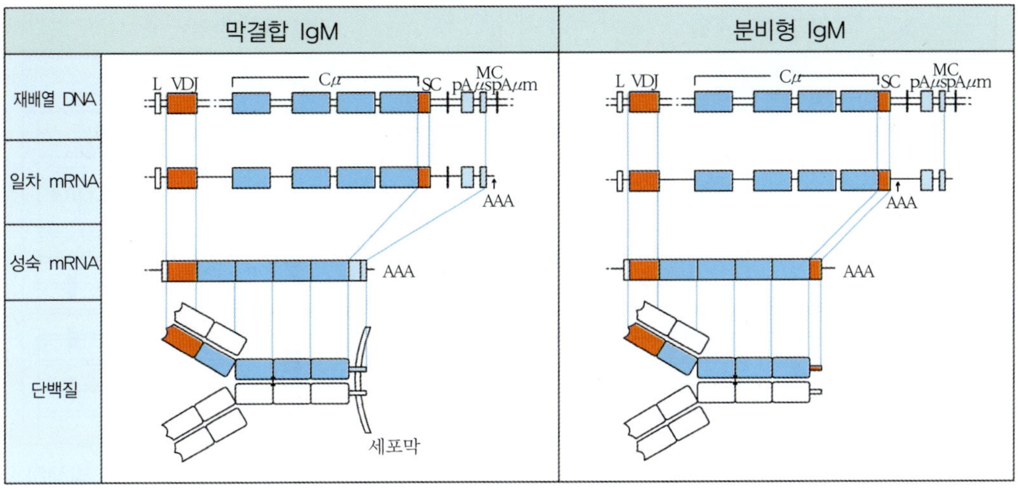

▲ 그림 4-11. 분비형 항체의 생성.
L: 리더순서(leader sequence), MC: 중쇄 막통과 부위 유전자, pA: 폴리아데닐레이션(polyadenylation)

짜집기과정을 통하여 IgM 또는 IgD를 생산하며, 일반적으로 성숙한 B세포는 2개의 면역글로불린(IgM과 IgD)이 같이 존재한다(그림 4-10).

(3) 분비형 항체의 생성

성숙한 B세포는 항원에 의하여 자극을 받게 되면 2차 림프기관에서 증식 및 분화를 시작한다. 최종적으로 형질세포가 되면 혈액으로 면역글로불린, 즉 항체를 분비한다. 분비형 항체의 생산은 면역글로불린 전령RNA에서 막결합 부위 전령RNA을 제거하는 전령리보핵산 짜집기과정(RNA splicing)에 의해서 일어난다(그림 4-11).

(4) 체성과변이(Somatic hypermutation)

항원과 만난 후에 면역글로불린의 구조는 항원의 더 빠른 제거를 위하여 또 다른 다양성을 나타낸다. 이러한 다양성은 B세포의 발달과정에서 일어나는 유전자 재조합과정과는 다르게 무작위적인 과변이를 통하여 이루어진다. 유전자재배열과정에서 만들어지는 다양성은 중쇄와 경쇄의 가변부위에 있는 세 번째 상보적 결정부위(CDR)에 집중되어 있지만, 체성과변이는 중쇄와 경쇄 유전자 가변부위 전체에 한 개의 뉴클레오티드가 높은 확률로 대체되는 점돌연변이(point mutation)에 의해서 이루어진다(그림 4-12). 세포가 분열할 때마다 체성과변이가 일어날 확률은 일반적인 세포분열 시 생기는 돌연변이의 확률에 백만 배나 높은 확률이

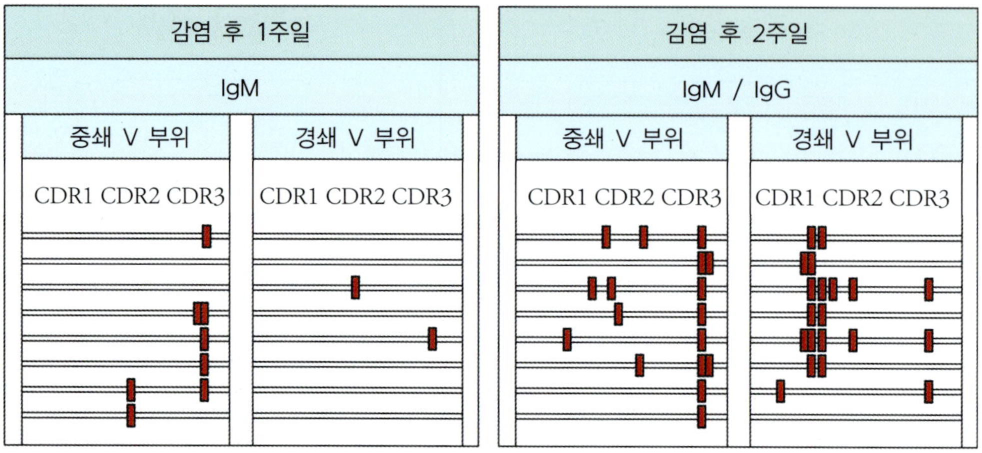

▲ 그림 4-12. 면역글로불린의 체성과변이. 감염 후 시간이 지날수록 상보적 결정부위에 발생하는 돌연변이 부위(빨간색)가 증가한다.

다. 여기에는 DNA의 시티딘(cytidine)을 우라실(uracil)로 바꾸는 효소인 활성유도 시티딘 탈아미노효소(activation-induced cytidine deaminase)가 관여하는 것으로 알려져 있다. 돌연변이된 면역글로불린을 분비하는 세포 중에서 항원과 더 잘 결합하는 세포들은 증식하게 되어서 항체를 분비하게 된다. 하지만, 항원과의 결합력이 떨어지는 세포들은 사멸하게 된다. 생성된 항체는 항원을 더 특이적으로 잘 제거할 수 있다. 면역된 항원에 대해 높은 친화력을 갖는 항체의 생성과정을 친화력성숙(affinity maturation)이라고 한다. 친화력성숙은 항체의 체성과변이에 의해서 이루어진다.

(5) 동형전환(Isotype switching or class switching)

항원접촉 후에 제일 먼저 만들어지는 항체는 IgM이다. 항체로서 IgM이 처음 만들어지는 이유는 이미 세포 표면에 발현되어 있는 IgM이 분비되기 때문이다. IgM은 오량체로 구성되어 있기 때문에 반복적인 항원결정인자를 갖는 병원균 표면에 강력하게 결합한다. 하지만, IgM의 생산은 면역초기 대응으로는 적합할 수 있지만, 효과적인 항원제거기전으로는 부적합하다. 항원감염 후에는 IgM에서 IgG 또는 다른 동형항체들이 분비되도록 면역반응이 변화하는데 이 현상을 동형전환이라고 한다. 중쇄유전자 가변부위의 재조합된 VDJ 유전자는 전사(transcription)되어서 면역글로불린의 전령RNA가 만들어진다. 전령RNA는 짜집기를 거쳐서 중쇄단백질로 유전암호해독(translation)이 되고, 짜집기의 결과에 따라서 IgM 또는 IgD가 만들어진다. 중쇄유전자의 일정부위를 나타내는 C 유전자는 맨 앞에 μ와 δ유전자가 있어서 다른 동형항체에 비하여 IgM과 IgD가 먼저 단백질로 만들어진다. IgM과 IgD는 활성화되지 않은 B세포에서 제일 먼저 나타나고 항체로서 분비되는 것이다. 항원감작(sensitization) 후에는 전령RNA 짜집기에서 μ와 δ유전자가 선택되는 것이 아니라 체성재조합과정과 같이 일정부위의 DNA재조합을 통하여 동형전환이 일어난다. 동형전환의 첫 단계는 활성유도 시티딘 탈아미노효소가 스위치순서(switch sequence)에 있는 시티딘을 우라실로 전환시키는 것이다. 우라실은 우라실 DNA 당화효소(uracil DNA glycosylase)에 의해서 제거되고, 염기가 부족한 상태로 남는다. 핵속핵산분해효소(endonuclease)는 그 부

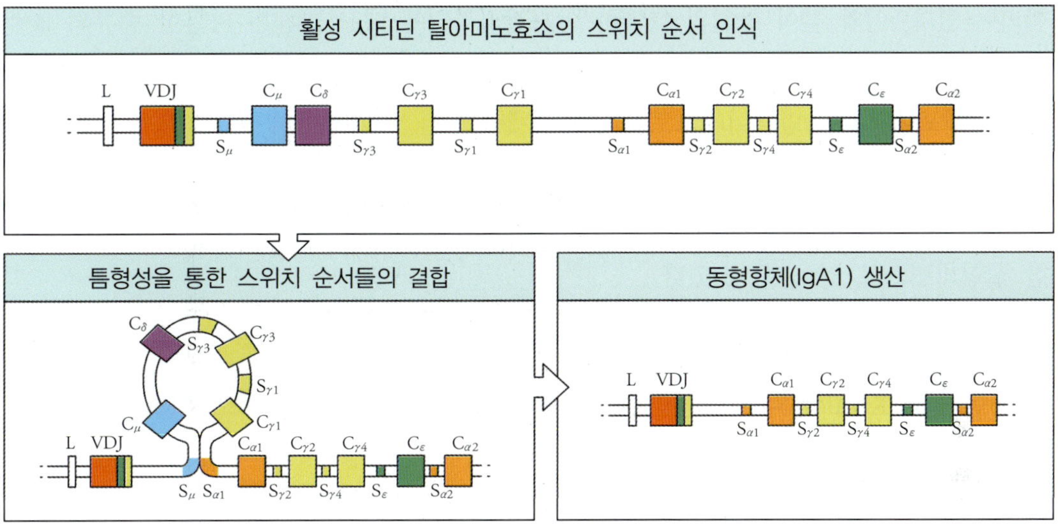

▲그림 4-13. DNA재조합에 의한 동형전환.
S: 스위치 순서(switch sequence)

▲표 4-3. 면역글로불린 유전자 변화의 특성

항원접촉	명 칭	과 정	변화
항원 접촉 전	체성재조합	면역글로불린 가변부위 유전자의 DNA재조합	비가역적
	접합부다양성	체성재조합에서 재배열된 DNA의 연결부위에 뉴클레오티드의 제거 및 첨가	비가역적
	막결합 IgM와 IgD의 공동발현	전령RNA 짜집기에 의한 μ와 δ 유전자의 선택	가역적
항원 접촉 후	분비형 면역글로불린(항체)의 생산	전령RNA 짜집기에 의한 막결합 부위 리보핵산의 제거	가역적
	체성과변이	면역글로불린 가변부위 DNA의 점돌연변이	비가역적
	동형전환	면역글로불린 일정부위 DNA의 재조합	비가역적

위를 잘라서 틈(nick)을 만든다. μ유전자 앞에 있는 스위치 순서는 α, γ, ε 유전자 앞에 있는 스위치 순서 중에 하나와 결합하고, 그 사이에 있는 DNA는 제거된다. 남아있는 첫 번째 유전자가 α이면 IgA가 되고, γ이면 IgG가 된다(**그림 4-13**). **표 4-3**에는 면역글로불린의 유전자 변화를 요약하였다.

5) 단클론항체(monoclonal antibody)와 다클론항체(polyclonal antibody)

한 종류의 항원으로 면역을 시켜서 생산된 항혈청에는 IgM과 IgG와 같은 여러 종류의 항체가 존재할 수 있다. 항체분자는 항원결정인자에 대한 특이성도 제각각 다른 다양한 종류가 포함되어 있다. 이와 같이 항원의 다양한 항원결정부위에 대한 항체는 다양한 종류의 B세포에서부터 만들어지므로, 다클론항체라고 한다. 하나의 항원결정부위에 결합하는 항체는 한 종류의 B세포에서부터 만들어지므로 단클론항체라 한다. 생체반응에서는 침입하는 외부항원에 대해서 다각적인 방어작용을 할 수 있으므로 다클론항체가 목적에 적합하다고 할 수 있다. 일반적으로 다클론항체는 혈청에서 얻을 수 있지만, 단클론항체는 면역학적인 원리를 이용한 실험기법으로 얻을 수가 있다.

(1) 단클론항체 생산

1975년 콜러(Kohler)와 밀스텐인(Milstein)은 면양적혈구(sheep red blood cell)로 면역한 생쥐의 항체생산세포를 제작하기 위해서 생쥐의 비장세포와 골수종세포(myeloma cell)를 생체 외(in vitro)에서 융합시켰다. 융합되어 나타나는 새로운 세포를 하이브리도마(hybridoma)라고 명명하였고, 선택배지에서 배양하였다. 배양된 세포(하이브리도마)로부터 면양적혈구에 대한 항체를 반영구적으로 계속 생산하는 클론을 얻는데 성공하였다. 이와 같이 동일한 항체생성세포가 생산하는 단클론항체는 모든 항체분자가 동일한 항원결정인자에 대한 특이성을 갖고 있다. 단클론항체는 항원을 검출하는 다양한 진단검사에 활용되며, 새로운 항원결정인자의 동정이나 구조 기능의 해석에 이르기까지 큰 위력을 발휘해 왔다. 단클론항체의 생산방법은 진단검사시약으로서 동일한 특이성을 가진 균일한 항체를 얼마든지 공급할 수 있는 장점을 가지고 있다.

그림 4-14에서 보는 바와 같이 간단하지만 기술상의 여러 가지 어려운 점도 있다. 단클론항체를 생산하는 과정을 요약하면 다음과 같다.

① 특정한 항원을 한 번 접종한 후에 1~2주가 지나서 면역증강(boosting effect)을 위하여 한 번 더 접종을 한다.

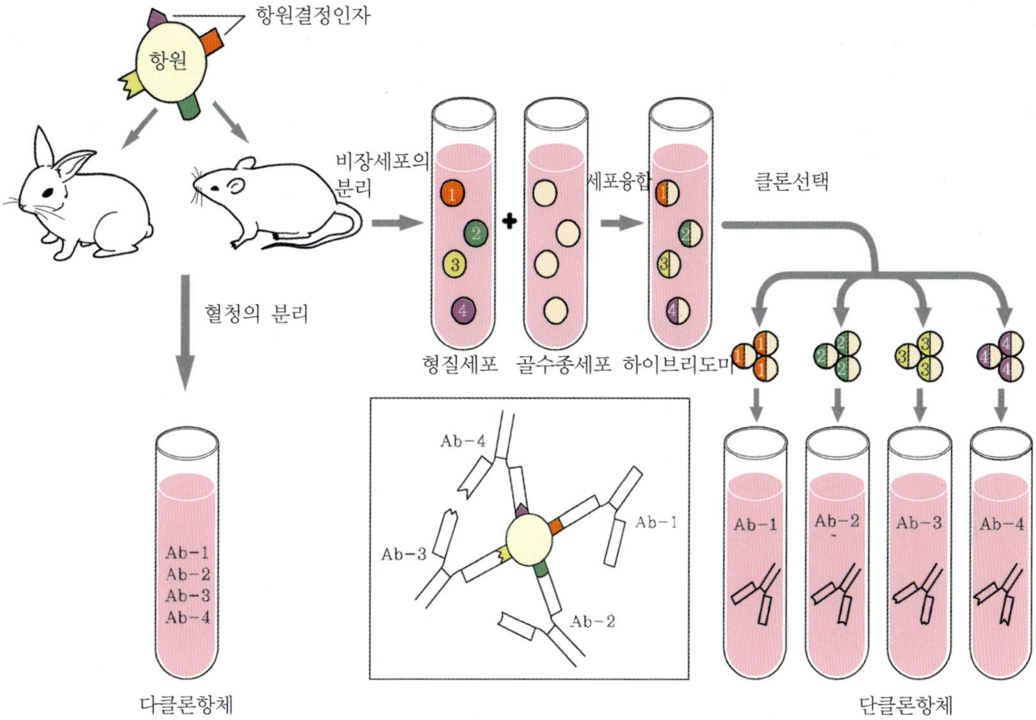

▲그림 4-14. 단클론항체 및 다클론항체의 생성.

② 비장세포를 채취하여 세포 부유액을 만들고 이 세포와 골수종세포를 폴리에틸렌글리콜(polyethylene glycol)을 혼합하여 융합(fusion)시킨다.

③ 융합이 안 된 골수종 세포를 제거하기 위하여 위의 하이브리도마를 포함한 세포 부유액을 HAT(hypoxanthine-aminopterin-thymidine medium) 선택배지에서 배양한다. 이 때, 각 웰(well)에 1~2개의 세포를 넣어서 배양해야 단클론항체를 얻을 수 있다. 비장세포는 다양한 항원 특이성을 가진 세포들이 존재하기 때문이다.

④ 배양 2~3주 동안 하이브리도마를 배양한 후에 상층액을 가지고 항체를 분비하는지 검사한다. 양성 웰내의 세포를 증식시키고, 분비된 상층액을 얻으면 이것이 단클론항체가 된다.

(2) 다클론항체 생산

다클론항체는 항원을 생물체(토끼, 양, 소, 말)에 2~3회 정도 주입하고, 일정기간이 지난 후에 혈액을 채취하여 얻게 된다. 항원에 대한 자극은 2차 림프기관에서 다양한 항원결정인자에 결합할 수 있는 항체생성을 유도한다. 생성된 항체는 분비되어 혈액으로 나온다. 혈액의 다른 단백질들을 제거하여 얻은 항체가 다양한 항원결정인자에 반응하는 다클론항체이다. 다클론항체에서 하나의 항원결정인자에 결합하는 항체를 분리할 수 있다면 단클론항체의 생성도 가능할 것이다.

유세포분석(flow cytometry)

유세포분석이란 유액 상태의 입자나 세포가 일정 감지지역(sensing point)을 통과할 때 각각의 입자나 세포를 신속하게 측정하여 한 세포가 갖는 여러 특징인 세포의 크기, 세포 내부의 조성, 세포의 기능을 동시에 측정한다. 경우에 따라서 특정한 세포들만을 선택하여 분리(sorting)할 수 있는 방법이다(그림 4-15). 유세포분석기는 측정하고자 하는 세포집단의 세포들을 각각 하나씩 측정하여 분석하는 특징을 가지고 있다. 유액상태의 입자나 세포를 감지하기 위해서는, 광원이 필요하다. 세포의 특정단백질을 분석하기 위해서 일정 파장을 띄는 형광색소(fluorochrome)가 표지된 항체가 이용된다. 형광을 감지하는 방법으로는 레이저광원을 통한 형광의 발광작용을 이용한다.

형광색소와 단클론항체의 발전은 하나의 세포가 갖는 단백질의 분석을 통하여 면역상태를 파악하고, 그에 따른 여러 면역질환에 관한 연구를 가능하게 했다. 세포나 DNA의 분석을 통해서 악성종양(malignant tumor)의 성격을 파악한 후 진단이나 치료의 과정을 설정하고,

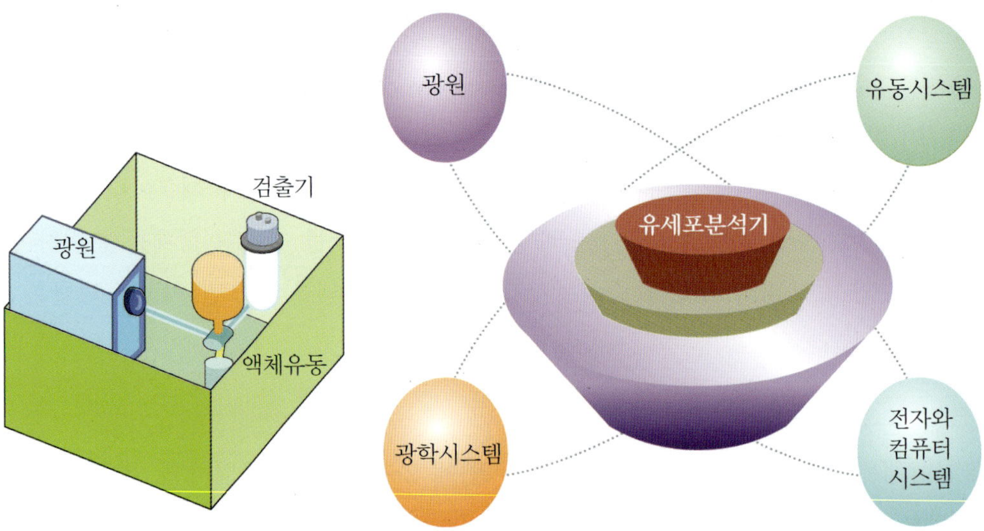

▲그림 4-15. 유세포분석기의 모형도 및 구성.

그 예후를 살펴보는데도 큰 도움을 주고 있다. 그 밖에 림프구 아형분석, 세포주기분석, 염색체 연구, 그물적혈구(reticulocyte) 측정, 세포 내 칼슘 측정 등에도 이용되며, 그 적용범위가 더욱 넓어지고 있는 실정이다.

최근 유세포분석기를 이용하여 쏟아져 나오는 많은 연구결과와 진단검사에서의 의미를 정확하게 평가하기 위해서는 장비가 갖는 기본적인 작동원리를 이해하는 것이 중요하다. 그림 4-16은 유세포 분석기의 원리를 나타낸 것이다.

1) 광원(Laser)은 일반적으로 수은(mercurry)과 크세논(xenon) 램프, 알곤(argon)과 헬륨네온(helium neon) 레이저가 사용된다. 알곤과 같은 불활성기체는 고전압의 전기충격파에 의해서 이온화되고, 이온화된 기체원자 내의 전자가 에너지를 흡수하여 여기상태로 된다. 여기된 전자는 기저상태로 돌아오면서 특이한 단색광을 가진 광자를 방출한다. 이 광원빔은 시료핵심부분(세포가 위치하고 있는 부분)에 초점이 맞추어져 있다.

2) 유동시스템(fluidic system)은 측정하고자 하는 세포를 일정 감지지역까지 정확하게 운반하는 부분이다. 주입된 세포는 유동액(sheath fluid)의 흐름을 통해서 측정위치까지 도달하게 된다. 측정하고자 하는 세포는 수력집중화(hydrodynamic focusing)를 통해서 각각의 세포 하나씩을 측정할 수 있게 이동한다.

3) 광학시스템(optical system)은 레이저빔을 통과한 세포의 크기와 과립, 핵과 같은 세포 내 입자에 의해서 산란정도를 측정한다(그림 4-16). 전방산란(forward scatter)은 1~20도의 각도로 세포의 크기와 비례하여 나타난다. 측방산란(side scatter)은 산란 각도가 20도 이상 되는 빛으로 세포 내 입자(과립, 핵)에 따라서 나타난다. 형

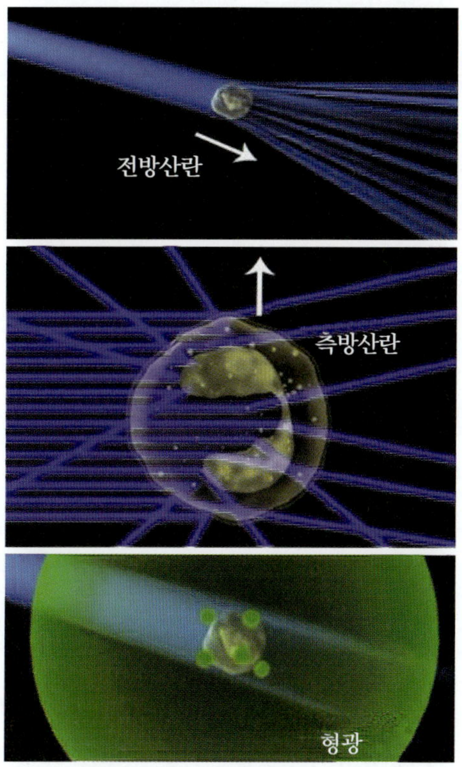

▲ 그림 4-16. 유세포분석기의 원리.

광은 산란 각도가 20도 이상 되는 빛으로 입자에 결합하고 있는 형광색소(fluorochrome)의 발광강도와 관련이 있다.

4) 전자시스템(electronic system)은 광자검출기 표면에 빛이 도착하면 확대기(amplifier)로 공급할 전류를 만들고, 그로 인해 파(pulse)를 발생시킨다. 이 파는 광원검출기에 도착하는 광원의 수와 비례하고 파의 모양은 입자의 크기, 속도, 빔에 의해 비쳐지는 입자의 넓이, 형광염색소의 종류, 입자 내에 존재하는 형광색소에 따라서 결정된다.

5) 컴퓨터시스템(computer system)은 파에 의해 생기는 신호를 컴퓨터가 분석한 후에 통계 처리하여 일차 및 이차 그래프의 산포도(scattergram) 또는 히스토그램(histogram)으로 자료를 만든다. 세포를 분석하기 위해서 일정부위의 세포를 지정(gating)하여 확인할 수 있다.

6) 면역글로불린의 임상적 활용

(1) 감염 및 질환의 치료

혈청 면역글로불린은 여러 종류의 미생물에 대한 항체가 포함되어 있으므로 마진, 풍진, 수두, 파상풍(tetanus), 디프테리아(diphtheria) 등의 치료에 회복기 환자의 혈청이나 면역된 사람의 면역글로불린이 치료에 사용되기도 했다. 신장이식 환자에서 즉시형 거부반응과 같은 이식거부 반응을 나타날 때도 혈청 면역글로불린은 사용되었다. 하지만, 혈청은 혈청에 있는 다른 여러 가지 단백질이 면역반응을 일으킬 수 있기 때문에 최근에는 정제된 면역글로불린을 사용하거나, 분자생물학적인 기술을 이용하여 만든 재조합 면역글로불린, 즉 사람화된(humanized) 다클론항체를 치료에 이용하고 있다. 최근에는 쥐 면역글로불린 관련부분을 완전히 제거하거나, 사람 하이브리도마 세포에서 항체를 생산하게 하는 방법을 통하여 단클론 사람항체(human antibody)를 치료용으로 사용하고 있다. 사람화항체로는 알레르기 천식에 사용하는 IgE에 대한 항체인 오말리주머브가 있고, 사람항체로는 류마티스관절염에 사용하는 항-TNF-α항체인 아달리무머브(adalimumab)가 있다(**표 12-1 참조**).

(2) Rh 혈액형 부적합에 의한 신생아용혈질환의 예방

Rh 양성의 아이를 임신한 Rh 음성의 산모에게 분만 직후(72시간 이내)에 면역된 Rh 항체를 주사하면 다음 임신 때도 신생아용혈질환이 일어나는 것을 방지할 수 있다. 태반 박리 시 태아로부터 모체에 들어간 Rh 양성혈구는 주사한 항 Rh 항체와 결합한다. 이 결합은 Rh 양성혈구의 항원노출을 신속히 막는다. 또한 주사한 항 Rh 항체는 형질세포의 항 Rh 항체(IgG)의 생산을 억제할 수도 있다.

7) 질병과 면역글로불린의 관계

면역글로불린의 변화는 다양한 질환과 관계가 있다. 혈액 내 면역글로불린이 증가하는 질환을 고글로불린혈증(hyperglobulinemia), 저하하거나 결여되는 질환을 저글로불린혈증(hypoglobulinemia) 또는 무글로불린혈증(agammaglobulinemia)이라고 한다.

(1) 고글로불린혈증

감염증(세균, 바이러스, 기생충), 간질환(만성간염, 간경변), 자가면역질환에서는 면역글로불린의 증가가 나타나며, 특히 다클론면역글로불린의 증가가 나타난다. 단클론면역글로불린혈증(monoclonal gammaglobulinemia)은 골수종에서 나타나는데 파라단백(paraprotein)인 M(monoclonal) 단백질(M protein)이 혈액이나 요(urine)에서 검출된다. 하나의 면역글로불린만 증가하는 질환은 동형전환의 이상이나 다른 동형면역글로불린의 결함이 원인이다. 대부분 IgM의 증가를 보인다.

(2) 저글로불린혈증

혈청 중 면역글로불린이 저하되는 경우는 만성림프구백혈병(chronic lymphocytic leukemia), 호지킨림프종과 같은 면역조직의 종양질환에서 볼 수 있다. 면역결핍증후군(immune deficiency syndrome)에서는 모든 면역글로불린이 함께 감소하지만 위스콧알드리치증후군(Wiskott-Aldrich syndrome)에서는 IgM 감소만 나타난다, 네프로제 증후군이나 단백누출성 위장증에서는 IgG와 IgA가 함께 떨어지지만 신생아는 IgA와 IgM이 함께 감소한다. 기타 암, 백혈병, 중증의 영양장애나 항암제, 면역억제제, 방사선치료 등의 영향으로 항체가 줄어드는 경우도 있다.

2. T세포 수용체(T cell receptor)

1) T세포 수용체의 정의

T세포의 표면에 존재하는 단백질로서, 항원제시세포의 주조직적합복합체에 결합하고 있는 항원성 펩티드를 인식하는 분자를 T세포 수용체라고 한다.

2) T세포 수용체의 구조와 종류

T세포 수용체는 면역글로불린의 구조와 유사하다. α와 β사슬의 2개 구조를 가지고 있고 각각 가변부위(variable region)와 일정부위(constant region)가 존재한다(그림 4-17). $\alpha\beta$ T세포 수용체와 전반적으로 비슷한 구조를 보이는 T세포 수용체의 두 번째 종류로는 $\gamma\delta$ T세포 수용체가 있다. γ사슬은 α사슬과 유사하고 δ사슬은 β사슬과 유사하다. T세포는 $\alpha\beta$ T세포 수용체와 $\gamma\delta$ T세포 수용체 중에서 하나만 발현하며 이 발현에 따라서 $\alpha\beta$ T세포 또는 $\gamma\delta$ T세포라고 명명한다. 일반적으로 $\alpha\beta$ T세포는 혈중 성인 T세포의 95% 이상을 차지하며 T세포라 하면 $\alpha\beta$ T세포를 지칭한다. $\gamma\delta$ T세포는 혈중 T세포의 1~5%이지만, 상피조직에 있는 T세포의 대부분을 차지한다. $\gamma\delta$ T세포의 면역학적 기능은 아직까지 명확하게 알지 못한다. $\alpha\beta$ T세포는 10^{15}개의 다른 T세포 수용체를 가진 세포가 존재하며, $\gamma\delta$ T세포는 10^{18}개의 다양한 T세포 수용체를 가진 T세포를 만들 수 있다.

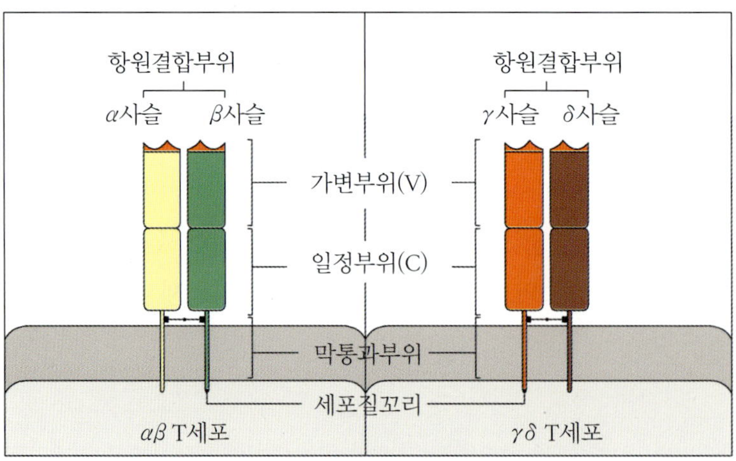

▲ 그림 4-17. T세포 수용체의 구조 및 종류.

3) T세포 수용체의 다양성

T세포 수용체의 다양성은 B세포의 면역글로불린과 유사한 유전자재배열에 의하여 형성된다. T세포의 발달과정에서 일어나지만, 면역글로불린과는 다르게 항원의 자극 후에는 변화하지 않는다(그림 4-18). α사슬 유전자는 면역글로불린 경쇄 유전자의 재배열처럼 V 유전자와 J 유전자의 재배열을 통하여 만들어지고, β사슬은 면역글로불린의 중쇄 유전자의 재배열처럼 V, D, J 유전자의 재배열에 의해서 나타난다. 또한, T세포 수용체 유전자재배열에는 면역글로불린 유전자재배열에 사용되는 유전자 재조합신호염기서열이 이용되며, 사용되는 RAG 복합체와 기타 DNA 관련효소도 동일하다. T세포 수용체의 유전자재배열은 가슴샘에서 T세포가 분화하는 동안에 발생한다. 표 4-4는 T세포 수용체의 다양한 유전자

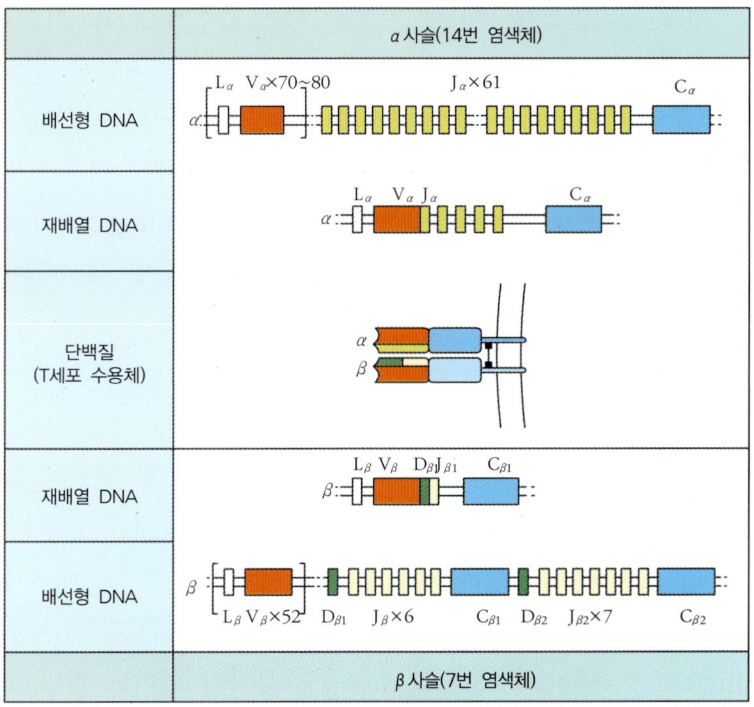

▲ 그림 4-18. T세포 수용체의 유전자재배열.

▲ 표 4-4. T세포 수용체의 α와 β사슬 부위의 유전자 수

유전자 부위	가변 유전자(V)	다양성 유전자(D)	결합 유전자(J)
α사슬	~ 70	0	61
β사슬	52	2	13

수를 나타낸다. 면역글로불린의 중쇄와 경쇄의 가변부위 유전자의 다양성과 비교해보면 비슷한 양상을 나타낸다(표 4-2). 하지만, 전체적인 다양성은 T세포 수용체 유전자(~10^{18})가 면역글로불린 유전자(~5×10^{13})보다 높다. 이러한 이유는 T세포 수용체 유전자의 접합부다양성(~2×10^{11})이 면역글로불린 유전자(~3×10^{7})보다 높기 때문이다.

3. 주조직적합복합체

1) 주조직적합복합체의 정의

조직이식에서 거부반응을 일으키는 면역반응은 서로 다른 개체 간의 유전자 차이에 의해서 일어나는데 이러한 면역반응에 주요한 역할을 하는 유전자가 주조직적합복합체(major histocompatibility complex ; MHC)이다. 사람 염색체에서는 6번에 위치하며, 사람에게 있는 것은 사람백혈구항원(human leukocyte antigen ; HLA)이라고 한다. 이 명칭은 단백질들이 특이항체를 이용하여 동정할 수 있는 백혈구 항원의 형태로 처음에 발견되었기 때문이다. 항원제시세포에 존재하는 주조직적합복합체는 항원처리(antigen processing)과정을 통하여 가수분해된 항원의 펩티드와 결합하여 T세포 수용체에 제시하는 기능(antigen presentation)을 가지고 있다.

2) 주조직적합복합체의 구조와 종류

주조직적합복합체는 제1형 주조직적합복합체(MHC class Ⅰ)와 제2형 주조직적합복합체(MHC class Ⅱ)가 존재하며, 구조는 **그림 4-19**와 같다. MHC class Ⅰ과 MHC class Ⅱ분자는 그 서브유닛(subunit)의 구성이 서로 다르지만, 전반적인 구조는 매우 유사하다. MHC class Ⅰ분자는 비공유결합으로 부착되어 있는 각 한 개씩의 α사슬과 β_2저분자글로불린(β_2-microglobulin)으로 이루어진다. MHC class Ⅰ 분자의 아미노 말단 α_1 및 α_2 영역(domain)이 항원펩티드를 부착하는 틈(cleft) 또는 고랑(groove)을 형성한다. 이 부분은 8~10개의 아미노산으로 구성된 펩티드를 수용할 수 있을 만한 크기이다. α_1 및 α_2 영역은 각 개체의 다형성 잔기(residue)들이 위치하는 곳으로서 주조직적합복합체의 펩티드 결합능력에 변화를 준다. 다른 다형성 잔기들은 이 부분에 변이를 일으키며, 따라서 T세포의 인식과정에 영향을 미친다. α_3 영역은 일정하며, T세포 공동수용체(coreceptor)인 CD8이 부착하는 부위를 포함한다. MHC class Ⅱ 분자는 α 및 β로 불리는 두 개의 사슬로 이루어진다.

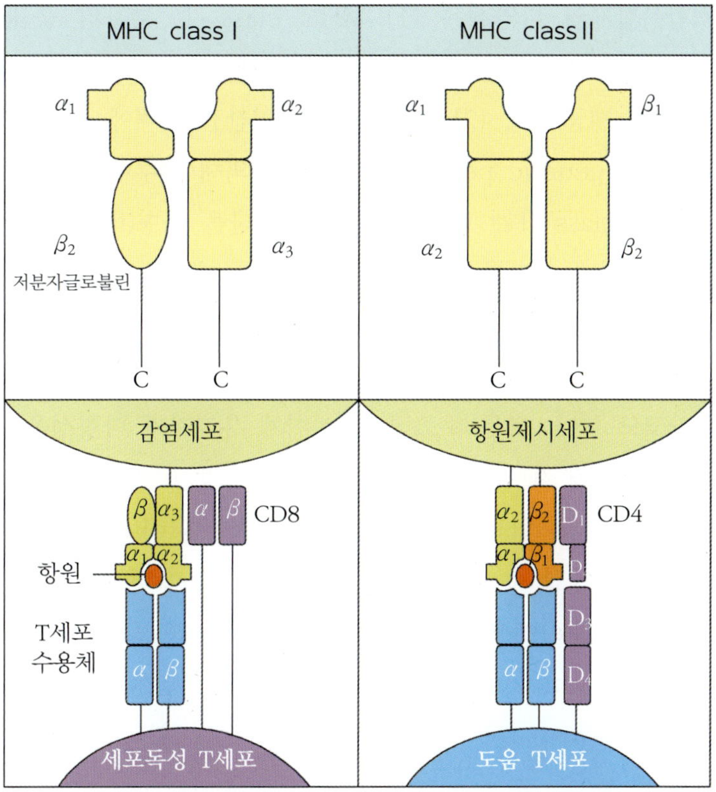

▲ 그림 4-19. 주조직적합복합체의 구조와 T세포 수용체와의 결합.

α_1 및 β_1 영역으로 불리는 각 사슬의 아미노 말단부위는 다형성 잔기를 포함하고 있으며, 13~25개의 아미노산 잔기로 이루어진 펩티드를 수용할 수 있는 틈을 형성한다. 다형성이 없는 β_2 영역은 T세포의 공동수용체 CD4와 결합한다(그림 4-19).

주조직적합복합체의 펩티드 결합부위는 다양한 아미노산순서(amino acid sequence)의 펩티드를 인식할 수 있다. 이러한 주조직적합복합체의 구조적 특징은 면역글로불린과 T세포 수용체와는 다르게 항원에 대한 모호한 결합 특이성(promiscuous binding specificity)을 나타낸다. 즉, 면역글로불린과 T세포 수용체는 하나의 항원결정인자를 인식하지만, 주조직적합복합체는 다른 항원결정인자도 인식할 수 있다.

3) 주조직적합복합체의 다양성

면역글로불린이나 T세포 수용체와는 대조적으로 MHC class Ⅰ이나 MHC class Ⅱ 분자는 재배열이나 체성과변이와 같은 구조적 변화가 없는 일반적으로 안정된 유전자에 의해 발현된다. 주조직적합복합체의 다양성은 (1) MHC class Ⅰ 분자의 중쇄(α사슬)와 MHC class Ⅱ분자의 α사슬과 β사슬을 암호화하는 다중의 비슷한 유전자로 구성된 유전자계(gene family)에 의해 제공되고, (2) 한 유전자가 인간집단 내에서 다중의 다양한 형태로 존재하는 유전적 다형성(genetic polymorphism)에 의해 이루어진다.

MHC class Ⅰ 또는 class Ⅱ계 내의 다른 분자 산물을 동형(isotype)이라고 한다. 각각의 유전자가 다른 형태의 유전자를 가지고 있는데 이를 대립유전자(allele)라고 부르며, 그 유전자들이 암호화하는 단백질을 동종형(allotype)이라고 부른다. MHC class Ⅰ과 Ⅱ 유전자 중에 다양한 대립유전자에 의한 높은 다양성을 가지고 있는 것을 고도 다형성(highly polymorphic)이라고도 한다. 모든 주조직적합복합체 유전자가 다형성을 지니고 있는 것은 아니다. 유전자 중 다형성을 지니지 않는 MHC class Ⅰ과 Ⅱ 유전자는 단일형(monomorphiic)이라고 하고, 일부의 대립유전자를 지닌 것은 소수형(oligomorphic)이라고 한다(표 4-5). 유전적 다형성이 발생할 수 있는 것은 부모로부터 각기 다른 형태의 대립유전자를 받은 이형접합체(heterozygote)에 의해서 생기는 것이다. 물론, 각 개인이 동일한 형태의 유전자를 받는 동형접합체(homozygote)에 의해서 다형성이 발생하지 않을 수도 있다.

사람은 MHC class Ⅰ 동형 6개(HLA-A, HLA-B, HLA-C, HLA-E, HLA-F, HLA-G)와 5개의 MHC class Ⅱ 동형(HLA-DM, HLA-DO, HLA-DP, HLA-DQ, HLA-DR)을 가지고 있다. MHC class Ⅰ의 동형 중에서 HLA A, HLA-B, HLA-C는 높은 다형성이 있으며, 세포독성 T세포(T cytotoxic cell)인 CD8+ T세포에 항원을 제시한다. MHC class Ⅱ 중 다형성이 높은 HLA-DP, HLA-DQ, HLA-DR은 도움 T세포(T helper cell)인 CD4+ T세포에게 항원을 제시한다.

다양한 종류의 주조직적합복합체에서 나타나는 주요 차이점은 대부분 펩티드 결합부위에 영향을 주는 부분이다. 펩티드 결합부위의 변화는 근본적으로 유전자의 변화에 의한 것이다. 변화한 주조직적합복합체는 많은 시간동안 질병, 기후와 같은 환경에 의해서 면역학적으로 유용성이 있는 것만 선택되어져서, 현재에 표 4-5와 같은 주조직적합복합체가 존재하는 것이다. 일반적으로 다양한 항원과 결합할 수 있는, 즉 다형성이 많은 주조직적합복합체를 가진 개체가 생존하는데 유리하다. 예를 들어서, 후천면역결핍증후군 환자의 MHC가 고도의 다형성을 가지면 그렇지 않은 환자보다 질병의 발생이 늦어지는 것으로 알려져 있다. 주조직적합복합체의 자연선택(natural selection)되는 과정에는 변화된 주조직적합복합체가 지속적으로 유지되는 균형선택(balancing selection)과 외부의 변화에 의해 균형이 깨어져서 주

▲표 4-5. 주조직적합복합체의 다형성

MHC class Ⅰ		MHC class Ⅱ	
동형	동종형의 수	동형	동종형의 수
A	1939	DMA	4
B	2577	DMB	7
C	1595	DOA	3
E	6	DOB	5
F	4	DPA1	17
G	16	DPB1	286
		DQA1	32
		DQB1	399
		DRA	2
		DRB1	1158
		DRB3	46
		DRB4	8
		DRB5	17

조직적합복합체의 빈번도가 변화하는 방향선택(directional selection)이 있다.

4) 항원제시과정

항원제시세포는 주조직적합복합체를 이용하여 항원을 T세포에 제시한다. 활성화된 CD4+ T세포는 면역활성화를 위한 사이토카인을 분비하며, CD8+ T세포는 항원을 제시한 감염된 세포를 용해시키는 것이다. 기능이 다른 T세포의 활성화에는 종류가 다른 주조직적합복합체(MHC class I 또는 MHC class II)가 사용된다. 항원단편과 MHC class I의 복합체 형성은 항원단편과 MHC class II 복합체의 형성과는 다르게 일어난다(그림 4-20). 이러한 기전은 세포 내 항원과 세포 외 항원에 대한 적절한 면역반응 대처방식과 연관이 깊다. 세포 내 감염되는 바이러스 항원은 MHC class Ⅰ에 의해 제시되고, 세포의 감염을 나타내기 때문에 세포독성 T세포의 활성을 통하여 항원제시세포, 즉 감염세포는 제거된다. MHC class Ⅱ는 외부의 항원, 즉 미생물과 같은 항원을 포식하여 제시하기 때문에 감염이 된 것이 아니라 감염을 알리려고 하는 것이 목적이다. MHC class Ⅱ는 외부 항원을 제거할 수 있도록 도움 T세포에 작용하는 것이다. MHC class Ⅰ과 MHC class Ⅱ가 존재하는 세포의 종류도 의미가 있다. 세포 내 감염은 모든 세포에서 나타날 수 있기 때문에 거의 모든 세포에 MHC

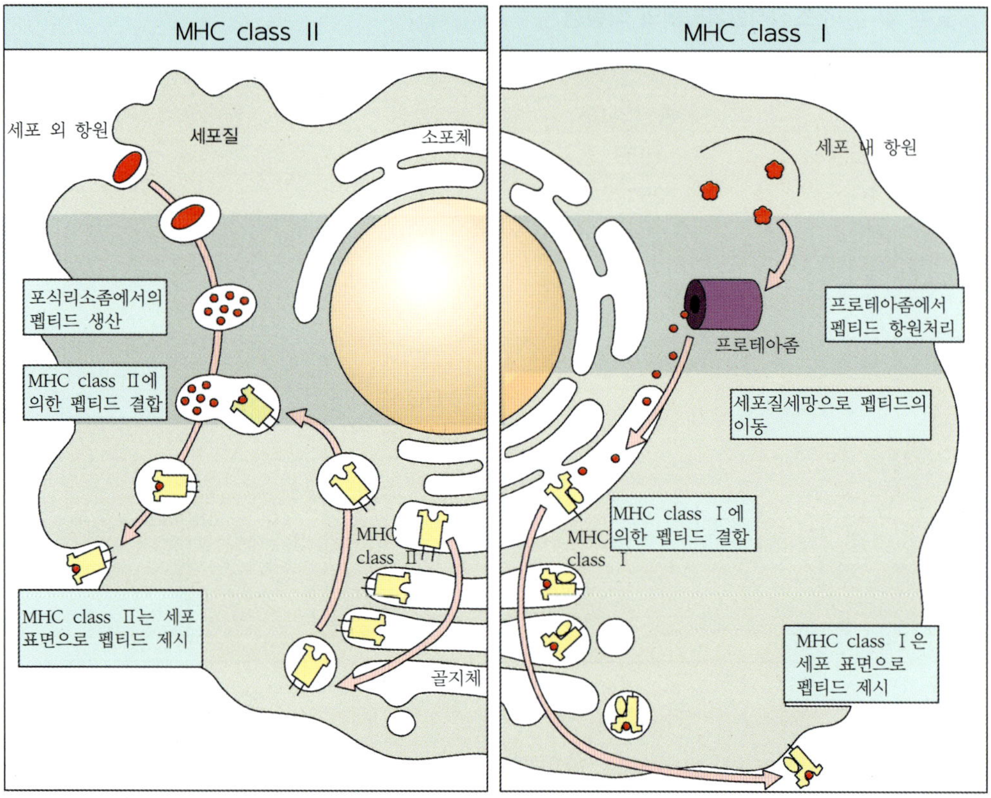

▲ 그림 4-20. MHC class I과 II에 의한 항원제시과정.

▲ 표 4-6. 주조직적합복합체가 발현되는 세포

특 징		MHC class I	MHC class II
결합항원		세포 내 항원	세포 외 항원
발현세포	강	T세포, B세포, 큰포식세포, 수지상세포, 호중구	B세포, 큰포식세포, 수지상세포, 가슴샘의 상피세포
	약	가슴샘의 상피세포, 간세포, 신장세포	T세포
	없음	적혈구	적혈구, 호중구, 간세포, 신장세포

class I이 존재하고, 핵이 없는 적혈구는 바이러스 감염 또는 증식이 일어나지 않기 때문에 MHC class I이 없다. MHC class II는 면역활성에 도움이 필요한 경우에 해당하기 때문에 면역세포에 한정되어 존재한다. MHC class II에 의한 항원제시과정은 수상돌기세포, 큰포식세포, B세포와 같은 항원제시세포에서 강하게 일어나고, 이러한 세포를 전문항원제시세포(professional antigen-presenting cell)라고 한다. 면역세포 이외에도 MHC class II는

가슴샘의 상피세포에서, 약하게 발현되는데, 가슴샘의 상피세포에 있는 MHC class II는 T 세포의 발달과정에 중요한 역할을 한다(**표 4-6**).

(1) MHC class I에 의한 항원제시과정

항원처리

바이러스는 세포 내에 침입하면 바이러스 단백질을 합성하기 위해 세포의 리보솜(ribosome)을 이용한다. 리보솜에서 만들어진 바이러스 단백질들은 바이러스 입자로 조립하기 전 세포질 내에 존재한다. 감염된 세포에서 바이러스 단백질은 프로테아좀(proteasome)이라고 불리우는 다양한 효소 복합체의 표적이 된다. 프로테아좀은 유비퀴틴(ubiquitin)의 연속적인 결합 및 반응을 통해서 바이러스 단백질과 공유결합을 형성하고, 분해시킨다. 프로테아좀에 의해 생긴 항원펩티드는 세포질세망(endoplasmic reticulum)에 위치한 항원처리전달체(transporter-associated with antigen processing ; TAP) 1형 및 2형(TAP-1, TAP-2)과 결합된 형태로 세포질세망 안으로 들어온다(**그림 4-21**).

항원과 MHC class I의 결합 및 세포표면 제시

MHC class I의 α_1, α_2, α_3 영역은 완전한 MHC class I이 형성되기 이전에 칼넥신(calnexin)에 의해서 안정한 구조를 이루게 된다. 베타2-저분자글로불린(β_2-microglo-

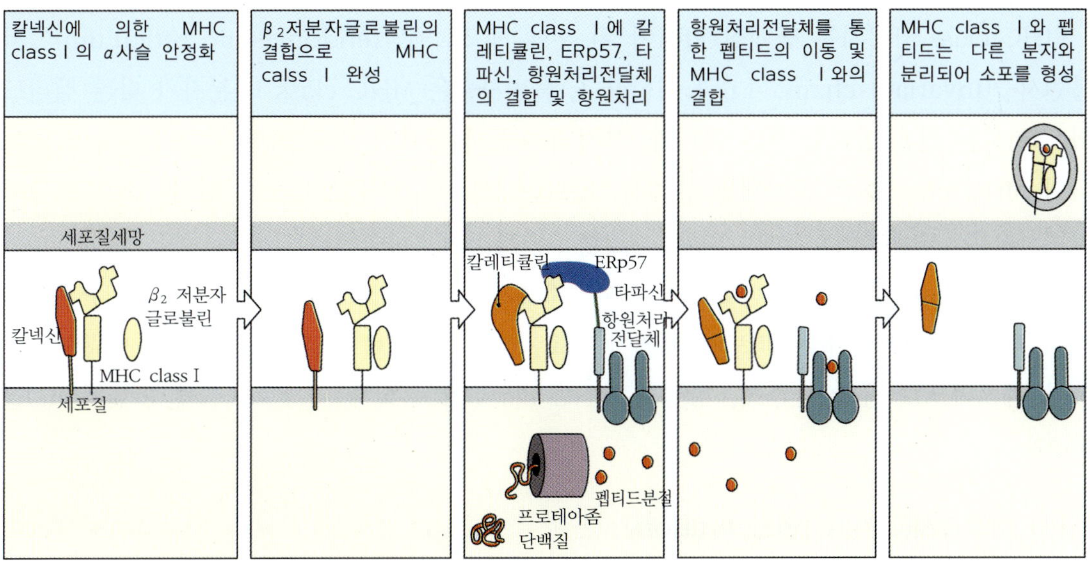

▲ 그림 4-21. MHC class I과 항원의 결합과정.

bulin)이 α사슬과 결합해서 MHC class I을 형성한 후에 칼넥신은 떨어진다. MHC class I은 칼레티큘린(calreticulin), ERp57, 타파신(tapasin), 항원처리전달체와 결합한다. 항원처리전달체에 의해 세포질세망으로 전달된 항원 펩티드는 MHC class I 단백질과 결합하고 소포를 형성한 후 골지복합체를 통하여 이동한다. 항원 펩티드의 길이가 길어서 MHC class I과의 결합이 느슨한 경우 세포질세망 아미노펩티드분해효소(endoplasmic reticulum aminopeptidase; ERAP)에 의해서 일부 펩티드가 제거된다. 이 과정을 펩티드편집(peptide editing)이라고 한다. 항원 펩티드-MHC class I 복합체는 분비성 소포에서 원형질막으로 이동하여, 원형질막과 소포의 융합이 일어난다. 융합을 통하여 항원 펩티드-MHC class I 복합체는 세포 표면으로 제시되고, 세포독성 T세포는 항원을 인식할 수 있다.

(2) MHC class II에 의한 항원제시과정

항원처리

세포 외에 존재하는 세균, 바이러스와 같은 세포 외 단백질은 포식작용(phagocytosis)을 하는 세포에 의해서 세포 내로 들어온다. 섭취작용에 의하여 세포 내 이입된 소포(endocytic vesicle)는 포식의 경우는 포식소체(phagosome)라고 불리워진다. 포식소체는 세포질에 있는 리소좀에 융합하여 포식리소좀(phagolysosome)을 형성한 후에 단백분해효소에 의하여 항원을 분해한다.

항원과 MHC class II의 결합 및 세포표면 제시

MHC class II분자는 단백질 합성이 된 후에 세포질세망(endoplasmic reticulum)에서 불변사슬(invariant chain, I i)과 결합한다. 불변사슬은 MHC class II 분자가 다른 펩티드와 결합하는 것을 방지할 뿐만 아니라, 분자의 이동에 중요한 역할을 한다. 포식작용이 일어나면 MHC class II는 골지체를 통해서 소포(vesicle)의 형태로 나오게 된다. 소포 안에서 불변사슬은 단백분해효소에 의해 제2형 연관 불변사슬펩티드(class II-associated invariant chain peptide ; CLIP)가 된다. 소포가 포식소체와 결합하면서 HLA-DM에 의해서 제2형 연관불변사슬펩티드는 제거가 되고, 항원과 MHC class II가 결합하게 된다. 소포가 세포막으로 융합된 후에, 항원과 MHC class II 복합체는 세포표면에 발현된다(그림 4-22).

(3) 상호제시(Cross presentation)

간세포(hepatocyte)는 간염바이러스에 의해서 감염되지만, MHC class I이 약하게 발현

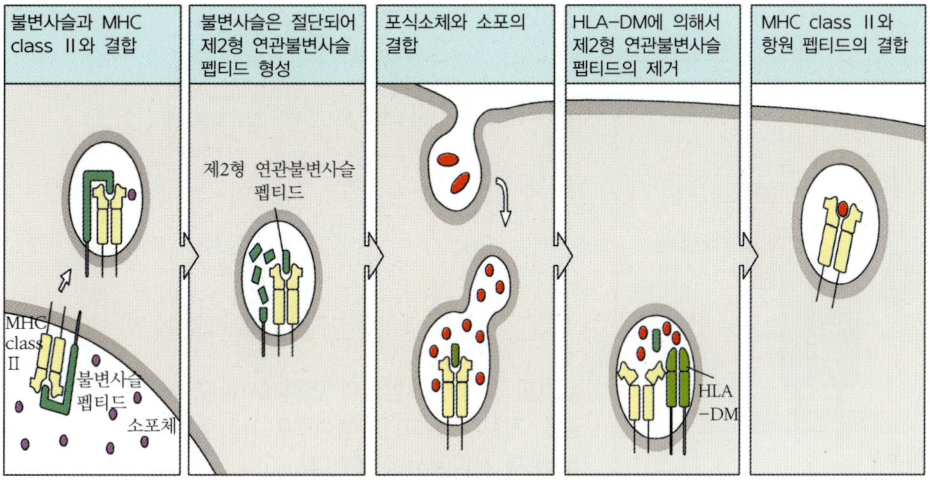

▲그림 4-22. MHC class II와 항원의 결합과정.

된다. 감염된 간세포는 세포독성 T세포를 활성화시킬 수 있는 MHC class I에 의한 항원제시를 충분히 하지 못한다. 체내에서는 감염세포(간세포)가 아니라 전문항원제시세포의 MHC class I에 의한 항원을 제시한다. 이로 인하여 세포독성 T세포가 강하게 활성화되고, 감염세포를 제거할 수 있다. 관련기전으로는 전문항원제시세포가 감염된 일반세포의 항원을 포식한 후에 MHC class I를 통하여 세포독성 T세포의 활성화를 시키는 것이다. 외부의 항원을 포식하지만, MHC class II가 아닌 MHC class I에 의한 항원제시과정이 일어난다. MHC class I과 MHC class II의 경로가 상호작용한다는 의미에서 이러한 항원제시과정을 상호제시라고 한다.

(4) 초항원(Superantigen)

초항원은 많은 수의 T세포를 강력하게 자극할 수 있는 감염원에 의하여 생산된 단백질이다. 초항원은 세균의 독소로서 알려진 포도알균창자독소(Staphylococal enterotoxin)와 독성쇼크증후군독소-1(toxic shock syndrome toxin-1)이 잘 알려져 있는데, T세포 수용체의 베타사슬에 있는 가변영역에 결합할 수 있다. T세포의 활성은 항원처리 후 주조직적합복합체에 의해 항원제시세포가 제시하는 것이 필요하다. 그러나, 초항원은 항원제시세포에 의하여 처리되지 않고 정상적인 형태로 작용해서 오히려 T세포의 과도한 분화 및 활성화를 유도한다. T세포 자극의 범위는 T세포가 특정 초항원에 결합할 수 있는 베타사슬의 가변영역을 가지고 있을 확률에 의하여 결정된다. 각각의 초항원은 하나 혹은 몇 개의 서로 다른

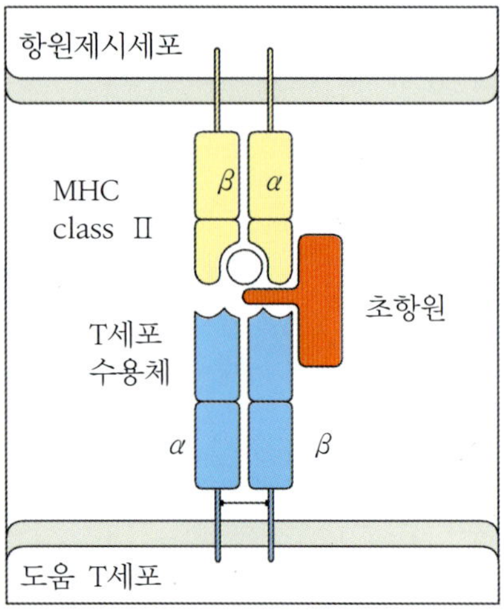

▲그림 4-23. 초항원의 면역제시과정. 세균 초항원은 항원처리과정을 거치지 않고, 직접적으로 αβ T세포 수용체와 MHC class II 분자 사이에서 작용한다.

베타사슬의 가변영역에 결합할 수 있으며, 사람의 경우에는 20~50개 정도이므로 하나의 초항원이 많은 수의 T세포를 활성화시킨다. 초항원은 한번에 많은 T세포를 활성화시켜서 결국은 많은 양의 사이토카인(IL-1, IL-2, TNF-α)이 방출되기 때문에 전신적인 쇼크를 일으킬 수 있다(그림 4-23).

5) 주조직적합복합체 제한(MHC restriction)

하나의 T세포가 외부단백질 항원을 인식하기 위해서는 항원뿐만 아니라 항원제시세포의 주조직적합복합체를 인식해야 한다. T세포 수용체는 특정 주조직적합복합체 분자에 결합된 특정 펩티드 복합체에 특이적으로 결합한다. 이러한 조건은 항원 특이 T세포 반응이 주조직적합복합체 유형에 의해서 제한되기 때문에 주조직적합복합체 제한이라고 한다. 하나의 주조직적합복합체 동종형에 의해 제시되는 하나의 펩티드에 반응하는 T세포가 있다고 가정하면, 이 T세포는 같은 주조직적합복합체 동종형에 결합하는 다른 펩티드와 반응하지 않고, 또한 다른 주조직적합복합체 동종형과 결합한 같은 펩티드에도 반응하지 않는다(그림 4-24).

6) 주조직적합복합체에 의한 T세포의 동종반응(alloreaction)

T세포 발달과정에서 자신의 MHC class Ⅰ 또는 MHC class Ⅱ 분자와 결합하는 T세포 수용체는 가슴샘에서 선택된다(5장 참조). 선택된 T세포는 항원제시세포에서 제시해 주는 자신의 MHC class Ⅰ 또는 MHC class Ⅱ 분자와 반응한다. 정상적인 반응기전은 T세포

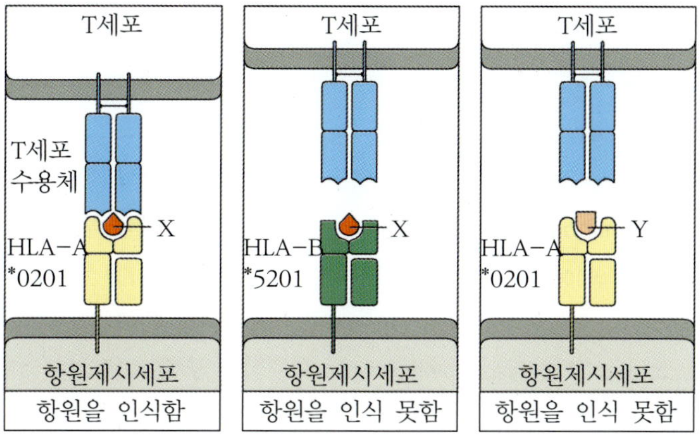

▲그림 4-24. 주조직적합복합체 제한. CD8+ T세포의 T세포 수용체는 MHC class Ⅰ 분자 HLA-A*0201과 펩티드 X의 복합체를 인식한다(왼쪽 그림). 다른 MHC class Ⅰ분자인 HLA-B*5201에 결합한 X는 인지하지 않으며(가운데 그림), 다른 펩티드 Y를 제시하는 HLA-A*0201 복합체를 인식하지 않는다(오른쪽 그림).

수용체가 주조직적합복합체의 동형에만 작용하고 다른 주조직적합복합체 동형에는 해당되지 않는다. 이러한 측면에서 자신의 주조직적합복합체 동형을 자가(autologous)라고 하고 모든 다른 주조직적합복합체의 동형을 동종이형(allogeneic)이라고 한다. 각 개체의 순환 혈액 내에는 다른 개체의 세포에 존재하는 동종이형의 MHC class Ⅰ과 Ⅱ 분자의 펩티드 복합체와 반응할 수 있는 T세포가 존재한다. 이 특성을 가진 T세포를 동종반응 T세포(alloreactive T cell)라고 하며, 외부의 세포를 체내에서 제거하는 기능을 한다. 동종반응 T세포의 빈도는 순환혈액 T세포의 1~10%이다. 주조직적합복합체 동종이형인 정상인의 조직을 환자에게 이식한다면 환자의 면역체계에 의해서 거부된다. 동종반응 T세포가 이식편에서 발현되는 동종이형의 사람백혈구항원 분자에 의해 활성화되어 동종반응(alloreaction)이 일어난다. 이 반응은 이식조직을 공격하는 강력한 T세포반응을 유도하기 때문에 이식거부의 확률을 줄이기 위한 방법으로 사람백혈구항원 대립유전자 조합이 유사하거나 동등한 공여자가 선택된다. 사람백혈구항원 유전자의 일치 여부를 검사하는 것을 사람백혈구항원 검사(HLA typing)라고 한다. 제 13장 '이식면역'에서 자세하게 설명하였다.

핵심 용어

- **가변부위(variable region)** : 항원과 결합하는 면역글로불린의 부분.
- **다양성(diversity)** : 다양한 항원과 결합할 수 있는 능력.
- **다클론항체(polyclonal antibody)** : 특정 항원에 있는 다양한 항원결정부위에 결합하는 항체.
- **단클론항체(monoclonal antibody)** : 특정 항원에 있는 하나의 항원결정부위에 결합하는 항체.
- **대립유전자배제(allelic exclusion)** : 중쇄와 경쇄의 가변부위에서 일어나는 체세포 재조합은 하나의 대립 유전자에서만 먼저 나타남.
- **동형전환(Isotype switching 또는 class switching)** : 항원접촉 후에 처음에는 IgM이 나타나고, 이 후 다른 동형항체가 나타나는 과정.
- **면역글로불린 동종형(allotype)** : 개체사이의 중쇄와 경쇄 일정부위의 차이에 의한 면역글로불린의 유형.
- **면역글로불린 동형(isotype)** : 5가지의 중쇄 일정부위를 이용하여 분류된 면역글로불린의 유형. IgG, IgA, IgM, IgD, IgE가 있다.
- **면역글로불린 이형(idiotype)** : 중쇄와 경쇄의 가변부위가 다른 유형, 즉 다른 항원과 결합하는 면역글로불린의 유형.
- **면역글로불린 초가계(immunoglobulin superfamily)** : 면역글로불린 유사영역(immunoglobulin-like domain)이 있고, 면역반응의 역할을 하는 단백질의 집합적 명칭.
- **면역글로불린(immunoglobuliln)** : B세포와 분화된 형질세포에서 생산되며, 항원과 결합하는 당단백질.
- **배선배열(germline configuration)** : 배선(germline)에서 존재하는 면역글로불린의 유전자 상태.
- **사람백혈구항원(human leukocyte antigen ; HLA)** : 사람세포 표면에 존재하는 주조직적합복합체.
- **상호제시(cross presentation)** : 세포 외 항원을 MHC class I에 의해서 세포독성 T세포에 제시하는 과정.
- **유세포분석(flow cytometry)** : 다양한 세포집단에서 각각의 세포의 단백질을 항체를 이용하여 분석하는 방법.
- **유전자재배열(gene rearrangement)** : 유전자 내에서 핵산의 일부가 재배치되는 것.
- **유전자조각(gene segment)** : 면역글로불린의 유전자를 이루고 있는 각각의 부분.
- **유전적 다형성(genetic polymorphism)** : 개체집단에서 한 유전자가 다양한 대립유전자와 함께 존재하는 것.
- **일정부위(constant region)** : 모든 면역글로불린이 구조적으로 일정하게 나타나는 부분.
- **접합부다양성(junctional diversity)** : 면역글로불린의 유전자재조합에서 P와 N 뉴클레오티드가 유전자 사이에 들어가서 생기는 다양성.
- **주조직적합복합체 제한(MHC restriction)** : T세포의 T세포 수용체는 특정한 주조직적합복합체에 결합하는 항원을 인식.
- **주조직적합복합체(major histocompatibility complex ; MHC)** : 항원제시세포에 존재하며, 항원과 결합

하여 T세포에게 항원제시를 하는 분자.

- **체성과변이(somatic hypermutation)** : 항원의 더 빠른 제거를 위하여 일어나는 무작위적인 면역글로불린 유전자의 과변이과정.
- **체세포재조합(somatic recombination)** : 체세포의 유전자 사이에서 핵산의 교차로 유전정보가 교환되는 과정.
- **초가변부위(hypervariable region ; HVR)** : 가변부위에서 구조적으로 크게 다양한 부분으로 항원과 상보적으로 결합함으로서 상보적 결정부위라고도 명명함.
- **초항원(superantigen)** : 항원제시세포에 의해서 항원처리가 일어나지 않으며, T세포를 강력하게 자극할 수 있는 항원.
- **친화력성숙(affinity maturation)** : 항원의 침입 이후에 항원과 높은 친화력을 갖는 항체가 만들어지는 과정.
- **항원제시(antigen presentation)** : 항원제시세포의 주조직적합복합체가 항원 펩티드와 결합한 후에 항원정보를 T세포에게 알리는 과정.
- **항원처리(antigen processing)** : 항원제시세포가 항원의 펩티드와 주조직적합복합체를 결합시키기 위해서 항원을 가수분해하는 과정
- **항원항체결합력(avidity)** : 다양한 결합부위를 가진 항원과 항체 사이에서 일어나는 결합의 강도.
- **항체(antibody)** : 형질세포에서 분비되며, 항원과 결합하는 분비된 면역글로불린.
- **T세포 수용체(T cell receptor)** : T세포 표면에 존재하는 항원결합 수용체로서 항원제시세포의 주조직적합복합체와 결합하여 항원제시를 받는 분자.

핵심문제

문제 1 **체액면역을 담당하는 혈청 단백질은?**

① 렉틴
② 주조직적합복합체
③ 항체
④ B세포 수용체
⑤ T세포 수용체

문제 2 **항체의 기능으로 옳은 것을 모두 고르시오.**

① 면역기억
② 보체경로를 통한 미생물 제거
③ 선천면역
④ 옵소닌화
⑤ 중화작용

문제 3 **항체의 구조적 특징에 관한 설명이다. 옳은 것은?**

① 경첩부위(hinge region)는 가변부위를 연결한다.
② J사슬(J chain)은 IgG와 IgA에 존재한다.
③ 체내에 존재하는 항체는 대부분 단클론항체이다.
④ 이황화결합은 항원의 결합에서 중요한 역할을 한다.
⑤ 항원과 결합하는 부위는 가변부위(variable region)이다.

문제 4 **항체의 동형(isotype)에 대한 설명이다. 옳은 것은?**

① 분자량이 가장 큰 항체는 IgG이다.
② 점막면역에서 중요한 항체는 IgM이다.
③ IgA는 혈중에서 가장 높은 농도로 존재한다.
④ IgD는 태반을 지나갈 수 있는 중요한 모체항체이다.
⑤ 비만세포에 작용하여 알러지를 일으키는 항체는 IgE이다.

문제 5 **항체 유전자의 변화에서 가역적인(reversible) 반응은?**

① 동형전환(isotype switching)
② 접합부다양성(junctional diversity)
③ 체성과변이(somatic hypermutation)
④ 체성재조합(somatic recombination)
⑤ 항체의 막 또는 분비형태(membrane or secreted form)의 형성

문제 6 **보체를 가장 효율적으로 활성화시키는 항체는?**

① IgA ② IgE
③ IgG2 ④ IgG4
⑤ IgM

문제 7 **파페인(papain)은 면역글로불린을 몇 조각으로 분해하는가?**

① 1 ② 2
③ 3 ④ 4
⑤ 5

문제 8 **경쇄의 두 종류인 카파와 람다의 비율은?**

① 1 : 1 ② 2 : 1
③ 3 : 1 ④ 4 : 1
⑤ 5 : 1

문제 9 **항체의 이형(idiotype)은 다른 항체의 종류와 어느 부분에서 차이가 있는가?**

① 중쇄의 일정부위와 가변부위
② 경쇄의 일정부위와 가변부위
③ 중쇄와 경쇄의 일정부위
④ 중쇄와 경쇄의 가변부위
⑤ 중쇄와 경쇄의 일정부위와 가변부위

문제 10 **초가변부위(hypervariable region)와 관련이 있는 다양성(diversity)의 기전은?**

① 동형전환 ② 접합부다양성
③ 체성과변이 ④ 체성재조합
⑤ 항체의 막 또는 분비형태 형성

문제 11 **태반을 가장 효율적으로 통과하는 IgG의 아형(subclass)은?**

① IgG1 ② IgG2
③ IgG3 ④ IgG4
⑤ IgG5

문제 12 단클론항체 생성기술에서 비장세포(splenocyte)와 융합하는 종양세포는?

① 골수종세포 ② 림프종세포
③ 위암세포 ④ 췌장암세포
⑤ 폐암세포

문제 13 유세포분석기의 구성성분으로 옳지 않은 것은?

① 광원 ② 광학시스템
③ 시뮬레이션시스템 ④ 전자시스템
⑤ 컴퓨터시스템

문제 14 T세포 수용체의 다양성(diversity)에 대한 설명이다. 옳은 것은?

① 체성과변이가 일어난다.
② 항원의 인식 및 제거작용을 한다.
③ 옵소닌화와 중화작용을 한다.
④ 주조직적합복합체가 제시하는 항원 펩티드를 인식한다.
⑤ 항원과의 결합력을 증가시키기 위하여 유전적 변화가 있다.

문제 15 T세포 수용체는 특정한 항원과 특정한 주조직적합복합체를 인식한다. 적합한 용어는?

① 세포용해(cytolysis)
② 주조직적합복합체 제한(MHC restriction)
③ 초항원(superantigen)
④ 포식작용(phagocytosis)
⑤ 항원제시(antigen presentation)

문제 16 제1형 주조직적합복합체(MHC class I)로 옳지 않은 것은?

① HLA A ② HLA B
③ HLA C ④ HLA D
⑤ HLA E

문제 17 주조직적합복합체 관련있는 것을 모두 고르시오.

① 보체활성화 ② 유전자 다형성
③ 조직이식반응 ④ 친화력성숙
⑤ 항원제시

문제 18 제1형 주조직적합복합체(MHC class I)의 항원제시과정에 포함되지 않는 분자는?

① 베타2-저분자글로불린(β2-microglobulin)
② 불변사슬(invariant chain, Ii)
③ 칼레티큘린(calreticulin)
④ 타파신(tapasin)
⑤ 항원처리전달체(transporter-associated with antigen processing ; TAP)

문제 19 제1형 주조직적합복합체가 발현되지 않는 세포는?

① B세포
② T세포
③ 적혈구
④ 수지상세포
⑤ 큰포식세포

문제 20 사람백혈구항원(주조직적합복합체)이 다른 조직을 환자에게 이식한 경우, T세포에 의한 이식거부반응이 일어나는데 반응의 명칭은?

① 동종반응
② 세포용해
③ 주조직적합복합체 제한
④ 포식작용
⑤ 항원제시

문제 21 감염이 지속된다면 면역반응에서 발현이 높아질 수 있는 효소는? 실력

① DNA말단분해효소(DNA exonuclease)
② DNA연결효소(DNA ligase)
③ 말단디옥시뉴클레오티드전이효소(terminal deoxynucleotidyl transferase)
④ 시티딘 탈아미노효소(cytidine deaminase)
⑤ 재조합 활성유전자(recombination activating gene ; RAG) 효소

해설 | 감염이 지속된다면 감염원을 더 효과적으로 제거하기 위한 체성과변이 과정이 일어난다. 이 과정에서 필요한 효소는 시티딘 탈아미노효소이다.

문제 22 양 항-사람 IgM 경쇄 특이(sheep anti-human IgM light chain) 항체에 대한 설명이다. 옳은 것은? 실력

① 감마사슬과 결합하는 단클론항체이다.
② 카파사슬과 결합하는 단클론항체이다.
③ 감마사슬과 결합하는 다클론항체이다.
④ 카파사슬과 결합하는 다클론항체이다.
⑤ 감마사슬과 카파사슬에 결합하는 다클론항체이다.

해설 | 단클론항체의 생산은 쥐(mouse)를 이용하며, 토끼, 말, 양은 다클론항체를 만들 때 사용한다.

문제 23 혈액세포와 CD4에 결합하는 항체를 반응시켜서 유세포분석기로 측정한 결과이다. CD4+ 세포가 나타난 부위만 지정(gating)해서 나타낸 히스토그램이다. 측정된 세포로 옳은 것은? (실력)

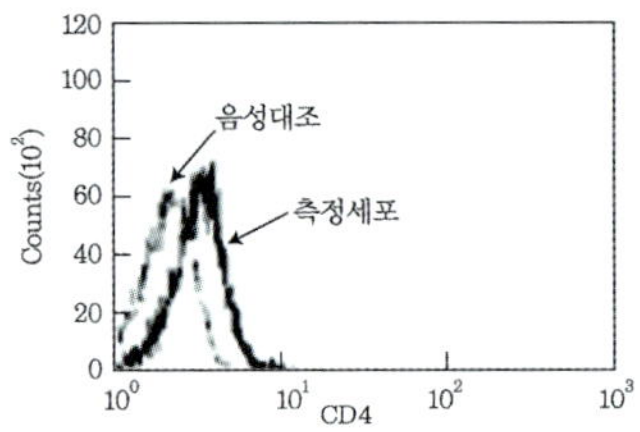

① B세포(B cell) ② T세포(T cell)
③ 자연살해세포(natural killer cell) ④ 호중구(neutrophil)
⑤ 호산구(eosinophil)

해설 | X축은 세포에 결합한 CD4의 형광크기이고, 표기는 측정한 단백질(예를 들어, CD4) 또는 FL-1으로 표기한다. Y축은 측정한 세포의 전체 숫자이다. CD4는 도움 T세포에서 나타나는 CD표지자이다.

문제 24 유세포분석한 결과를 산포도로 나타낸 것이다. 결과해석으로 가장 옳은 것은? (실력)

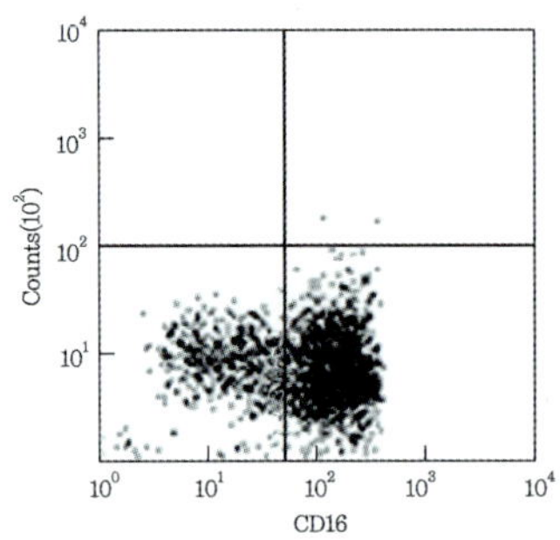

① 측정된 세포의 수가 많다.
② 양성인 세포는 자연살해세포이다.
③ 양성과 음성 세포의 구분이 명확하다.
④ 하나의 점은 100개의 세포를 의미한다.
⑤ CD16의 형광세기는 절대적인 수치이다.

해설 | 일반적으로 세포의 수는 10,000개 이상 측정하며, 적을수록 값에 대한 신뢰도가 떨어진다. 형광세기는 음성대조군을 기준으로 유세포분석기에서 정하며 상대적인 수치이다. 세포마다 발현하는 단백질의 양은 다를 수 있기 때문에 형광세기가 넓게 나타날 수 있으며, 양성과 음성의 기준을 명확하게 구분하기는 어렵다. CD16을 발현하는 세포는 자연살해세포이다. 7장의 '항체매개세포독성' 부분 참조.

문제 25 **아래의 그림에 대한 설명으로 옳은 것을 모두 고르시오.** (실력)

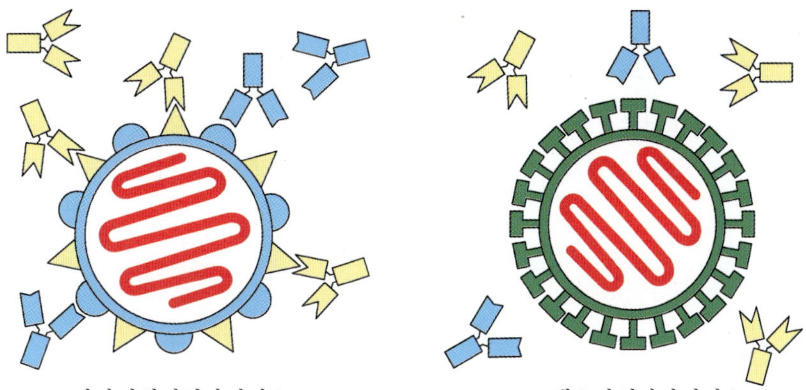

① 노란색 항체와 파란색 항체는 다른 항원과 다른 항원결정인자(epitope)에 결합한다.
② 노란색 항체와 파란색 항체는 각각은 단클론 항체이고, 같이 있으면 다클론항체라고 명명할 수 있다.
③ 노란색 항체와 파란색 항체는 사람면역결핍바이러스에 결합하고 엡스타인바바이러스에는 결합하지 않는다. 이러한 항체의 특징을 '다양성'이라고 한다.
④ 노란색 항체의 종류가 IgG와 IgA가 있다면 이를 동형(isotype)이라고 한다.
⑤ 노란색 항체과 파란색 항체가 똑같은 IgG라면 동종형(allotype)이라고 할 수 있다.

정답 1. ③ 2. ①, ②, ④, ⑤ 3. ⑤ 4. ⑤ 5. ⑤ 6. ⑤ 7. ③ 8. ② 9. ④ 10. ③ 11. ① 12.① 13. ③ 14. ④ 15. ② 16. ④ 17. ②, ③, ⑤ 18. ② 19. ③ 20. ① 21. ④ 22. ④ 23. ② 24. ② 25. ②, ④

함께 생각하고, 토론해봅시다.

토론 1 감염제거를 위해서는 다양한 항원과 결합할 수 있는 분자의 다양성이 필요합니다. 면역글로불린, T세포 수용체, 주조직적합복합체의 다양성은 모든 항원과 결합할 수 있을까요?

point▸ 각 분자의 다양성에 대한 기본 원리를 이해하고, 현재 또는 잠재적(발견되지 않은) 항원의 수치를 계산하여 비교합니다. 항원결합분자 〉 항원의 숫자, 항원결합분자 〈 항원의 숫자를 통해서 각 분자가 체내의 면역반응에서 작용할 수 있는 내용을 추론합니다. 참고로 지구에는 1,000만~1억 종의 생물이 있을 것으로 추정됩니다. 지금까지 밝혀낸 지구상의 생물은 약 150만 종이고, 해마다 약 1만 종이 새롭게 밝혀지고 있습니다.

토론 2 항체의 체성과변이 과정이 없다면, 선천면역과 후천면역 이외에 제3의 면역반응이 필요하지는 않을까요?

point▸ 체성과변이는 감염이 지속될 때, 항원제거의 효율을 높이기 위하여 일어나는 과정입니다.

토론 3 미래의 어느 날, 새로운 항원들의 출현으로 인하여 기존에 가지고 있던 항원인식분자의 다양성으로는 항원의 제거가 어려워졌다. 일부 개체에서는 유전자의 변형(돌연변이)이 생기면서 환경에 저항할 수 있는 개체가 출현했다. 이 개체는 어떠한 면역학적인 기전을 가지고 있을까요?

point▸ 다양한 항원인식분자를 인식할 수 있는 기전을 이해하고, 새로운 항원의 출현에 의해 다양성을 높일 수 있는 기전을 생각합니다.

05 B세포와 T세포의 발달과정 (Development of B cells and T cells)

학습목표 **B세포와 T세포의 발달과정을 이해한다.**

1. 면역글로불린의 유전자재배열에 따른 B세포의 발달단계를 이해한다.
2. 성숙한 B세포의 면역자극에 따른 활성화 단계를 이해한다.
3. 기억 B세포의 생성과정을 이해한다.
4. 자가항원을 인식하는 B세포의 조절작용을 이해한다.
5. B-1과 B-2세포가 발현하는 항체의 다른 점과 면역반응의 차이를 이해한다.
6. 가슴샘에서 진행되는 T세포의 발달단계를 이해한다.
7. T세포의 양성선택과 음성선택의 방법 및 역할을 이해한다.
8. 효과 T세포와 기억 T세포의 특징을 이해한다.

1. B세포의 발달과정

B세포가 성숙하고 면역반응을 나타내는 시기까지 크게 세 가지 단계로 분류할 수 있다. 1단계는 1차 림프조직인 골수에서의 생성 및 성숙과정, 2단계는 골수를 떠난 성숙한 미경험 B세포(naive B cell)가 혈액 내로 들어가고, 2차 림프조직으로 이동하는 B세포의 감염탐색과정, 3단계는 2차 림프조직에서 항원과 만나서 증식하고 형질세포(plasma cell)로 분화하는 B세포의 감염제거과정이다.

1) B세포의 분화

골수에서 B세포의 발달단계는 B세포 수용체인 면역글로불린 유전자의 재배열과 발현의 차이에 의하여 구분된다(그림 5-1). B세포는 골수에 있는 조혈모세포로부터 유래한다. 가장 초기의 인지 가능한 B세포 계열은 전구 B세포(pro-B cell)로 불린다. 전구세포들 중에서 중쇄유전자의 재배열이 일어나는데, 중쇄 D유전자와 J유전자의 재배열이 먼저 일어난다. 이 세포를 초기 전구 B세포(early pro-B cell)라고 한다. 후기 전구 B세포(late pro-B cell)

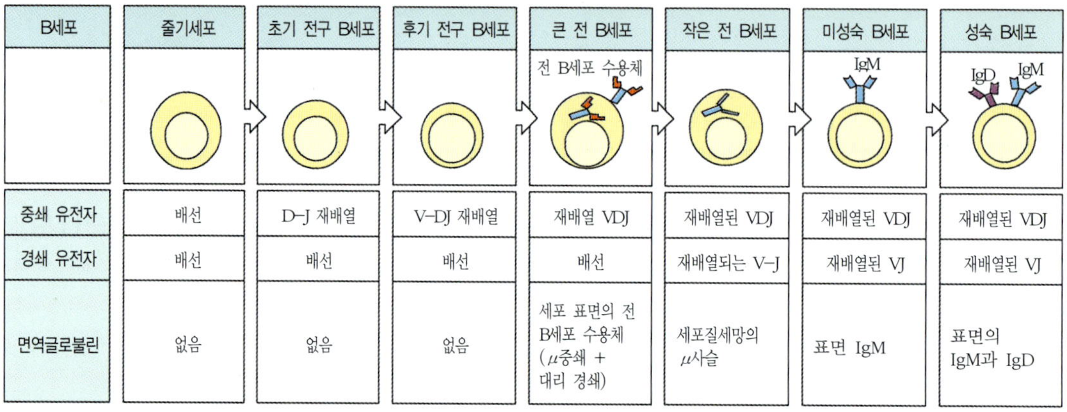

▲ 그림 5–1. B세포의 발달단계.

에서는 중쇄유전자의 V유전자와 DJ유전자의 재배열이 일어난다. 큰 전 B세포(large pre–B cell)는 중쇄에서 μ사슬이 먼저 만들어지고, 이것이 λ5와 VpreB라는 단백질로 구성된 대리경쇄(surrogate light chain)와 결합하여 전 B세포 수용체(pre–B cell receptor)를 발현한다. 경쇄유전자의 재배열이 일어나지 않았기 때문에 대리경쇄를 만드는 것이며, 전 B세포 수용체는 중쇄유전자의 재배열 이상 유무를 점검하기 위함이다. 전 B세포 수용체의 주요 기능으로는 중쇄유전자 재배열의 정지, 대리경쇄의 발현정지, 세포자멸사의 억제와 증식유도가 있다. 또한 큰 전 B세포는 B세포 수용체의 신호전달과정에 중요한 작용을 하는 Igα와 Igβ도 발현한다. 큰 전 B세포는 성숙해지면서 작아지는 작은 전 B세포(small pre–B cell)를 형성하는데, 이 세포는 경쇄유전자의 V유전자와 J유전자의 재배열이 일어난다. 재배열이 완성된 중쇄와 경쇄유전자는 결합하여 B세포 수용체로서 세포막에 발현되는데, 이러한 세포를 미성숙 B세포(immature B cell)라고 한다. 미성숙 세포에서 처음 나타나는 B세포 수용체는 IgM이다. 이 후에 성숙이 더 진행되면, 성숙 B세포(mature B cell)가 된다. 혈액과 2차 림프기관에서 나타나는 성숙 B세포는 IgM과 IgD를 함께 발현한다.

2) 유전자재배열의 특징

유전자의 N 및 P 뉴클레오티드의 삽입을 포함하는 유전자재배열은 무작위적으로 일어나기 때문에 단백질로 발현될 수 없는 유전자배열을 나타낼 수가 있다. 이러한 경우를 비생산적 재배열(unproductive rearrangement)이라고 하며, 비생산적 재배열이 일어난 세포는 세포자멸사(apoptosis)를 통하여 제거된다.

우리 몸은 비생산적 재배열에 의한 과도한 세포자멸사를 막기 위하여 여러 단계를 통하여

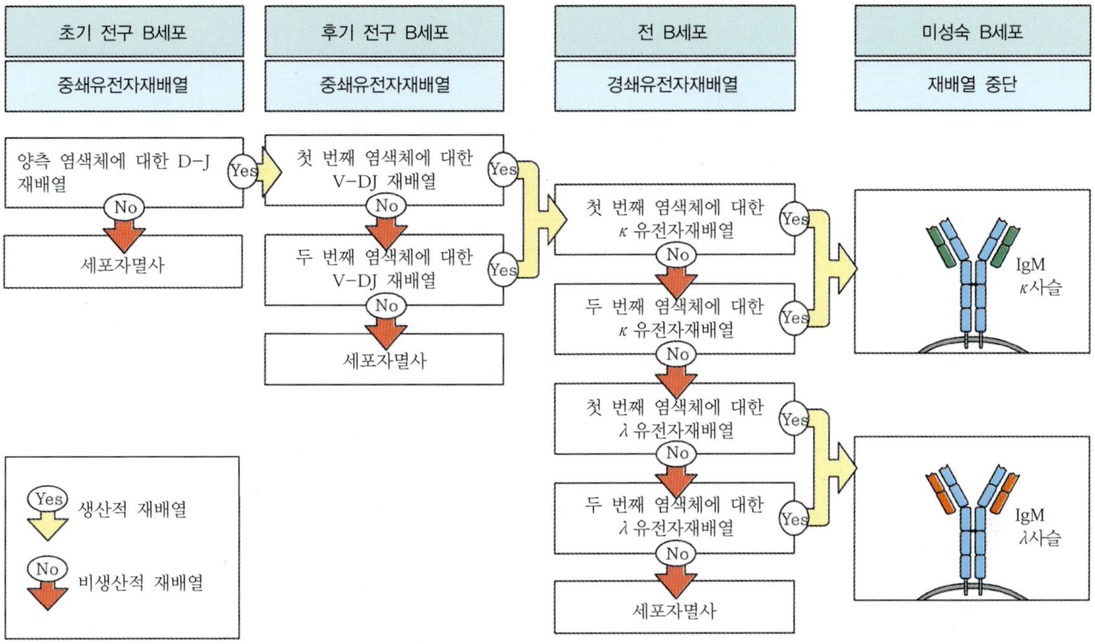

▲ 그림 5-2. B세포의 유전자재배열 순서.

올바른 유전자재배열을 완성시킨다(**그림 5-2**). 면역글로불린을 정상적으로 발현할 수 있는 유전자재배열을 생산적 재배열(productive rearrangement)이라고 한다. 모든 B세포는 면역글로불린 관련 유전자들을 각 염색체에 1개씩 가지고 있다. 초기 전구 B세포에서 일어나는 중쇄유전자의 D와 J유전자재배열은 양쪽 염색체에서 동시에 일어난다. 하지만, 후기 전구 B세포에서 일어나는 V와 DJ유전자의 재배열은 하나의 염색체에서 먼저 일어나고, 실패할 경우에만 다른 상동염색체에서 유전자재배열이 진행된다. 양쪽 염색체에서 일어난 유전자재배열이 실패할 경우에는 세포자멸사를 통하여 세포는 사멸한다. 생산적 재배열이 일어난 후기 전구 B세포는 전 B세포로 분화한다. 전 B세포에서는 경쇄유전자의 재배열이 일어나는데, 카파(κ)와 람다(λ) 경쇄 유전자 중 카파유전자에서 먼저 일어나고, 하나의 염색체에서 유전자재배열이 일어난다. 실패하였을 경우에는 다른 상동염색체의 카파유전자에서 재배열이 일어난다. 카파유전자의 생산적 재배열이 일어난다면 미성숙 B세포로 분화하고, 그렇지 않은 경우에는 람다유전자에서 유전자재배열이 일어난다. 초기 전구 B세포에서 일어나는 유전자재배열이외에 다른 유전자재배열은 모두 하나의 염색체에서 먼저 일어나고, 다른 상동 염색체에서 다시 재배열이 일어난다. 또한 경쇄유전자은 두 종류가 존재해서 카파유전자의 재배열이 실패하더라도 람다유전자에서 성공한다면 다시 살 수 있는 기회를 준다. 이 과정은 비

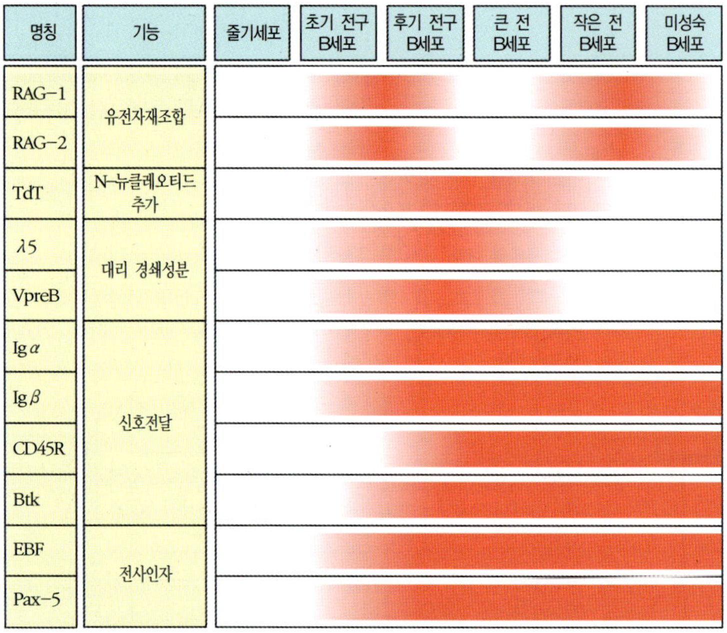

▲ 그림 5-3. B세포 발달과정에 작용하는 단백질의 발현.

생산적 재배열이 일어날 경우를 대비하여 세포에게 올바른 유전자재배열을 할 수 있는 기회를 더 많이 줄 수 있다. 다양성을 나타내기 위한 유전자재배열의 문제점을 다단계 과정을 통하여 B세포의 세포자멸사를 최대한 줄일 수가 있다.

생산적 재배열을 위한 또 하나의 과정으로는 경쇄유전자의 연속적 유전자재배열(successive rearrangement)이 있다. 경쇄 유전자가 비생산적 재배열이 되었을 때, 다른 염색체에서 바로 유전자재배열이 일어나는 것이 아니라, 비생산적 재배열이 일어난 염색체에서 다시 유전자재배열이 일어난다. 예를 들어서, 경쇄유전자의 V유전자와 J유전자 중에서 V1과 J1이 재배열을 한다고 하자. V1과 J1의 재배열이 실패해도, V2와 J2의 재배열이 다시 일어나고, 잘못된다면 계속해서 다른 V와 J유전자의 재배열이 일어날 수 있다. 물론 재배열에 의해 제거된 유전자에서는 다시 재배열이 일어날 수 없다. 중쇄유전자에서는 경쇄유전자처럼 반복적인 재배열은 일어나지 않는다. 전 B세포에서 경쇄유전자의 재배열 성공확률은 85%인데 비하여 중쇄유전자의 성공확률은 50% 이하로 낮다. 이러한 이유는 위에서 설명한 연속적 재배열이 경쇄유전자에서만 일어나기 때문이다. 유전자재배열과정에서 필요한 재조합효소, 신호전달단백질, 전사인자의 발현을 **그림 5-3**에서 보여주고 있다.

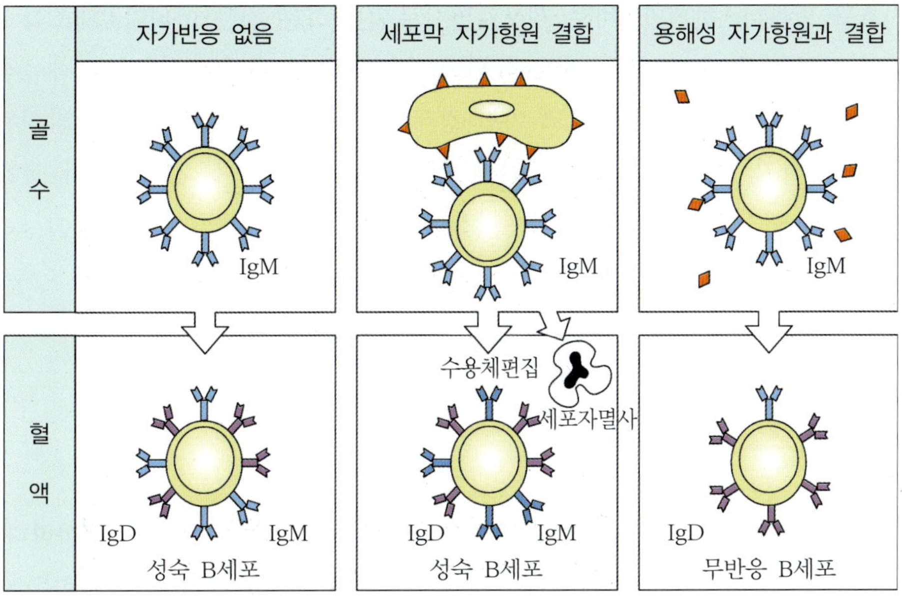

▲ 그림 5-4. 미성숙 B세포의 자가항원에 의한 변화.

3) 자가항원(self antigen)에 의한 B세포의 제거

자기분자와 미성숙 B세포간의 상호작용은 자기분자를 자가항원으로 인식해서 자가면역을 일으킬 수 있다(**10장 참조**). 미성숙 B세포는 항원이 아닌 자기분자와 반응하면 세포사멸이 일어나거나 불활성화가 된다. 이 과정은 자가항원을 인식하지 못하도록 하는 B세포의 자기관용(self-tolerance)에서 중요한 역할을 한다. 골수세포의 세포표면물질과 결합하는 미성숙 B세포 즉, 자가반응성을 가진 미성숙 B세포는 스스로 세포자멸사가 일어나서 제거된다. 자가항원과 결합한 B세포를 제거하고 결합하지 않는 B세포를 생존시키기 때문에 B세포의 음성선택(negative selection)이라고 한다. 혈중으로 들어간 미성숙 B세포는 수용성 자가항원에 노출되기도 한다. 자가항원과 결합한 성숙 B세포는 세포자멸사에 의해서 바로 제거되지는 않지만, 불활성화가 된다. 불활성화된 B세포는 IgD의 발현이 정상적이지만, IgM이 낮게 발현되는 무력증(anergy) 상태가 된다(**그림 5-4**). 무력화된 B세포의 수명은 1~5일이고, 성숙 B세포의 반감기가 40일인 것에 비하여 매우 짧다. 성숙 B세포는 림프구 순환을 통하여 2차 림프조직에서 머문다. 이 때, 항원과 결합하면, 세포는 증식하고 분화한다. 이를 골수에서 일어나는 음성선택과 달리 양성선택(positive selection)이라고 한다.

미성숙 B세포의 표면 IgM 분자가 골수세포의 자가항원과 결합하면 B세포는 발달을 정지

시키는 신호를 받는다. 하지만, 바로 세포자멸사로 진행하는 것은 아니다. 재조합 활성유전자 단백질의 발현을 증가시키고, 경쇄유전자들을 지속적으로 재배열시킨다. 경쇄유전자의 재배열은 새로운 경쇄의 발현을 가져오고 이전 경쇄의 생산은 중지된다. 새롭게 발현된 경쇄가 자가항원에 반응하지 않으면 B세포는 정상적으로 발달할 수 있다. 자가항원과 결합하지 않는 수용체의 생산을 위하여 일어나는 유전자재배열 과정을 수용체편집(receptor editing)이라고 한다.

2. 성숙 B세포의 분화과정

성숙한 미경험 B세포는 혈액, 2차 림프조직, 림프 사이에서 지속적으로 순환한다. 순환하는 B림프구가 방향성을 가지고 2차 림프조직으로 들어가는 것을 B림프구 귀향(homing)이라고 한다. B림프구의 귀향은 귀향 수용체로 불리는 부착분자(adhesion molecule)의 발현과 어드레신(addressin)으로 불리는 내피세포의 리간드와 결합함으로써 일어난다. 림프절의 겉질과 수지상세포에서 분비되는 CCL19와 CCL21은 B세포를 끌어당기는 케모카인(chemokine)으로 B세포를 유도하는 역할을 한다(8장에서 설명하고 있는 포식세포의 유주운동과 유사하다). B림프구 귀향 및 순환의 목적은 체내의 감염여부를 점검하는 것이다.

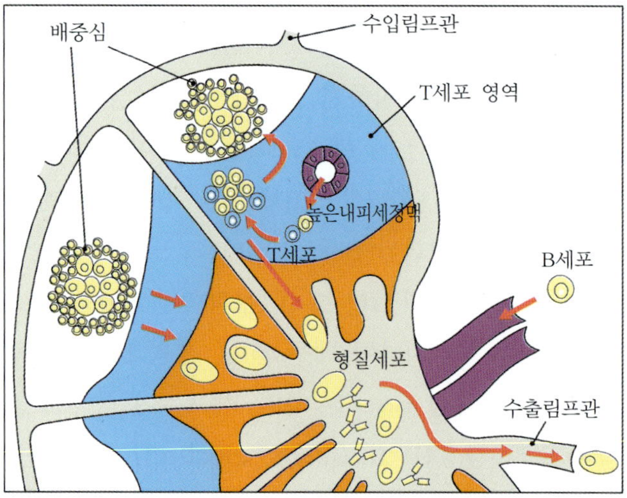

▲ 그림 5-5. 림프조직에서의 형질세포.

2차 림프조직에 있는 도움 T세포가 항원의 자극을 받으면 활성화가 된다. 활성화된 T세포는 1차 림프소포(primary lymphoid follicle)에 있는 머무는 B세포를 자극해서 증식과 분화를 일으킨다. B세포는 최종적으로 분화하여 항체를 분비하는 형질세포가 된다(그림 5-5). 형질세포는 항체의 지속적인 합성과 분비에 관여하는 세포로서, 전체 세포단백질의 10~20%가 항체이다. 형질세포는 분열을 멈추고, 약 4주의 제한된 수명을 갖고 있다. 수명이 다하면 더 이상의 세포표면 면역글로불린과 MHC class II 분자를 발현하지 않아서 항원과 T세포에 반응하지 않는다.

활성화된 B세포는 1차 림프소포로 이동한 후에 형질세포로 분화하는 과정에서 1차 림프소포는 배중심(germinal center)을 포함하는 2차 림프소포(secondary lymphoid follicle)로 형태가 전환된다. 여기서 활성화된 B세포는 세포의 크기가 크고 증식하는 중심모세포(centroblast)로 분화하고, 중심모세포는 중심세포(centrocyte)로 불리는 분열하지 않는 세포로 분화한다. 4장에서 설명했던 항체의 다양성을 이루는 과정 중에서 동형전환(isotype switching)과 체성과변이(somatic hypermutation)가 중심세포에서 일어난다. 이는 항원과 더 결합을 잘하는 면역글로불린을 생산하기 위한 친화력성숙(affinity maturation)과정에 해당한다. 항원과 잘 반응하는 B세포의 클론은 분화하여 항체를 분비하는 형질세포가 된다. 1차 면역반응이 사라지면, 배중심 B세포들은 휴지기 때도 항원에 높은 친화력을 가진 항원수용체(antigen receptor)를 보유한 기억 B세포(memory B cell)로 발달한다(그림 5-6). 기억 B세포들은 오랫동안 체내에서 유지되고, 낮은 자극에도 활성화 될

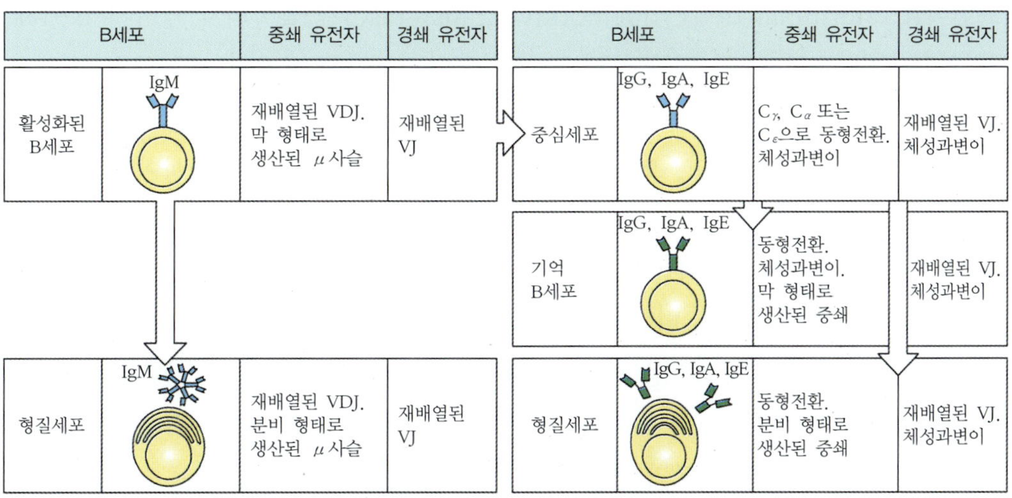

▲ 그림 5-6. 미성숙 B세포에서 형질세포로의 분화.

수 있다. 기억 B세포는 미경험 B세포들보다 항원을 만날 때 더욱 쉽게 반응한다. 항원과의 연속된 만남에서 생성된 기억 B세포는 세포의 활성화와 형질세포로의 분화가 항원에 대한 1차 면역반응보다 훨씬 빠르고 강하게 일어난다. 이러한 이유는 기억 B세포가 1차 면역반응을 통하여 항원과 최적으로 반응할 수 있는 능력을 획득했기 때문이다.

3. B-1과 B-2세포

모든 B세포들이 앞에서 기술한 바와 같은 발달과정을 따르는 것은 아니다. 배아발달에서 초기에 발생하는 사람의 B세포는 CD5를 발현하여 일반적인 B세포(conventional B cell)와 구분된다. B세포 중에서 소수를 차지하는 이 세포는 B-1세포로 명명된다. 대다수의 B세포는 B-2세포로 명명하는데, B-1세포가 B-2세포보다 더 앞서서 발달하기 때문이다. B-1세포는 표면에 IgD가 거의 없거나 존재하지 않고, 항원수용체의 특이성을 나타낸다. B-1세포는 CD5 자체가 B-1 세포의 기능에 아주 필수적이지는 않지만, CD72와의 결합을 통하여 B세포들간 연결을 매개하는 것으로 생각된다. B-1 세포는 CD5+ B세포로도 알려져 있다. B-1세포는 주로 흉막과 복막강에 존재하는 B세포로서 사람과 마우스에서는 B세포의 5%를 구성하지만, 토끼에서는 주된 B세포의 형태이다.

B-1세포들은 출생 전인 태아기의 줄기세포에서 유래한다. 태아기에는 말단디옥시뉴클레오티드전이효소(terminal deoxynucleotidyl transferase)가 발현되지 않아서 B-1세포들의 재배열된 중쇄 유전자들은 N 뉴클레오티드가 없는 것이 특징이고, VDJ인접부는 B-2세포들의 재배열된 중쇄유전자에서 나타나는 다양성보다 떨어진다. 하지만, B-1세포에서 분비되는 항체들은 친화력이 낮지만, 오히려 많은 다른 항원들에 결합하는 경향이 있다. 이를 다특이성(polyspecificity) 또는 다반응성(polyreactivity)이라고 한다. 태아기 이후에 발달하는 B-2세포들은 V 유전자 절편들의 다양한 레퍼토리들을 사용하고, 재배열된 면역글로불린 유전자들은 풍부한 N 뉴클레오티드들을 가진다. 시간이 지나감에 따라서 B-1세포들은 더 이상 골수에서 생산되지 않고, 성인에서는 B-1세포들의 집단이 말초 순환에서 존재하는 B-1세포들의 세포분열에 의하여 유지된다. 이러한 자기복제는 IL-10에 의존한다. B-1세포의 특징을 통하여 태아기의 발달과정과 자주 만나지 않는 항원에 대응하는 B-1세포의 필요

▲표 5-1. B-1과 B-2세포의 특성

특 징	B-1세포	B-2세포
발생시기	태아	출생 후
N 뉴클레오티드	소수	광범위함
V 유전자의 다양성	제한적임	다양함
일차 위치	복강과 흉강	2차림프기관
재생방법	스스로 재생	골수로부터 분화
면역글로불린의 자발적 생산	높다	낮다
항체 동형	IgM 〉 IgG	IgG 〉 IgM
탄수화물 항원에 대한 반응	있음	확실하지 않음
단백질 항원에 대한 반응	확실하지 않음	있음
도움 T세포의 요구	없음	있음
체성과변이	낮거나 없음	높음
기억발달	거의 없음	있음

성을 알 수 있다. 아직까지 성인에서의 정확한 역할을 알 수 없지만, 자기복제 능력에 의하여 만성림프구백혈병을 일으키는 공통된 B세포종양들의 근원이 B-1 세포라는 것은 알려져 있다. B-1과 B-2세포의 특징은 표 5-1에 나타나 있다.

4. T세포의 발달과정

1) 가슴샘

T림프구와 B림프구의 발달과정은 두 세포 모두 골수세포에서 발생하며, 발달과정 중에 항원과 결합하는 수용체 생산을 위해서 유전자재배열을 한다는 공통점이 있다. T세포와 B세포는 골수세포에서 유래하지만, B세포와는 다르게 T세포의 성숙은 가슴샘에서 완성된다. 가슴샘은 복장뼈(sternum)의 후방, 심막 및 심장의 대혈관의 앞쪽에 있는 내분비기관을 말한다. 편평한 삼각형 모양이고, 좌엽과 우엽으로 나뉘는데 좌우의 모양이 같지 않다. 신생아 때부터 발육하고, 12~14세까지는 상당히 커지며, 사춘기에 정점에 달하였다가 그 후부터는 점차

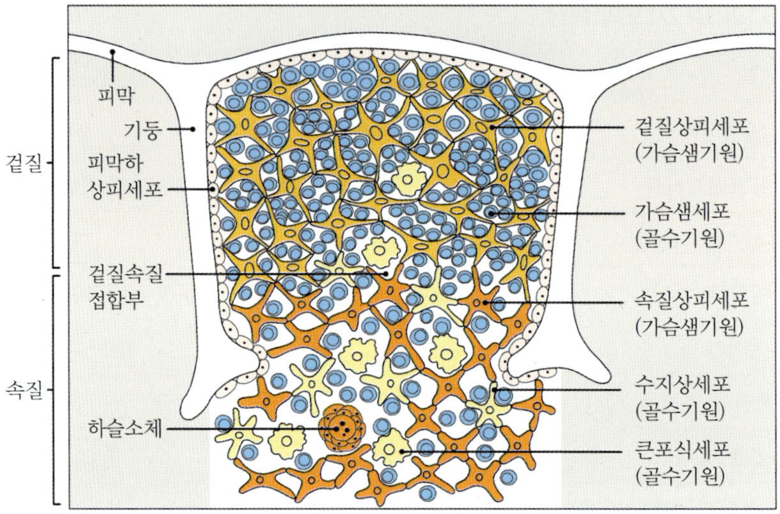

▲ 그림 5-7. 가슴샘에 존재하는 세포.

퇴화한다. 조직의 구조는 세망세포와 세망섬유로 이루어져 있고, 크게 겉질과 속질로 구분한다. 림프구의 감염에 대한 면역작용에는 직접 관여하지는 않지만, 성숙한 T림프구를 생산하는 1차 림프기관이다. 가슴샘의 겉질에는 가슴샘세포(thymocyte)라고 불리는 미성숙 T세포(immature T cell)를 비롯하여 겉질상피세포가 존재하며, 속질에는 속질상피세포, 큰포식세포, 수지상세포가 존재한다. 또한 속질에는 하슬소체(Hassall's corpuscle)가 존재하는데, 발달과정에서 세포자멸사한 T세포를 제거하는 역할을 한다(**그림 5-7**).

2) 성숙 T세포(mature T cell) 생성

가슴샘세포는 성숙 T세포와 구분되는 단계들이 있는데, (1) T세포 수용체 유전자의 상태, (2) T세포 수용체 단백질의 발현, (3) 수용체의 항원 결합기능을 위한 CD3 복합체, (4) CD4와 CD8의 발현변화에 의해서 구별된다. 가슴샘으로 들어온 전구세포는 CD2를 표현하지만, T세포 수용체와 관련된 분자는 발현되지 않는다. CD4와 CD8을 모두 발현하지 못하는 세포는 이중음성 가슴샘세포(double-negative thymocyte)라고 부른다. 전구세포가 성숙함에 따라서 세포부착분자(cell adhesion molecule)인 CD44를 발현하며, 다음에는 인터루킨-7 (interleukin-7 ; IL-7)에 대한 수용체인 CD127를 발현한다. CD44의 발현이 감소하면서 이중음성 가슴샘세포에서 T세포 수용체 유전자재배열이 시작된다. T세포는 T세포 수용체의 종류에 따라서 $\alpha\beta$ T세포와 $\gamma\delta$ T세포가 존재한다. 발달과정에서는 두 종류의

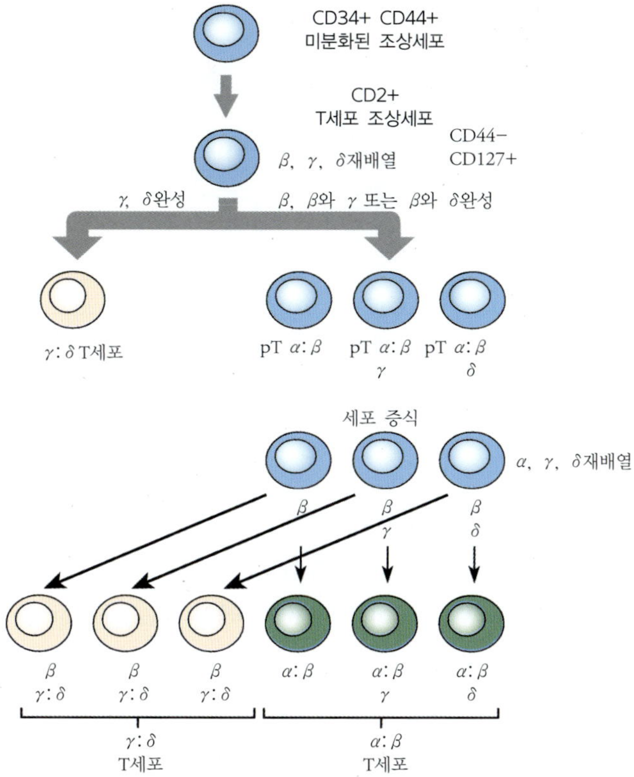

▲ 그림 5-8. T세포 발달에서 T세포 수용체의 유전자재배열.
pT: 전 T세포수용체

세포가 모두 생성되는데, T세포 수용체를 이루는 각각의 유전자(α, β, γ, δ) 재배열에 따라서 이루어진다(그림 5-8). T세포 수용체는 먼저 β, γ, δ 유전자가 동시에 경쟁적으로 재배열이 일어난다. β 유전자재배열이 완성되기 전에 γ와 δ 유전자가 재배열이 되면 β 유전자의 재배열은 멈추고 $\gamma\delta$ T세포가 된다. γ와 δ 유전자가 재배열이 이루어지기 전에 먼저 β 유전자가 완성되면 대리 α 사슬(surrogate α chain)과 결합하여 전 T세포 수용체(pre-T cell receptor, pT)가 된다(그림 5-9). 실질적으로 $\gamma\delta$ T세포가 바로 만들어지기 보다는 후자가 더 빈번히 일어난다. 전 T세포 수용체를 발현하는 세포는 증식이 일어나며, 증식이 끝나면 다시 α, γ, δ 유전자의 재배열이 경쟁적으로 일어난다. 재배열이 먼저 완성되는 유전자에 따라서 $\alpha\beta$ T세포와 $\gamma\delta$ T세포가 생성되며 대부분 $\alpha\beta$ T세포이다. $\alpha\beta$ T세포는 CD4와 CD8의 발현이 모두 나타나는 이중양성 가슴샘세포(double-positive thymocyte)로 분화한다. CD4와 CD8을 가지고 있는 소수의 $\gamma\delta$ T세포도 생성된다.

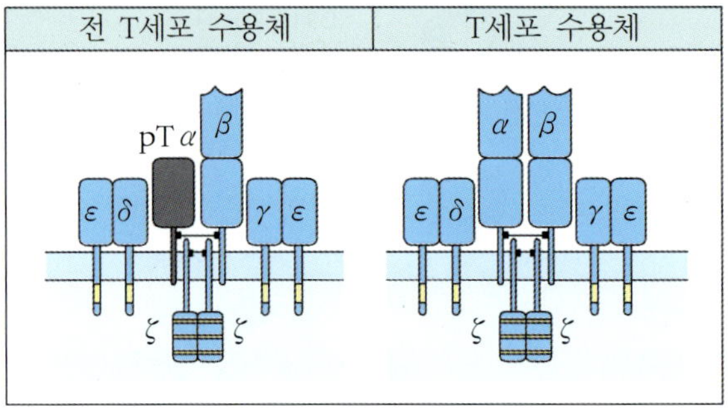

▲ 그림 5-9. 전 T세포 수용체와 T세포 수용체의 구조.

3) 유전자재배열의 특징

T세포의 T세포 수용체 유전자재배열은 B세포의 면역글로불린 재배열과 공통적인 특징도 있지만, 다른 특징도 가지고 있다. 공통된 특징으로는 (1) B세포의 면역글로불린 재배열에 이용되는 유전자재조합 관련된 단백질이 T세포 재배열에도 관여한다. (2) 유전자의 재배열이 비생산적인 경우에는 다른 상동염색체에서 다시 재배열이 일어날 수 있다. (3) 비생산적인 재배열이 일어난 경우 다른 염색체가 아닌 바로 그 염색체에서 연속적 유전자재배열이 일어날 수 있다. 다른 특징으로는 (1) T세포는 $\alpha\beta$ T세포와 $\gamma\delta$ T세포가 존재하여 α, β, γ, δ라는 4개의 유전자에서 연속적인 재배열이 일어난다. 면역글로불린의 경우 중쇄유전자가 아닌 경쇄유전자만 연속적 유전자재배열이 일어나지만, 예를 들어, $\alpha\beta$ T세포의 경우 α 또는 β 유전자가 비생산적 재배열이 일어나면 α 또는 β 유전자가 모두 연속적인 유전자재배열이 일어날 수 있다(β 유전자 보다 α 유전자에서 좀 더 높은 성공률로 재배열이 일어난다). 이러한 이유로 T세포 수용체의 β 유전자 재배열은 성공확률이 80%로서 면역글로불린의 중쇄유전자 재배열의 성공확률(50% 이하) 보다 높다.

γδ T세포

태생기에 나타나는 초기의 T세포는 $\gamma\delta$ 수용체를 가진다. 쥐의 연구에서 태생기의 T세포는 피부로 이동하여 수지상 표피 T세포(dendritic epidermal T cell ; dETC)로 명명되며, 출생 초까지 나타나는 T세포는 표피층으로 이동한다. $\gamma\delta$ T세포의 출현시기 및 N 뉴클레오티드의 부족과 같은 특징은 B세포의 아형인 B-1세포들과 유사하다. $\gamma\delta$ T세포를 생성하지 못하는 쥐는 피부재생이 느리고 피부암 발생률이 높게 나타난다. 아직까지 $\gamma\delta$ T세포의 정확한 기능은 알지 못하지만, 후천면역체계의 진화과정에 있는 아직 미완성된 세포로 생각된다.

4) 양성선택(positive selection)과 음성선택(negative selection)

다형성을 가진 T세포 수용체의 생성 이후에는 수용체들이 주조직적합복합체와 효과적으로 작용할 수 있는 기능이 있는지를 평가하게 된다. 선별시스템은 2단계가 있다. (1) T세포의 T세포 수용체가 주조직적합복합체에 의해 제시되는 펩티드를 인지하면 T세포는 생존하게 되고, 그렇지 않은 세포는 세포자멸사를 통하여 제거된다. 이러한 선택을 양성선택이라고 하며, 주조직적합복합체에 의한 항원제시를 받을 수 있는 T세포를 선택하는 과정이다. (2) 주조직적합복합체에 의해 정상적으로 제시되는 자기 펩티드를 인식하는 T세포 수용체는 자가면역을 일으킬 수 있다. 이러한 T세포 수용체를 가진 T세포들을 제거하고, 그렇지 않은 T세포는 생존하게 되는데, 이를 음성선택이라고 한다. 음성선택은 항원수용체가 자기펩티드(self peptide)와 자기 주조직적합복합체 분자(self MHC)의 결합체에 너무 강하게 결합하는 T세포를 제거하는데 있다. 강력한 자가반응을 하는 T세포가 말초혈류로 들어간다면 조직 손상을 일으키고 자가면역질환을 일으킬 수 있기 때문이다. 가슴샘 이외의 다른 조직에도 자기펩티드가 존재하는데, 음성선택은 다른 조직의 자기펩티드에 특이적인 T세포 수용체를 가진 T세포는 제거할 수 없다. 이러한 세포들은 가슴샘을 떠나 말초혈액으로 들어간 후에, 수용성 자가항원(self-antigen)에 대한 특이 B세포들의 반응과 유사한 방식으로 무반응(anergy)이 된다.

양성선택은 가슴샘의 겉질에 있는 겉질상피세포의 주조직적합복합체에 의하여 일어나며, 양성선택된 T세포들은 겉질과 속질 접합부에 있는 수지상세포와 큰포식세포에 의해서 음성

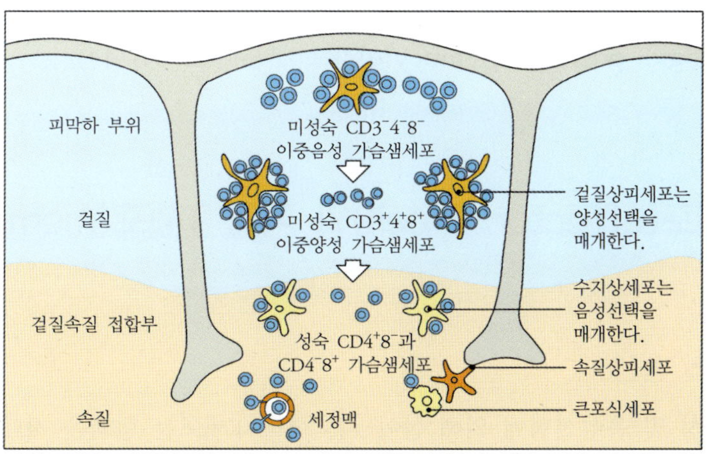

▲ 그림 5-10. 양성선택과 음성선택.

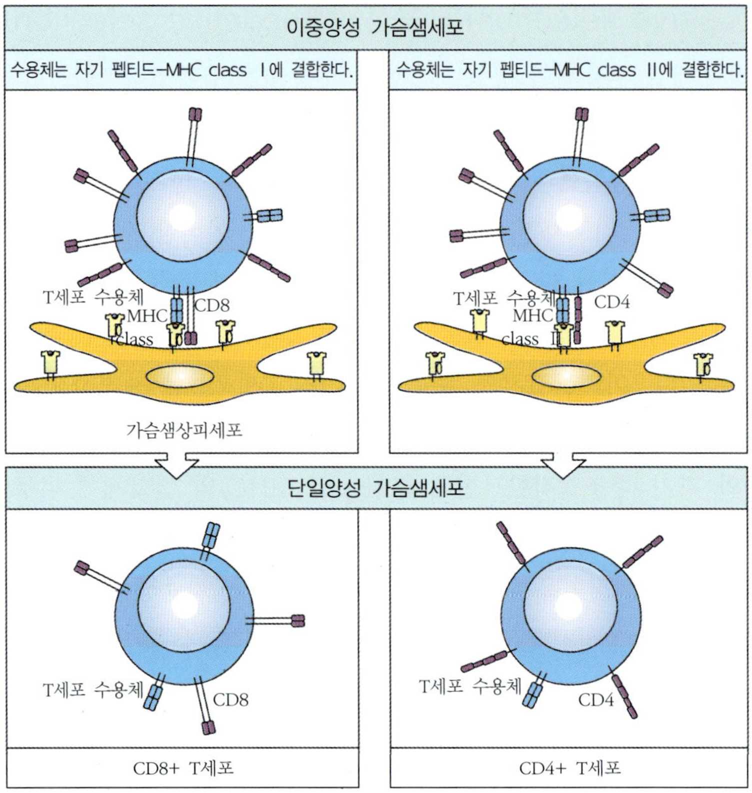

▲그림 5-11. CD4+와 CD8+ T세포의 생성.

선택된다(그림 5-10). 양성선택하는 과정에서 MHC class Ⅰ과 만나면 CD4의 발현은 점점 감소하여 나타나지 않고, CD8만 발현하는 CD8+ T세포가 된다. MHC class Ⅱ와 결합하면, 반대로 CD4만 발현하는 CD4+ T세포가 된다. CD4+ T세포와 CD8+ T세포를 단일양성 가슴샘세포(single-positive thymocyte)라고 부른다(그림 5-11).

5. 효과 T세포(effector T cell)와 기억 T세포(memory T cell)의 분화

1) 효과 T세포의 생성

가슴샘에서 양성 및 음성선택에 의해 살아남은 성숙 T세포는 혈액을 지나서 2차 림프조직으로 가고, 다시 림프를 통해 혈액으로 순환하게 된다. B세포와 마찬가지로 T세포가 2차림프조직으로 들어가는 과정을 귀향이라고 한다. 성숙 T세포는 성숙 B세포보다 더 오래 살고, 특이항원과의 만남이 없으면 몇 년 동안 몸을 통해서 순환을 계속한다. 2차 림프조직에서 특이항원에 의해 활성화 되면 림프조직에서 증식하고 분화의 마지막 단계인 효과 T세포로 분화한다. 그들 중 일부는 림프조직에 머물고 나머지는 염증부위로 이동한다. B세포는 마지막 분화된 세포가 형질세포로 하나이지만, T세포는 다양하다. CD8+ T세포는 활성화된 세포독성 T세포에서 효과 세포독성 T세포가 되고, CD4+ T세포는 효과 도움 T세포로 분화한 후, 다시 효과 T_H1세포와 T_H2세포로 분화한다. CD4+ T세포의 분화된 형태는 항원의 종류에 따라 필요한 면역반응이 다르게 나타나며, 6장에서 자세하게 설명하였다.

2) 기억 T세포의 생성

항원자극에 의해 활성화된 T세포는 일부는 생존기간이 짧은 효과 T세포가 되고, 일부는 장기간 생존하는 기억 T세포가 된다. 기억 T세포는 기억 B세포와는 다르게 동형전환과 체성과변이 과정이 일어나지 않는다. 기억 T세포의 특징은 항원의 침입 시 즉각적인 면역반응이 가능한 것이다. 예를 들어서, 세포독성 T세포는 항원제시세포를 용해하기 전에 1~2일 동안의 활성화 시간이 필요하다. 하지만, 기억 세포독성 T세포는 수 분 만에 항원제시세포를 용해할 수 있다. 기억 세포독성 T세포는 세포분열이 일어나지 않으며, 도움 T세포의 자극이 없어도 활성화될 수 있다.

핵심 용어

- **귀향(homing)** : 순환하는 림프구가 2차 림프조직으로 이동하는 것.
- **다특이성(polyspecificity)** : 다양한 항원들과 결합할 수 있는 항체의 특성.
- **무력증(anergy)** : 림프구가 항원에 반응하여 활성화되지 못하는 상태.
- **비생산적 재배열(unproductive rearrangement)** : 단백질 발현이 나타나지 않는 유전자재배열.
- **생산적 재배열(productive rearrangement)** : 단백질 발현이 나타나는 유전자재배열.
- **수용체편집(receptor editing)** : 자가항원과 결합하지 않는 수용체의 생산을 위한 유전자의 재배열과정.
- **양성선택(positive selectiion)** : T세포의 T세포 수용체가 주조직적합복합체에 의해 제시되는 펩티드를 인지하는 경우에 T세포를 생존시키고, 그렇지 않으면, 제거하는 과정. 항원을 인식하는 B세포의 선택과

정도 의미함.

- **음성선택(negative selection)** : T세포 수용체가 주조직적합복합체가 제시하는 자기펩티드를 아주 강하게 인식하는 T세포를 제거하고, 그렇지 않은 T세포를 생존시키는 과정. B세포의 자가항원 인식에 의한 제거과정도 의미함.
- **자가항원(self antigen)** : 면역반응을 일으키는 체내 자신의 분자.
- **자기관용(self-tolerance)** : 자신의 단백질에 대하여 면역반응을 나타내지 않는 상태.

핵심문제

문제 1 2차 림프기관에서 B세포의 분화가 일어나는 부분은?

① 돔(dome)
② 상피(epithelium)
③ 배중심(germinal center)
④ 여분지역(marginal zone)
⑤ 하슬소체(Hassall's corpuscle)

문제 2 혈액순환 B림프구에서 나타나는 면역글로불린을 모두 고르시오.

① IgA
② IgD
③ IgE
④ IgG
⑤ IgM

문제 3 혈액순환 미성숙 B림프구에서 항원과 결합할 수 있는 수용체는?

① IgA
② IgD
③ IgE
④ IgG
⑤ IgM

문제 4 미성숙 B세포의 수용체가 자가항원에 결합하면 B세포는 발달정지 신호를 받는다. 하지만, B세포는 자멸사하지 않고, 경쇄유전자의 재배열을 통하여 자가항원에 반응하지 않는 수용체를 발현한다. 이 과정의 명칭은?

① 면역기억(immunological memory)
② 무력증(anergy)
③ 수용체편집(receptor editing)
④ 자기관용(self-tolerance)
⑤ 친화력성숙(affinity maturation)

문제 5 골수에서 일어나는 자가반응 B세포의 제거과정은?

① 무력증(anergy)
② 세포괴사(necrosis)
③ 세포독성(cytotoxicity)
④ 세포자멸사(apoptosis)
⑤ 세포활성화(activation)

문제 6 **면역글로불린의 유전자재배열에서 경쇄유전자의 재배열 성공확률이 중쇄유전자보다 높다. 이유는?**

① 양성선택
② 음성선택
③ 유전자재조합
④ 연속적 재배열
⑤ 비생산적 재배열

문제 7 **면역글로불린의 유전자재배열의 성공확률을 높일 수 있는 방법으로 옳지 않은 것은?**

① 음성선택
② 수용체편집
③ 연속적 재배열
④ 2개의 염색체 존재
⑤ 2개의 경쇄유전자 존재

문제 8 **미성숙 B세포에서 발현되는 단백질로 옳지 않은 것은?**

① $\lambda 5$
② Btk
③ EBF
④ Igα
⑤ CD45 수용체

문제 9 **B세포의 분화과정에서 세포분열이 일어나지 않으며, 동형전환(isotype switching)과 체성과변이(somatic hypermutation)가 일어나는 세포는?**

① 전구 B세포(pro-B cell)
② 전 B세포(pre-B cell)
③ 중심모세포(centroblast)
④ 중심세포(centrocyte)
⑤ 기억세포(memory cell)

문제 10 **CD5를 발현하며 주로 흉막과 복막강에 존재한다. V유전자의 다양성이 적은 B세포는?**

① B-1
② B-2
③ B-3
④ B-4
⑤ B-5

문제 11 **T세포 발달과정에서 주조직적합복합체에 결합한 자기펩티드를 인식하는 T세포를 제거하는 과정은?**

① 다양성(diversity)
② 성숙(maturation)
③ 수용성편집(receptor editing)
④ 양성선택(positive selection)
⑤ 음성선택(negative selection)

문제 12 CD3를 발현하는 면역세포는?

① B세포
② T세포
③ 자연살해세포
④ 호중구
⑤ 호산구

문제 13 2차 림프조직(secondary lymphoid tissue)에서 일어나는 현상을 모두 고르시오.

① T세포의 양성선택
② T세포의 음성선택
③ 이중양성 T세포의 생성
④ 기억 B세포의 생성
⑤ 형질세포의 생성

문제 14 이중음성 가슴샘세포(double-negative thymocyte)에서 이중이 지칭하는 CD 표지자는?

① CD3, CD4
② CD4, CD8
③ CD8, CD25
④ CD44, CD127
⑤ CD55, CD59

문제 15 제1형 주조직적합복합체가 발현되지 않으면 체내에 존재할 수 없는 T세포는?

① 도움 T세포
② 세포독성 T세포
③ 억제 T세포
④ 조절 T세포
⑤ 포식 T세포

문제 16 면역글로불린과 T세포 수용체 유전자는 다양성 획득을 위한 많은 변화가 일어난다. 다양성을 일으키는 기전 중 T세포 수용체 유전자와는 다르게 면역글로불린 유전자에서만 일어나는 기전은?

① 양성선택
② 음성선택
③ 체성과변이
④ 유전자재배열
⑤ 연속적인 재배열

문제 17 수용체편집과정에서 활성화되는 단백질로 옳지 않은 것은? 실력

① DNA말단분해효소(DNA exonuclease)

② DNA연결효소(DNA ligase)

③ 말단디옥시뉴클레오티드 전이효소(terminal deoxynucleotidyl transferase)

④ 시티딘 탈아미노효소(cytidine deaminase)

⑤ 재조합 활성유전자(recombination activating gene ; RAG) 효소

해설 | 수용체편집과정은 일반적인 유전자재배열 과정과 같습니다. 시티딘 탈아미노효소는 항체의 체성과변이에서 발현되는 단백질입니다.

문제 18 급성림프구백혈병(acute lymphocytic leukemia(ALL)의 미성숙 B세포를 검사할 수 있는 표지자(marker)는? 실력

① DNA말단분해효소(DNA exonuclease)

② DNA연결효소(DNA ligase)

③ 말단디옥시뉴클레오티드 전이효소(terminal deoxynucleotidyl transferase)

④ 시티딘 탈아미노효소(cytidine deaminase)

⑤ 재조합 활성유전자(recombination activating gene ; RAG) 효소

해설 | 급성림프구백혈병의 세포는 미성숙 B세포가 종양세포로 형질전환된 것입니다. 임상진단시 검사 표지자로 사용되는 것은 질병을 확실하게 구분할 수 있는 것이어야 합니다. 표지자로 말단디옥시뉴클레오티드전이효소가 사용됩니다.

문제 19 B세포 종양과 연관된 정상세포의 연결로 옳지 않은 것은? 실력

① 급성림프모구백혈병(acute lymphoblastic leukemia) – 림프조상세포(lymphoid progenitor cell)

② 다발성골수종(multiple myeloma) – 형질세포(plasma cell)

③ 맨틀세포림프종(mantle cell lymphoma) – 활성화된 B세포(activated B cell)

④ 전 B세포 백혈병(pre B cell leukemia) – 전 B세포(pre–B cell)

⑤ 호지킨림프종(Hodgkin's lymphoma) – 배중심 B세포(germinal center B cell)

해설 | 맨틀세포림프종은 미경험 B세포(naive B cell)가 종양세포로 된 것입니다. 이외에도 만성림프구백혈병은 활성화된 B세포나 기억 B세포이고, 버킷림프종(Burkit's lymphoma)은 배중심 B세포와 유사합니다.

문제 20 **골수이식에서 공여자와 수여자의 주조직적합복합체가 다를 경우 이식받은 수여자는 초기에 적응면역(adaptive immunity)이 일어나지 않을 수 있다. 어떠한 과정의 부재가 원인인가?** 실력

① 무력증(anergy)
② 보체활성화(complement activation)
③ 자기관용(self tolerance)
④ 친화력성숙(affinity maturation)
⑤ 항원제시(antigen presentation)

해설 | 공여자의 주조직적합복합체를 A라고 하고, 수여자의 주조직적합복합체를 B라고 하자. 공여자의 줄기세포에서 분화한 전문항원제시세포(큰포식세포, B세포, 수지상세포)는 A를 발현한다. T세포는 가슴샘에서 T세포 발달과정인 양성선택과 음성선택 과정을 거친다. 양성선택을 담당하고 있는 가슴샘의 겉질상피세포는 골수 유래가 아닌 가슴샘 유래세포이기 때문에 B를 발현한다. 음성선택을 담당하는 수지상세포와 큰포식세포는 이식초기이기 때문에 역시 B를 발현한다. B와 결합하는 T세포 수용체를 가진 T세포가 양성선택 된다. 최종적으로 B를 인식하는 T세포는 A를 통한 전문항원제시세포의 항원제시를 인지하지 못한다. 공여자의 골수세포에서 유래한, 즉 A를 가진 수지상세포와 큰포식세포가 가슴샘에 존재하면 T세포 발달과정에서 어떠한 일이 나타날까요?

정답 1. ③ 2. ②, ⑤ 3. ⑤ 4. ③ 5. ④ 6. ④ 7. ① 8. ① 9. ④ 10. ① 11. ⑤ 12. ② 13. ④, ⑤ 14. ② 15. ② 16. ③ 17. ④ 18. ③ 19. ③ 20. ⑤

함께 생각하고, 토론해봅시다.

토론 1 B세포와 T세포의 발달과정은 세포자멸사가 많이 일어나서 세포생존율로 보았을 때 매우 비효율적입니다. 우리는 왜 비효율적인 방법을 사용할까요? 다른 좋은 방법은 없을까요?

point▸ B세포의 면역글로불린과 T세포의 T세포 수용체의 특징은 다양성입니다.

토론 2 B세포 수용체(면역글로불린)와 T세포 수용체의 다양성은 차이가 있습니다. 다양성의 차이가 나는 이유와 발달과정을 연결시켜서 생각해봅시다.

point▸ 골수의 발달과정에서 일어나는 다양성은 B세포 수용체가 T세포 수용체에 비하여 부족합니다(4장 참조). 하지만, B세포 수용체는 항원접촉 후 체성과변이 기전에 의해서 더 많은 다양성을 나타낼 수 있습니다. T세포 수용체는 항원접촉 후 새로운 다양성 기전이 없습니다. 발달과정에서는 복잡한 다양성 기전이 있을수록 세포자멸사가 일어날 확률도 높습니다. 현재의 B세포와 T세포의 발달과정을 여러 측면에서 비교해서 생각해봅니다.

토론 3 주조직적합복합체 분자가 많으면 많을수록 얻을 수 있는 장점과 단점을 T세포의 발달과정과 관련하여 설명하고, 실제로 일어날 수 있는 다양한 주조직적합복합체 분자의 숫자와 T세포 숫자와의 관계에 대하여 생각해봅시다.

point▸ 주조직적합복합체 분자가 많을수록 양성선택된 T세포가 더 다양하게 존재할 수 있습니다. 하지만, 음성선택에 의해서 소실되는 T세포의 숫자도 증가할 것입니다. 우리 몸에서는 이러한 양면성에서 어떠한 합의점을 찾아야 할지 생각해봅니다.

06 T세포매개면역 (T cell-mediated immunity)

학습목표 **T세포 활성화를 통한 면역반응을 이해한다.**

1. 항원제시세포에 의한 미경험 T세포의 활성화 기전을 이해한다.
2. 항원제시세포에 의해 활성화된 T세포의 특성과 역할을 이해한다.
3. 효과 T세포의 활성화 기전을 이해한다.
4. 세포독성 T세포의 항원제시세포 제거기전을 이해한다.
5. 도움 T세포의 면역반응 기전을 이해한다.
6. 활성화된 도움 T세포의 T_H1세포 및 T_H2세포로의 분화과정과 각 세포의 면역학적인 기능을 이해한다.
7. 사이토카인을 통한 전반적인 면역네트워크를 이해한다.

1. T세포의 항원인식 및 활성화

1) 항원제시세포의 항원제시

항원제시세포에 의한 항원제시는 항원에 대한 특이 T림프구의 활성화를 일으키며, 일련의 연속된 면역학적 반응으로 이루어진다. 그 결과 항원-특이 T세포의 수가 늘어나고 미경험 T세포(naive T cell)가 효과세포(effector cell)로 전환된다. 미경험 T세포는 항원수용체와 몇 가지 분자들로 이루어진 항원인식기구를 발현하지만, 이 림프구들은 항원을 제거하는데 필요한 기능은 없다. 항원제거의 기능을 수행하기 위해서는 미경험 T세포들이 효과세포로 분화될 수 있도록 자극을 받아야 하며, 이 과정은 T세포의 항원인식으로부터 시작된다. 미생물의 단백질 항원은 미생물이 침입한 말초조직, 점막표면과 같은 곳에서부터 수지상세포, 큰포식세포, B세포와 같은 전문항원제시세포(professional antigen-presenting cell)가 섭취하고, 처리하여 주조직적합복합체를 통해서 T세포에게 제시된다.

큰포식세포는 감염부위에 존재하기 때문에 가장 많이 병원체에 노출되지만, 일반조직에

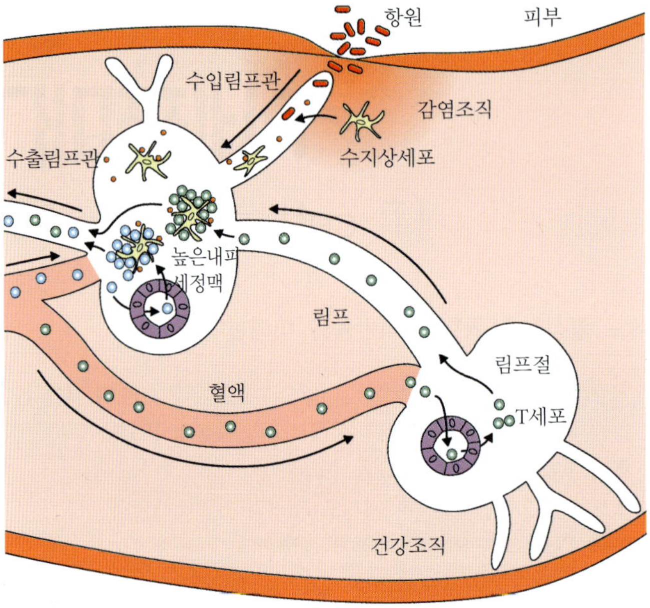

▲ 그림 6-1. T세포의 재순환과 수지상세포에 의한 활성화.

많은 큰포식세포가 림프조직에 있는 미경험 T세포와 반응할 기회를 얻지는 못한다. 병원체의 일부가 림프, 혈액 같은 체액을 통하여 2차 림프기관으로 이동할 경우에는 림프기관에 있는 큰포식세포가 항원을 섭취함으로서 T세포를 자극할 수 있다. 가장 강력한 항원제시세포는 수지상세포로 알려져 있으며, 수지상세포는 감염 장소로부터 가장 가까운 곳에 있는 2차 림프계기관으로 항원을 운반한다(그림 6-1). 조직 내에 존재하는 수지상세포를 미성숙 수지상세포(immature dendritic cell)라고 하며, 림프절에 존재하는 세포를 성숙 또는 활성화된 수지상세포라고 한다. 이는 수지상세포가 조직에서 림프기관으로 이동하면서, 더 효과적인 항원제시를 할 수 있는 세포로 변화하기 때문이다. 큰포식세포는 방어와 손상된 조직의 복구(repair)도 같이 수행하는 반면에 수지상세포는 T세포의 활성화를 유발하는 기능만이 알려져 있다. B세포는 활성화된 T세포의 자극에 의해서 형질세포로 분화하여 항체를 생산하는 후천면역의 역할을 담당한다. 하지만, B세포 수용체인 면역글로불린에 의해서 항원을 섭취하고 주조직적합복합체에 의해서 항원제시를 할 수 있기 때문에 항원제시세포로서의 역할도 한다.

여러 자극들의 조합에 대한 반응으로 항원 특이 T세포는 사이토카인을 분비하기 시작한다. IL-2와 같은 사이토카인은 T세포의 증식을 촉진하고, 항원특이 T세포의 클론확장

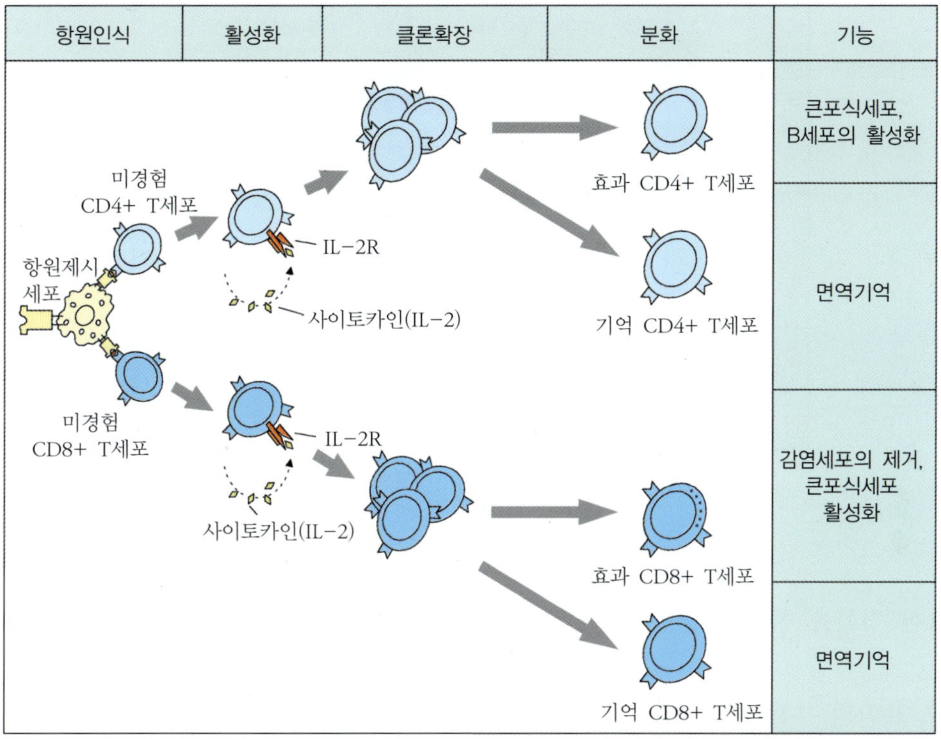

▲ 그림 6-2. T세포의 활성화 단계. 미경험 T세포는 항원제시세포의 주조직적합복합체-펩티드항원 복합체를 인식하고, 활성화된 후에 분화한다. IL-2와 같은 사이토카인을 생산하고, 그 수용체(IL-2R)를 발현함으로서 스스로 세포증식을 일으킨다.

(clonal expansion)이 일어난다. 일부는 효과세포로의 분화과정이 일어나고, 일부는 기억 T세포로 분화한다(그림 6-2).

2) T세포 활성화를 위한 분자

T세포가 항원인식을 위해서는 항원제시세포의 표면분자들을 인식해야 한다. T세포 수용체는 주조직적합복합체에 결합된 펩티드를 인식하고, CD4와 CD8에 의해서 MHC class를 인식한다. 부착분자들은 T세포와 항원제시세포의 결합을 강화하고, 공동자극분자(costimulatory molecule)들은 항원제시세포가 제공하는 제2의 신호전달을 제공한다(그림 6-3). CD4와 CD8은 T세포 수용체가 항원과 결합한 주조직적합복합체의 인식(MHC class I과 II의 구별)에 도움을 준다. T세포 수용체를 통한 T세포로의 신호전달을 위해서는 CD3분자가 필요하다. CD3분자는 CD3γ, CD3δ, CD3ε, CD3ζ의 복합체로 되어 있으며, CD3ζ가 신호전달

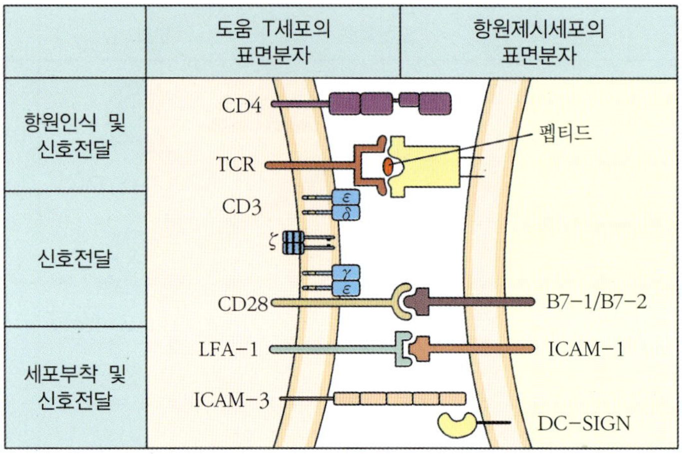

▲ 그림 6-3. T세포와 항원제시세포의 분자적 상호작용.

에 중요한 역할을 한다.

T세포 표면의 부착분자들은 항원제시세포 표면에서 각자의 리간드를 인식함으로서 T세포와 항원제시세포의 결합을 안정시킨다. T세포 수용체와 펩티드-주조직적합복합체의 결합은 대부분 친화력이 낮다. 결합력이 낮은 이유는 T세포의 성숙과정 중 일어나는 선택(양성선택)이 원래 자기 항원에 대한 약한 인식을 통하여 선택되기 때문이며, 또한 이 세포들이 외래 미생물 펩티드를 인식하는 능력이 미리 결정되는 것이 아닌 우연하게 얻어지기 때문이다. 따라서, T세포의 활성화를 위한 반응이 일어나기 위해서는 T세포와 항원제시세포의 결합이 오랜 시간 동안 안정적으로 일어나서 T세포에게로 신호전달이 일어나야 한다. T세포 표면의 부착분자들과 항원제시세포에 발현되는 해당 리간드(ligand)들은 T세포 신호전달이 유지되도록 역할을 한다. 가장 중요한 부착분자는 인테그린(integrin)으로 불리는 부착단백질에 속하는 분자들이다. T세포의 림프구기능관련항원(lymphocyte function-associated antigen-1 ; LFA-1)은 항원제시세포 표면 리간드인 세포간부착분자-1(intercellular adhesion molecule-1 ; ICAM-1)과 결합을 한다. 다른 미경험 T세포 표면의 LFA-1은 낮은 친화력을 가지고 있으나, T세포 수용체에 의한 신호가 세포 내로 전달되면서 LFA-1은 형태학적 변화를 일으킨다. 이러한 변화는 LFA-1의 친화력을 증가시킨다. 다른 부착단백질의 상호작용으로는 T세포의 세포간부착분자-3(ICAM-3)와 항원제시세포의 DC-SIGN과의 결합이 있다.

T세포의 완전한 활성화는 공동자극분자의 역할에 의해 좌우된다. 공동자극분자는 항원에 의한 자극과 더불어 이차적인 또 다른 자극을 T세포에 제공한다는 의미로 붙여졌다. T세포의 공동자극분자로 잘 알려진 단백질은 B7 단백질인 B7.1(CD80)과 B7.2(CD86)이다. 두 분자 모두 전문항원제시세포에 의해서 발현되는데 T세포의 CD28에 의하여 인식된다. CD28과 B7의 결합에 의한 T세포 내 신호전달 과정은 미경험 T세포의 반응을 일으키는 데 필수적이다. CD28-B7의 결합없이 T세포 수용체에 의한 신호로는 T세포를 활성화시킬 수 없다. 오히려, CD28과 B7의 결합이 없는 경우는 무반응상태(anergy)가 되어서 자가항원에 의한 면역반응을 막는 역할을 한다. 이는 항원제시세포의 B7 발현이 다음과 같은 과정으로 항원의 자극 이후에 일어나기 때문이다. 항원자극에 의해서 T세포에 CD40리간드(CD40 ligand ; CD40L)의 발현이 일어나고 항원제시세포의 CD40은 CD40L 분자와 결합함으로서 B7 분자의 발현을 증가시킨다. 미경험 T세포가 활성화되면 CTLA4라는 단백질이 T세포에서 발현되는데 이 단백질은 B7과의 친화도가 CD28보다 훨씬 더 강력하기 때문에 B7과 강하게 결합할 수가 있다. CTLA4와 B7이 결합을 하게 되면 T세포의 활성화 및 증식을 억제하는 신호를 일으킨다. CD28-B7에 의한 음성피드백(negative feedback) 작용, 즉 CTLA의 발현은 T세포의 과도한 활성화를 막는 역할을 한다(그림 6-4).

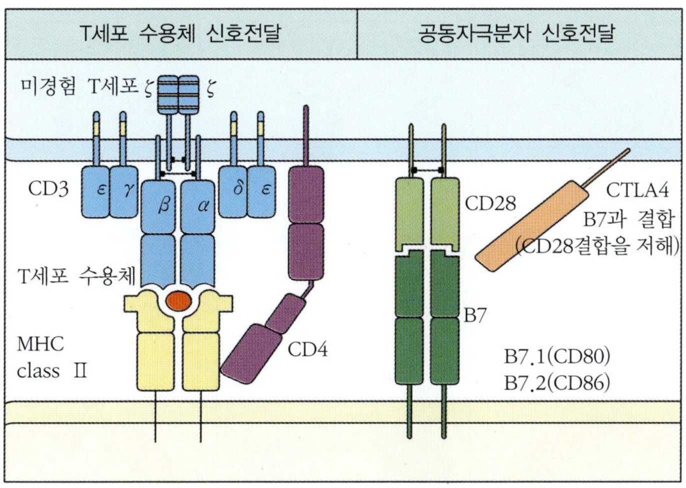

▲ 그림 6-4. 항원제시세포의 공동자극분자에 의한 신호전달.

3) 항원보강제(adjuvant)

단백질 항원에 대한 항체와 T세포의 반응에 대한 면역학적 연구가 실험동물에서 시행되어 왔는데, 비세균성 단백질 항원 단독으로 면역화(immunization)를 시키면 면역반응이 잘 유도되지 않는 것을 발견하였다. 확실한 면역반응을 생성하기 위해서는 비세균성 단백질 항원과 특정세균 또는 그 세균의 일부분을 함께 혼합해야만 하는데, 이러한 미생물 성분을 항원보강제라고 한다. 보강제는 B세포, 큰포식세포, 수지상세포와 같은 전문항원제시세포의 공동자극분자를 발현시키거나, T세포를 활성화 시킬 수 있는 사이토카인의 분비를 촉진한다. 이는 정제된 항원성 분자보다 미생물 전체의 항원이 더 강력한 면역반응을 일으키는 이유를 설명한다. 그림 6-5처럼 큰포식세포는 단백질 항원을 처리할 때 공동자극분자의 활성을 유도하는 미생물적 요소가 없어도 항원을 특이 T세포에 제시할 수 있다. 하지만, T세포는 활성화가 아닌 무반응상태가 된다. 거의 모든 미생물은 항원제시세포에 의해서 공동자극분자의 표현을 유도할 수 있고, 제시된 미생물항원에 특이적인 미경험 T세포를 활성화시킨다. 세균이 비세균성 단백질 항원과 함께 섞이면, 비세균성 단백질 항원은 면역원성을 나타낸다. 이러한 이유는 세균이 항원제시세포의 B7 분자발현을 유도할 수 있기 때문이다. 항원보강제는 일반항원이 보다 강력하게 면역반응을 일으키도록 도와주며, 미생물항원 및 비세균성 단백질 항원에 모두 특이적인 T세포를 활성화시킨다.

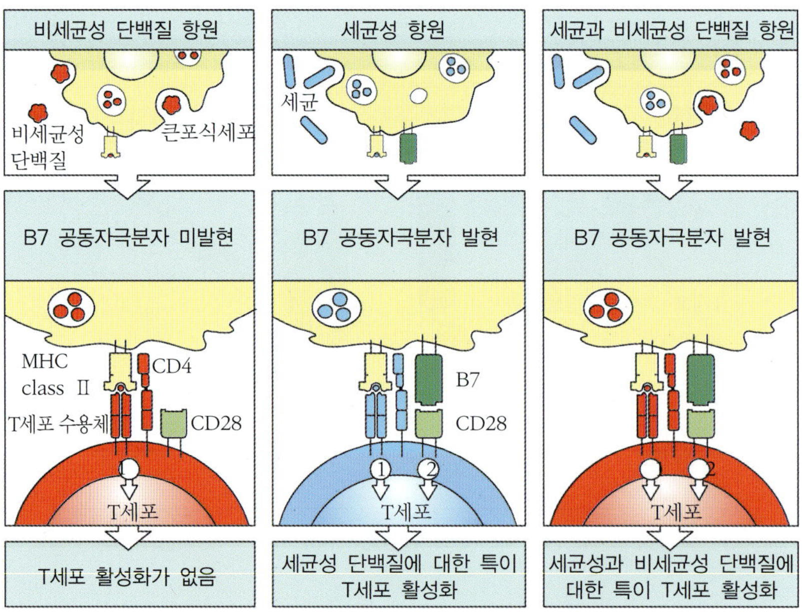

▲ 그림 6-5. 미생물에 의한 공동자극분자 활성화.

4) T세포의 활성화 신호전달과정

T세포 수용체와 CD4 또는 CD8 공동수용체(coreceptor)는 항원제시세포의 펩티드-주조직적합복합체와 결합하고, 세포부착분자들도 자신에 맞는 리간드와 결합을 한다. T세포 수용체는 결합한 이후에 CD3 단백질의 세포질 말단부분(cytoplasmic tail)을 통하여 T세포 내로 활성화 신호를 보내게 된다. 모든 CD3 단백질의 세포질 내 일부분은 티로신(tyrosine)

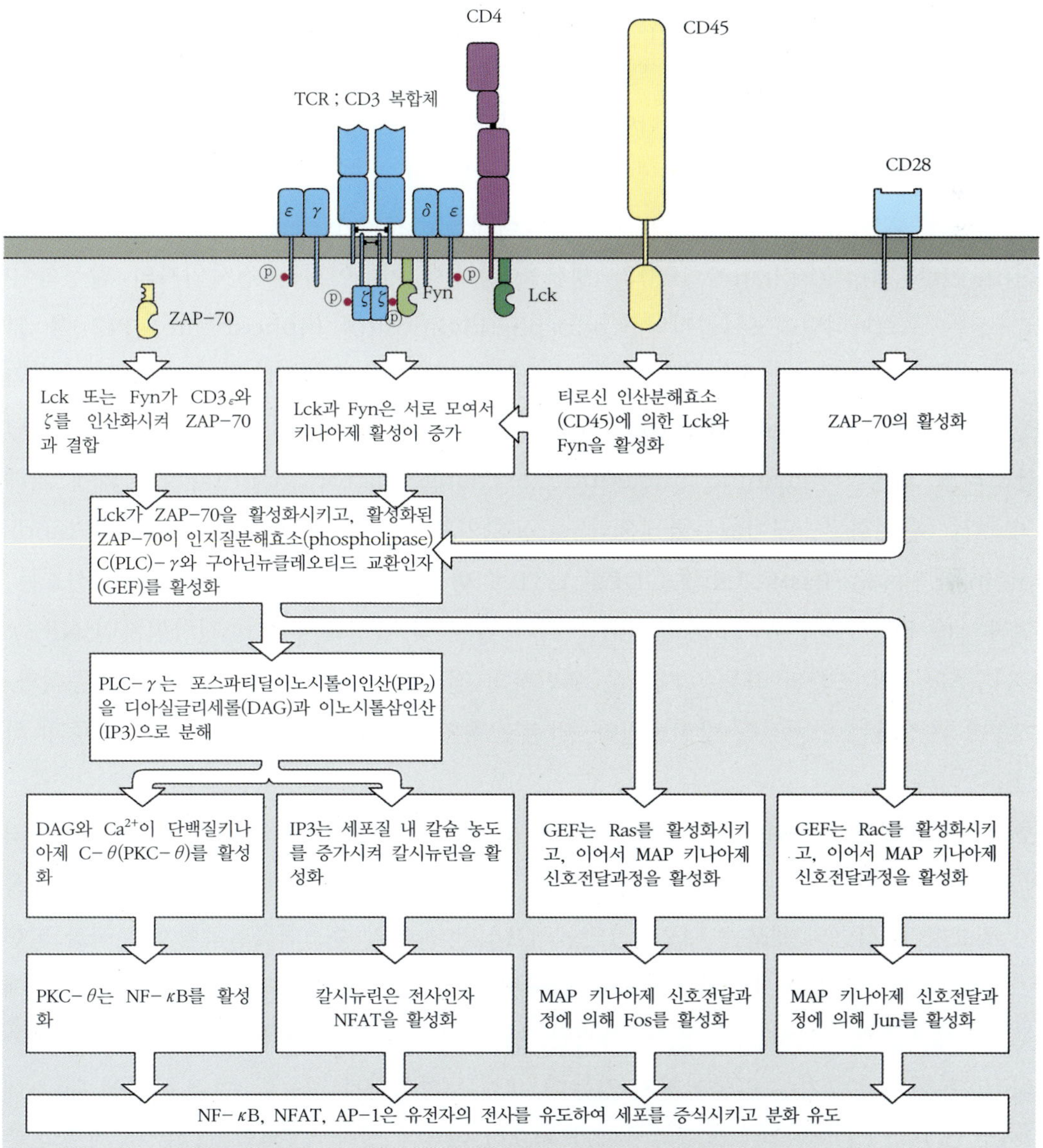

▲ 그림 6-6. T세포의 활성화 신호전달과정.

이 풍부한 면역수용체티로신기반활성화모티프(immunoreceptor tyrosine-based activation motif ; ITAM)라는 연속적인 단백질순서를 가지고 있다. 이 부분은 T세포 수용체와 펩티드-주조직적합복합체의 결합 이후에 Lck, Fyn과 같은 티로신 키나아제(tyrosine kinase)에 의해서 인산화 된다. CD3ζ의 인산화된 ITAM에 ζ-chain-associated protein of 70 kDa molecular mass(ZAP-70)이 결합한다. CD4와 CD8의 세포질 부분은 Lck라고 불리는 티로신 키나아제와 연결이 되어 있는데, T세포 수용체, 주조직적합복합체, 공동수용체 복합체의 형성으로 Lck가 ZAP-70에 가까워지면서 ZAP-70을 인산화시킨다. 인산화된 ZAP-70은 활성화된 형태로서 연속적으로 신호전달과정을 일으킨다.

일단 활성화되면 T세포 특이 키나아제인 ZAP-70은 두 가지 신호전달과정을 공통적으로 활성화시킨다(그림 6-6). ZAP-70에 의해서 시작된 첫 번째 경로는 인지질분해효소(phospholipase) C-γ(PLC-γ)에 의한 디아실글리세롤(diacylglycerol ; DAG)과 이노시톨삼인산(inositol triphosphate ; IP3)의 생산을 통해서 이루어지는 전사인자의 활성화이다. PLC-γ는 포스파티딜이노시톨이인산(phosphatidylinositol biphosphate; PIP_2)을 분해하여 DAG와 IP3를 만들어낸다. 대표적인 전사인자는 nuclear factor kappa-κB(NF-κB)와 nuclear factor of activated T cell(NFAT)이다. 두 번째 신호전달경로는 구아닌뉴클레오티드 교환인자(guanine nucleotide exchange factor ; GEF)의 활성화에 의해서 일어난다. 활성화된 구아닌뉴클레오티드 교환인자는 GTP 결합단백질(GTP-binding protein)에 속하는 Ras와 Rac의 GDP를 GTP로 바꾸어주면서 활성화시킨다. 이 신호는 전사인자 AP-1의 구성성분인 Fos와 Jun을 각각 발현 및 활성화시킨다. 전사인자인 NF-κB, NFAT, AP-1의 조합된 작용은 새로운 유전자의 전사를 일으키고 결국 T세포의 증식과 효과기능을 촉진하는 단백질을 발현시킨다. 발현된 유전자 중에서 가장 대표적인 것 중의 하나가 IL-2이다.

효과적인 T세포 활성화에 CD4 또는 CD8 공동수용체의 참여는 반드시 필요하다. 미경험 T세포를 활성화시키기 위해서 항원제시세포는 최소한 100개의 특이 펩티드-주조직적합복합체가 필요하다. 사람의 세포는 세포당 1만에서 1십만 사이의 주조직적합복합체 분자를 발현한다. 주조직적합복합체 분자의 0.1~1%는 반드시 같은 펩티드에 결합되어 있어야만 항원제시세포가 T세포를 활성화시킬 수 있다. 하지만, 체내에서 T세포를 자극시킬 수 있는 펩티드-주조직적합복합체의 숫자는 만들어지지 않는다. T세포 활성화가 가능할 수 있는지에 대한 해답은 바로 CD4와 CD8과 같은 공동수용체가 필요한 이유에 있다. CD4와 CD8은 T세포의 종류를 구분지어서 다른 면역반응을 나타내기도 하지만, T세포의 활성화에 필수적인 분자이다.

항원제시세포에 의한 T세포의 활성화는 IL-2를 T세포 스스로 분비할 수 있게 한다. 분비된 IL-2는 T세포 표면에 있는 IL-2 수용체에 결합하여 활성화된 T세포의 클론증식을 유발한다. 미경험 T세포의 IL-2 수용체는 β와 γ사슬로 이루어져 있어서 IL-2에 낮은 친화력을 보인다. 공동자극과 함께 펩티드-MHC 복합체를 인식하여 활성화된 미경험 T세포는 IL-2의 합성과 분비뿐만 아니라, IL-2 수용체 α사슬을 합성한다. 발현된 α사슬은 β와 γ사슬과 결합하여 IL-2에 대한 결합력이 높은 완전한 IL-2 수용체를 만든다. 이 과정은 IL-2에 의한 신호전달과정을 촉진시켜서 T세포를 증식시킨다. IL-2의 대표적인 신호전달경로는 JAK-STAT(Janus kinase-signal transducers and activators of transcription protein) 경로가 알려져 있다. IL-2는 활성화된 효과 T세포에 의해서 생산되는 사이토카인 중의 하나이며, 면역반응에서 T 세포의 발달과 분화를 조절한다(**그림 6-7**). 장기이식에서 면역거부반응을 예방하기 위하여 사이클로스포린 A(cyclosporine A), 타크로리무스(tacrolimus), 라파마이신(rapamycin)이 면역억제제로 사용된다. 사이클로스포린 A, 타크로리무스는 T세포 수용체의 신호를 차단하여 IL-2의 생산을 억제하고, 라파마이신은 IL-2와 IL-2 수용체의 신호전달을 억제시킨다. 결국 면역억제제는 미경험 T세포의 활성화와 분화를 막아서 활성화된 T세포의 면역반응을 억제시킨다.

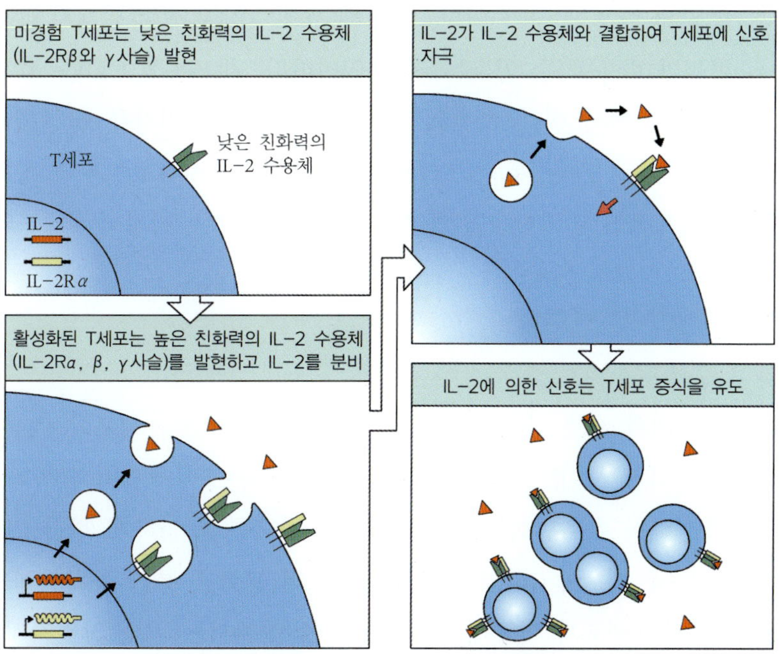

▲ **그림 6-7.** IL-2에 의한 T세포의 활성화와 증식.

2. 효과 T세포의 특징 및 분화

1) 효과세포의 성상

항원제시세포의 자극을 받은 T세포는 증식을 한다. 증식한 T세포는 감염제거의 기능을 갖는 효과세포로 분화한다. 이 분화과정은 유전자의 발현변화를 통하여 일어난다. 미생물과 접촉한 후에 3~4일 내에 분화된 효과세포가 나타나는데, 효과세포는 말초림프기관을 떠나 감염부위로 이동한다. 효과 T세포는 발현되는 분자가 미경험 T세포와는 다른 양상을 보인다. 효과 T세포는 CD2와 LFA-1와 같은 세포부착분자를 2~4배 많은 수를 표현한다. CD2와 결합하는 LFA-3, LFA-1과 결합하는 ICAM-1이 적게 발현되는 항원제시세포와도 효과세포는 반응할 수 있다. 효과 T세포는 L-셀렉틴(L-selectin)을 발현하지 못해서 혈액을 떠나 림프절을 통해서 재순환할 수 없다. 하지만, 효과 T세포는 부착분자인 VLA-4(very late antigen-4)를 발현한다. VLA-4는 효과 T세포가 감염되거나 염증이 나타난 조직으로의 이동을 도와준다. 효과 T세포는 감염된 조직의 이동을 위하여 혈관내피세포에 부착을 해야 하는데, 이 때 VLA-4는 혈관내피세포에 발현된 혈관내피세포부착분자-1(vascular cell adhesion molecule-1 ; VCAM-1)과 결합을 하여 T세포의 기능이 필요한 조직으로 이동할 수 있게 해준다. 효과 T세포는 미경험 T세포와 다르게 B7-CD28의 상호작용을 통한 공동자극이 없어도 항원에 반응할 수가 있다. 이것은 효과 T세포가 항원제시세포 이외의 세포 표면에 존재하는 항원과 반응할 수 있다는 것을 의미한다. 세포독성 CD8+ 효과 T세포는 바이러스에 감염된 세포 중에서 아주 소수의 세포만이 공동자극인자를 발현한다고 하더라도 인식하고 제거할 수 있다. CD4+ 효과 T세포는 쉽게 항원제시세포로부터 항원자극에 반응할 수 있기 때문에 전체적인 면역반응을 증가시킨다. **표 6-1**은 미경험 T세포와 효과 T세포가 발현하는 단백질을 비교하였다.

2) T_H1세포와 T_H2세포

CD4+ T세포는 두 개의 서로 다른 경로로 분화하여 CD4+ T_H1세포와 CD4+ T_H2세포가 된다. T_H1세포에서 분비된 사이토카인(IL-2, IFN-γ)은 큰포식세포의 활성화, 염증과 병원체의 포식작용을 촉진하는 옵소닌화(opsonization) 항체를 생산하게 한다. T_H2세포로부터 분비된 사이토카인(IL-4, IL-5, IL-6)은 주로 B세포의 분화를 통한 중화항체를 생산한다(**그림 6-8**). 활성화된 효과 T세포가 어떻게 결정되는지에 대해서는 거의 알려지지 않았다. 선천면역에 의해 생산된 사이토카인의 종류, T세포를 활성화시키는 전문항원제시세포의 종류,

▲표 6-1. 미경험 T세포와 효과 T세포의 단백질 비교

단백질	미경험 T세포	효과 T세포	기 능
CD44	+	+++	세포부착분자
CD45RO	+	+++	T세포 수용체에 의한 신호전달
CD45RA	+++	+	T세포 수용체에 의한 신호전달
CD62L	+++	−	림프구 귀향을 위한 수용체
CCR7	+++	+/−	림프구 귀향을 위한 수용체
CD69	−	+++	세포 활성화
Bcl-2	++	+/−	세포생존 증진
IFN-γ	−	+++	큰포식세포 활성화
Granzyme B	−	+++	감염세포 제거
Fas 리간드(FasL)	−	+++	감염세포 제거
CD122	+/−	++	IL-2와 IL-15 수용체의 일부분
CD25	−	++	IL-2수용체의 일부분
CD127	++	−	IL-7수용체의 일부분

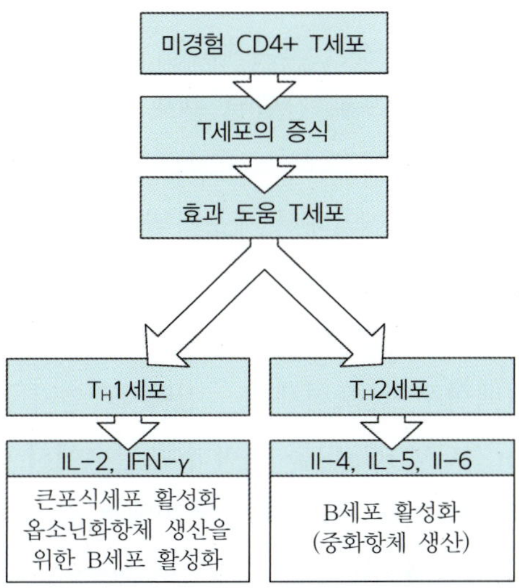

▲그림 6-8. 도움 T세포의 분화. 미경험 도움 T세포는 펩티드-주조직적합복합체와 반응하면서 IL-2를 합성하고 증식한다. 증식 후 나타난 세포들은 사이토카인에 의해서 T_H1과 T_H2세포로 분화한다.

항원제시세포로부터 생산되는 사이토카인, 항원제시세포의 표면에 존재하는 특이 펩티드-주조직적합복합체의 풍부한 양, T세포 수용체와 펩티드-주조직적합복합체의 친화력 등이 영향을 미칠 것으로 생각된다.

3. 세포매개면역의 작용기전

세포매개면역 반응에는 미생물과 같은 여러 형태의 항원을 제거하기 위하여 도움 T세포와 세포독성 T세포가 작용한다. CD4+ T_H1세포는 섭취한 미생물을 제거할 수 있도록 큰포식세포를 활성화시킨다. 감염된 세포 자체를 제거하는 역할은 CD8+ 세포독성 T세포이다. CD8+ 세포독성 T세포와 대부분의 CD4+ T_H1세포는 림프조직을 떠나 혈액 내로 들어가 감염부위를 탐색한다. 반면에 도움 T세포의 다른 유형인 CD4+ T_H2세포는 대부분 2차 림프조직에 남아서 B세포를 활성화시킨다.

1) 도움 T세포(T helper cell)

(1) T_H1세포

T_H1세포는 CD4+ T세포의 기능에 중요한 CD40L을 발현한다. CD40L은 큰포식세포 표면에 발현하는 CD40 수용체와 결합하여 큰포식세포를 활성화시키고, IFN-γ를 분비하여 큰포식세포의 활성화를 돕는다. 만성적으로 감염된 큰포식세포는 활성화되는 능력을 상실하는데, 이러한 큰포식세포는 효과 T세포에 의해 분비되는 종양괴사인자(tumor necrosis factor ; TNF)와 Fas 리간드(Fas ligand)에 의해서 세포자멸사(apoptosis)가 일어난다. 이 과정으로 세균이 배출되면 다른 정상적인 큰포식세포에 의해서 섭취되고 제거된다. T_H1세포에 의해서 생산된 IL-2는 T세포 증식을 유도하고 다른 사이토카인의 생산과 분비를 강화시킨다. T_H1세포는 IL-3와 과립백혈구-큰포식세포 집락자극인자(granulocyte-macrophage colony-stimulating factor ; GM-CSF)를 분비하여 골수에서 큰포식세포와 호중구의 생산을 증가시킨다. T_H1세포는 TNF-α와 TNF-β를 분비해서 감염 부위에 있는 혈관내피세포의 부착분자를 변화시켜서 혈액 내 순환하는 포식세포(phagocyte)가 혈관내피세포에 결합할 수 있게 해준다. T_H1세포에서 생산되는 케모카인(chemokine)인 CCL(CC chemokine ligand)2는 기존에 단핵구화학주성단백질-1(monocyte chemoattractant protein ; MCP-1)로서 알려져 왔다. 이 단백질은 큰포식세포를 혈관내피세포 사이와 감염부위로 포식

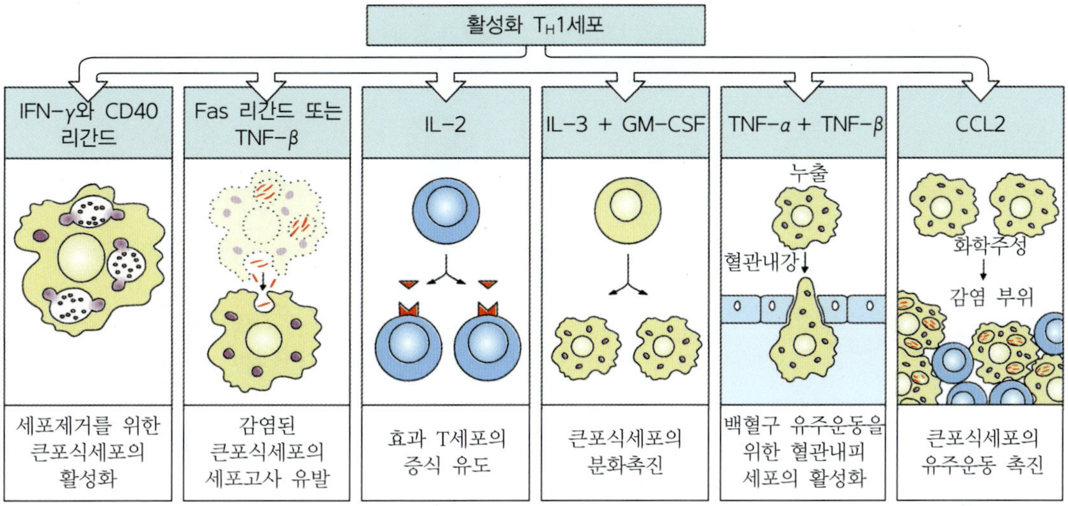

▲ 그림 6-9. T_H1세포의 면역작용.

세포를 안내한다. 결국 T_H1세포는 큰포식세포의 분화, 이동, 활성화를 통해서 면역반응을 증가시킨다(그림 6-9). 미생물이 활성화된 큰포식세포의 살균작용을 극복하면 염증을 동반한 만성감염이 발생한다. 감염부위의 조직은 가운데 부분에 감염된 큰포식세포가 존재하고 활성화된 T세포가 그 둘레를 형성하는 육아종(granuloma)이라는 특징적인 형태를 보인다. 저항성이 있는 병원체가 포함되어 있으면 육아종의 중앙부위는 큰포식세포가 융합되어 거대세포(giant cell)가 나타난다.

(2) T_H2세포

감염이 발생하는 동안 2차 림프조직의 T세포 영역(T cell zone)에 있는 효과 T세포는 항원제시세포에 의해서 활성화되고, T_H2세포로 분화한다. T_H2세포는 B세포에게 감염성 인자의 제거를 위한 항체생산을 도와준다. 림프조직을 지나는 미경험 B세포가 항원과 만나면 항원을 제시한다. 순환하는 B세포는 T세포 영역을 지나며, T_H2세포와 상호작용을 한다. MHC class Ⅱ분자에 의해서 제시된 펩티드를 T_H2세포가 인지하면, T_H2세포는 CD40L를 합성하고, B세포의 CD40와 결합한다. T_H2세포는 CD40L의 합성뿐만 아니라 IL-4를 분비하는데, CD40L과 IL-4 자극을 통하여 B세포는 활성화되고 증식한다. T_H2세포에 의해서 생산되는 IL-5, IL-6는 B세포가 형질세포로 분화하도록 도와준다(그림 6-10).

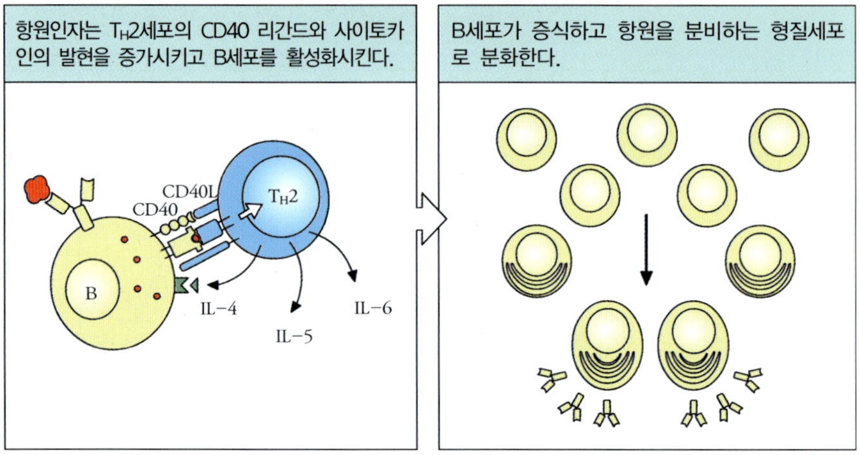

▲ 그림 6-10. T_H2세포에 의한 B세포의 증식 및 분화.

▲ 표 6-2. 나병의 면역학적 방어기전에 따른 분류

	결핵형나병	나종형나병
면역학적 방어기전	T_H1세포의 활성화를 통한 세포매개면역	T_H2세포의 활성화를 통한 체액면역
	IL-2, IFN-γ, TNF-α분비	IL-4, IL-5, IL-10 분비
	큰포식세포 활성화	B세포 활성화
	세포 내 나병균 제거	항체 생산
임상증상	피부에 대칭적인 결절이나 구진과 같은 국소 감염	균이 조직에서 증식하며, 때때로 고감마글로불린혈증
	코 점막에 침범하며 코막힘, 출혈	뼈, 연골조직, 신경과 같은 전신감염

(3) T_H1과 T_H2세포의 균형

CD4+ T세포는 선천면역반응에 의해서 생성된 사이토카인에 의해서 T_H1이나 T_H2세포로 분화할 것인지가 결정이 된다. IL-12와 IFN-γ의 생산이 증가되면 T_H1세포로 분화하고, IL-4가 주를 이루면 T_H2세포가 된다. 관련된 사이토카인은 다른 종류의 분화 또는 기능을 억제한다. T_H1 사이토카인인 IFN-γ는 T_H2세포의 활성화를 억제하고, T_H2 사이토카인인 IL-10과 전환성장인자베타(transforming growth factor-β; TGF-β)는 T_H1세포의 활성화와 증식을 억제한다. 그러므로, T_H1나 T_H2세포의 균형 및 감염에 따른 작용기전의 선택

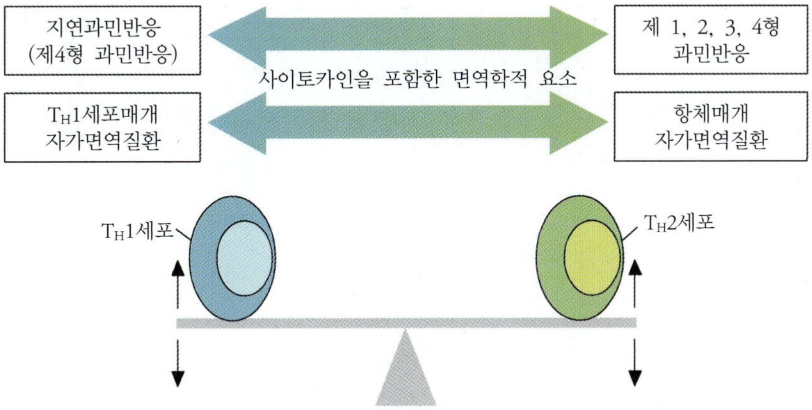

▲그림 6-11. T_H1세포와 T_H2세포의 균형과 불균형. 도움 T세포의 면역반응에서 T_H1세포와 T_H2세포의 작용은 균형을 이룬다. T_H1세포의 반응으로 치우친 경우에는 지연과민반응, T세포매개자가면역질환이 일어나고, T_H2세포의 반응이 더 강한 경우에는 제1~4형 과민반응, 항체매개자가면역질환이 나타날 수 있다.

은 중요하다. 나병(leprosy)환자의 경우는 환자가 T_H1 또는 T_H2세포의 활성화에 따라서 임상적으로 결핵형(tuberculoid leprosy)과 나종형(lepromatous leprosy)나병으로 구분할 수 있다. 나병균은 세포 내 미생물이기 때문에 효과적인 세균의 제거를 위해서는 T_H1세포의 활성이 필요하다. T_H1세포의 활성화는 큰포식세포의 활성화를 일으켜서 감염균을 제거할 수 있고, 질병이 국소적인 감염으로 끝나게 한다. 이것을 결핵형나병이라고 한다. 반대로 T_H2세포가 활성화되어서 항체가 분비가 되는 경우 결국, 세균 제거가 제대로 이루어지지 못해서 전신적인 감염이 일어나는 나종형나병이 된다(표 6-2). 감염 이외에도 T_H1과 T_H2세포의 불균형으로 인하여 자가면역질환과 과민반응이 나타난다(그림 6-11).

2) 세포독성 T세포(T cytotoxic cell)

세포독성 T세포는 감염된 세포를 제거하여 감염되지 않은 건강한 세포를 지키는 임무를 수행한다. 세포독성 T세포의 기능이 결여된 사람은 지속적인 바이러스 감염이 나타난다. 이는 세포독성 T세포가 바이러스 감염에 중요한 역할을 한다는 것을 의미한다. 효과 세포독성 T세포는 저장된 용해과립(lytic granule)이 있는데 이것은 변화된 리소좀(lysosome)으로 세포독소(cytotoxin)라고 불리는 특성화된 단백질의 혼합물을 포함하고 있다. 세포독성 T세포는 비활성화된 상태에서도 세포독소를 생산한다. 세포독소는 특이 항원의 자극이 오면 용해과립으로 이동한다. 감염된 부위로 이동한 세포독성 T세포는 감염된 세포에서 제시한 특

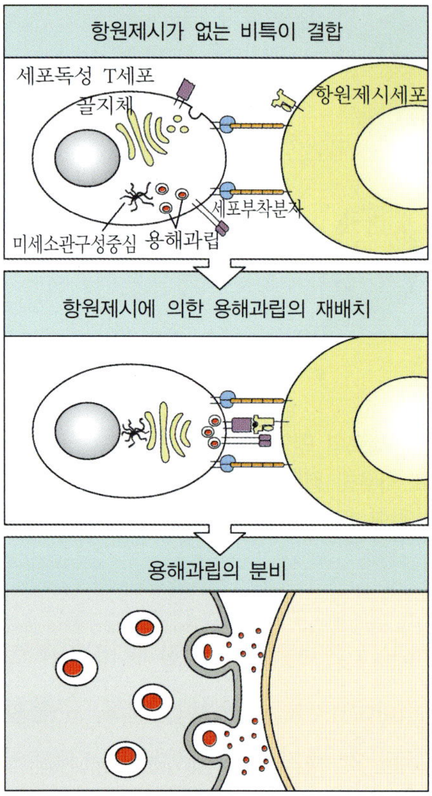

▲그림 6-12. 세포독성 T세포에 의한 세포독소의 분비과정.

이 펩티드- MHC class I 복합체를 인식한다. 항원을 인식한 세포독성 T세포는 용해과립을 분비하여 감염된 항원제시세포에게 전달한다. 세포독성 T세포는 항원제시세포가 죽기 시작하면 항원제시세포에서 떨어져 나와 새 과립을 만들고 다른 감염세포를 연속적으로 제거할 수 있다(그림 6-12).

세포독성 T세포는 두 가지 서로 다른 경로를 통해서 감염된 세포의 세포자멸사를 일으킨다. 첫 번째는 퍼포린(perforin)이라는 세포막의 구멍을 뚫는 단백질, 세포막의 구성을 흐트러뜨리는 그라뉼리신(granulysin), 단백분해효소에 속하는 그랜자임(granzyme)과 같은 세포독소에 의한 세포파괴이다. 퍼포린과 그라뉼리신은 그랜자임이 항원제시세포에 들어갈 수 있도록 세포막에 구멍을 형성한다. 세포 안으로 들어간 그랜자임은 감염세포 내 특정 단백질을 분해시키고, 핵산분해효소와 다른 효소들을 활성화시켜서 세포자멸사를 일으킨다. 세포독성 T세포는 세포 표면에 Fas 리간드(Fas ligand)를 발현하고, 항원제시세포의 Fas 분자에 결합한다. 이 상호작용이 항원제시세포로 하여금 세포자멸사를 일으키는 두 번째 신호를 전달한다. Fas-Fas리간드 결합이 세포자멸사를 일으키는 것은 감염된 세포를 제거하는데 있어서는 아주 미비한 작용기전이지만, T세포의 발달과정에서 부적절한 림프구를 제거하는 데는 매우 중요하다. Fas 분자에 결함이 있으면 비정상적인 T세포가 생성되고, 이 세포에 의하여 자가면역질환인 자가면역림프구증식증후군(autoimmune lymphoproliferative syndrome ; AIPS)이 나타난다.

세포독성 T세포는 IFN-γ를 분비하여 감염된 세포에서 바이러스의 복제를 억제하며, MHC class I에 의한 항원제시를 증가시킨다. 또한 IFN-γ는 큰포식세포를 활성화시켜서 감염된 세포를 제거한다. 그림 6-13은 T_H1, T_H2세포, 세포독성 T세포의 다양한 효과분자를 정리한 것이다.

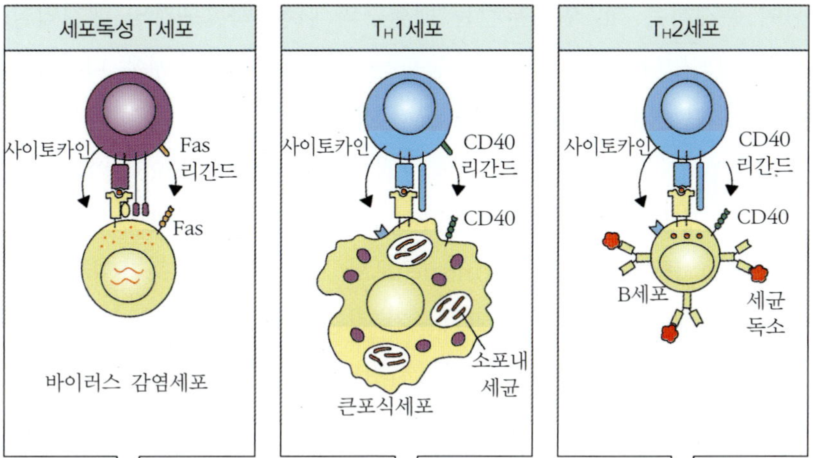

효과분자	그 외
퍼포린 그랜자임 그라뉼리신 Fas 리간드	IFN-γ TNF-α TNF-β

효과분자	그 외
IFN-γ GM-CSF TNF-α CD40 리간드 Fas 리간드	IL-3 TNF-β (IL-2)

효과분자	그 외
IL-4 IL-5 IL-15 CD40리간드	IL-3 GM-CSF IL-10 TGF-β eotaxin

▲ 그림 6-13. 세 가지 유형의 효과 T세포의 발현분자.

3) 억제 T세포(T suppressor cell)

T_H1세포에 의해 생산된 사이토카인은 T_H2세포의 기능을 억제하고, T_H2세포에서 생산된 사이토카인은 T_H1세포의 기능을 억제한다. 면역반응에서는 활성화와 억제기능의 균형을 통해서 면역조절을 하는 T세포가 존재하는데, 이를 조절 또는 억제 T세포라고 한다. 억제 T세포는 IL-2 수용체의 α사슬인 CD25를 많이 발현하고, 자가항원에 대한 관용(tolerance)에 작용해서 자가면역질환을 예방한다. 면역반응이 일어나는 동안에 효과 T세포의 증식을 제한하여 건강한 세포와 조직의 이차적인 손상을 방지한다.

4) 사이토카인

사이토카인은 세포에서 분비하여 세포와 세포간의 매개인자로 작용하는 단백질을 지칭한다. 특히 면역반응에서 세포에 의하여 분비된 다양한 사이토카인은 세포 간 연결을 시키는 중요한 역할을 한다. 사이토카인 중에서 단핵구에 의해서 생성되는 것을 모노카인(monokine)이라고 하며, 림프구에 의해서 생산되어 세포매개반응을 조절하는 단백질을 림포카인(lymphokine)이라고 한다. 면역을 조절하는 사이토카인으로는 다양한 인터루킨

(interleukin)이 존재하는 데, 인터루킨은 백혈구와 다른 백혈구간의 매개역할을 한다는 의미에서 용어가 유래되었다. 사이토카인의 농도는 종류에 따라서 매우 다양하다. 일반적으로 혈액 내 존재하는 호르몬의 농도는 나노몰(nM) 정도가 유지되는 데 비하여, IL-6와 같은 사이토카인은 피코몰(pM) 농도로 존재하다가 감염에 의한 염증반응이 진행될 때는 1,000배까지 증가한다. 사이토카인은 작용방법에 따라서 자가분비(autocrine), 주변분비(paracrine), 내분비(endoncrine) 또는 호르몬(hormone)으로 구분된다. 세포가 분비한 사이토카인에 스스로 자극받는, 즉 분비한 세포와 목표세포가 같은 경우에 자가분비 사이토카인이라고 한다. 분비한 사이토카인이 주변의 세포를 자극시키면 주변분비라고 한다. 내분비 또는 호르몬은 멀리 떨어져 있는 세포가 분비한 사이토카인이 다른 세포에 영향을 주는 것으로서 일반적으로 혈액을 통하여 운반된다(**사이토카인의 종류와 특성은 부록 I 참조**).

핵심 용어

- **공동자극분자(costimulatory molecule)** : 주조직적합복합체와 T세포 수용체(MHC-TCR)의 결합에 의한 T세포 활성화를 도와주는 분자.
- **림포카인(lymphokine)** : 림프구가 분비하는 사이토카인.
- **모노카인(monokine)** : 단핵구가 분비하는 사이토카인.
- **사이토카인** : 세포에서 분비하여 세포와 세포간의 매개인자로 작용하는 단백질.
- **항원보강제(adjuvant)** : 항원에 대한 면역반응을 증가시켜주는 물질.

핵심문제

문제 1 2차 림프기관이 아닌 다른 감염부위의 항원을 2차 림프기관에 있는 T세포에게 제시하는 세포는?

① B세포 ② T세포
③ 호중구 ④ 수지상세포
⑤ 자연살해세포

문제 2 수지상세포에 의한 T세포의 활성화에서 주조직적합복합체와 T세포 수용체의 결합에 의한 신호전달은 중요하다. 하지만, 공동자극분자의 신호전달이 없으면 T세포의 활성화는 일어나지 않는데. 이 역할을 하는 수지상세포의 분자는?

① B7 ② CD28
③ CD55 ④ CTLA4
⑤ L-selectin

문제 3 단백질 항원에 의하여 면역반응이 잘 유도되지 않거나 확실한 면역반응을 생성하기 위해서는 단백질 항원과 특정세균 또는 세균의 일부분을 함께 혼합해야만 일어나는데, 이 성분의 명칭은?

① 면역원(immunogen) ② 운반체(carrier)
③ 초항원(superantigen) ④ 합텐(hapten)
⑤ 항원보강제(adjuvant)

문제 4 항원보강제의 작용으로 옳은 것은?

① B세포의 분화를 촉진
② T세포의 분화를 촉진
③ T세포 수용체의 발현을 억제
④ 공동자극분자의 발현을 촉진
⑤ 주조직적합복합체에 결합한 항원펩티드의 인식

문제 5 **활성화된 T세포가 발현하는 분자로 옳지 않은 것은?**

① CD2
② CD4
③ LFA-1
④ L-selectin
⑤ VLA-4

문제 6 **항원제시세포의 B7과 결합하는 T세포의 단백질은?**

① CD4
② CD8
③ CD28
④ CD45
⑤ CD62

문제 7 **항원제시세포에 의한 T세포의 활성화 신호전달과정에 속하는 티로신 키나아제는?**

① Lck
② NFAT(nuclear factor of activated T cell)
③ NF-κB(nuclear factor kappa-κB)
④ Rac
⑤ Ras

문제 8 **T세포의 활성화 및 증식에 중요한 사이토카인은?**

① IL-2
② IL-3
③ IL-5
④ IL-6
⑤ IL-8

문제 9 **T_H1세포에서 생산되는 사이토카인에 대한 설명이다. 옳은 것은?**

① IL-2는 큰포식세포를 감염부위로 안내한다.
② IL-3는 T세포의 증식을 유도한다.
③ 단핵구화학주성단백질-1(MCP-1)은 T세포의 분화를 촉진한다.
④ 종양괴사인자(TNF-α와 TNF-β)는 혈관내피세포와 호중구를 결합시킨다.
⑤ 과립백혈구-큰포식세포 집락자극인자(GM-CSF)는 골수에서 림프구를 증가시킨다.

문제 10 **효과 T세포에 대한 설명이다. 옳은 것은?**

① 큰 전 T세포의 또 다른 이름이다.
② 미경험 T세포의 활성화된 형태이다.
③ 활성화되고 증식한 T세포이다.
④ 활성화된 T세포에서 분화한 형태이다.
⑤ $\gamma\delta$ T세포를 $\alpha\beta$ T세포와 구분하기 위한 용어이다.

문제 11 **효과 T세포에 존재하는 단백질을 모두 고르시오.**

① CD25
② CD44
③ CD45
④ CD62L
⑤ CD69
⑥ CD122
⑦ CD127

문제 12 **효과 T세포가 미경험 T세포에 비하여 증가한 기능으로 옳지 않은 것은?**

① 림프구 귀향
② 세포의 활성화
③ 감염세포의 제거
④ 세포부착분자의 발현
⑤ IL-2 수용체의 발현

문제 13 **T세포와 항원제시세포의 상호 작용하는 단백질의 연결로 옳은 것은?**

	①	②	③	④	⑤
T세포	CD3	CD28	ICAM-3	LFA-1	T세포 수용체
항원제시세포	CD19	ICAM-1	DC-SIGN	B7-1	B세포 수용체

문제 14 **효과 T세포가 미경험 T세포보다 발현이 높은 단백질은?**

① CD45RA
② CD62L
③ CD127
④ CCR7
⑤ Fas 리간드

문제 15 **면역억제제로 사용되는 사이클로스포린 A(cyclosporin A)와 타크로리무스(tacrolimus)는 T세포에서 생산되는 어떠한 사이토카인을 억제하는가?**

① IL-1
② IL-2
③ IL-3
④ IL-4
⑤ IL-5

문제 16 CD8+ T세포는 감염된 세포에 대하여 세포독성(cytotoxicity)을 나타내는데 관련된 분자를 모두 고루시오.

① CD40
② IL-3
③ 그라뉼리신(granulysin)
④ 그랜자임(granzyme)
⑤ 퍼포린(perforin)

문제 17 결핵형나병과 나종형나병의 비교를 통해서 알 수 있는 중요한 면역양상은?

① T세포의 분화
② T_H1세포의 활성화
③ T_H2세포의 활성화
④ T_H1과 T_H2세포의 균형
⑤ 자가 T세포의 제거

문제 18 억제 T세포의 기능 부재로 나타날 수 있는 양상은?

① T_H1 세포의 불활성화
② T_H2 세포의 불활성화
③ 면역관용의 증가
④ 효과 T세포의 세포자멸사
⑤ 자가면역질환의 발병

문제 19 수지상세포의 항원처리 및 항원 제시 경로와 자극시키는 T세포로 옳지 않은 것은? 실력

① 바이러스 감염 - 세포독성 T세포
② 상호제시(cross-presentation) - 세포독성 T세포
③ 큰포음작용(macropinocytosis) - 도움 T세포
④ 수용체 매개 세포이입과정(receptor-mediated endocytosis) - 도움 T세포
⑤ 감염부위에서 온 수지상세포가 림프조직의 수지상세포로 항원전달 - 도움 T세포

해설 | 감염부위에서 온 수지상세포는 바이러스 항원을 림프조직의 수지상세포에게 전달한다. 림프조직의 수지상세포는 항원을 세포독성 T세포에게 제시하여 활성화시킨다.

문제 20 자가면역림프구증식증후군(AIPS)의 원인분자와 역할을 각각 고르시오. (실력)

(원인분자)

① MCP-1
② CD40
③ Fas
④ IL-3
⑤ TNF-α

(역할)

① 분화(differentiation)
② 세포자멸사(apoptosis)
③ 화학주성(chemotaxis)
④ 증식(proliferation)
⑤ 친화력성숙(affinity maturation)

정답 1. ④ 2. ① 3. ⑤ 4. ④ 5. ④ 6. ③ 7. ① 8. ① 9. ④ 10. ④ 11. ①, ②, ③, ⑤, ⑥ 12. ① 13. ③ 14. ⑤ 15. ② 16. ③, ④, ⑤ 17. ④ 18. ⑤ 19. ⑤ 20. ③, ②

함께 생각하고, 토론해봅시다.

토론 1 타크로리무스와 같은 새로운 면역억제제를 개발하려고 합니다. T세포 활성에 작용하는 Lck, PLC-γ, NF-κB 등 관련신호전달분자를 억제하는 물질이면 모두 가능하지 않을까요?

Point▸ T세포에 존재하는 신호전달단백질은 다른 세포에도 존재하며, 세포마다 다양한 기능을 합니다.

토론 2 효과 도움 T세포는 T_H1과 T_H2세포로 분화합니다. T_H3세포가 발견된다면 어떠한 역할을 하는 세포일까요?

Point▸ T_H1과 T_H2세포의 면역학적인 기능을 이해하고, 항원에 대응하는 도움 T세포의 부족한 부분을 생각합니다.

07 B세포의 체액면역 (Humoral immunity of B cells)

학습목표 **B세포에 의한 항체생산과정 및 항체에 의한 체액면역반응을 이해한다.**

1. 항원에 의한 미경험 B세포의 활성화과정을 이해한다.
2. 미경험 B세포에서 형질세포로의 분화과정을 이해한다.
3. 체액면역에서 나타나는 효율적 방어기전을 이해한다.
4. 각 항체의 작용기전과 면역학적 특이성을 이해한다.
5. 항체매개에 의한 항원제시세포의 제거과정을 이해한다.

1. 체액면역의 단계

선천면역에서 제거되지 않고, 계속적으로 감염되어 있는 항원은 다음 방어단계인 후천면역을 일으킨다. 후천면역에서는 T세포매개면역에 의하여 활성화된 체액면역이 주된 역할을 하며, 이 때 역할을 하는 단백질이 바로 항체이다. 항체는 세포 외부에 존재하는 미생물 및 미생물 독소를 중화하고 제거하는 기능을 가진다. 채액면역은 다당류 및 지질을 포함하는 피막(capsule)과 독소에 대한 방어에서 세포면역보다 더 중요한 역할을 한다. 그 이유는 T세포가 단지 단백질 항원만을 인식하고 반응하는 반면에, B세포는 여러 유형의 분자에 대하여 반응하고, 모든 분자들에 대해서 항체를 생산하기 때문이다. 미경험 B세포는 항원을 인식하지만, 항체를 분비하지는 않는다. 미경험 B세포가 활성화 된 후에 형질세포로 분화하면 항체를 분비하게 된다.

미경험 B세포는 B세포 수용체(B cell receptor)로서 세포막 표면에 발현되는 면역글로불린을 가지고 있다. B세포 발달과정에서 알아보았던 것처럼 IgM과 IgD 두 종류가 수용체로

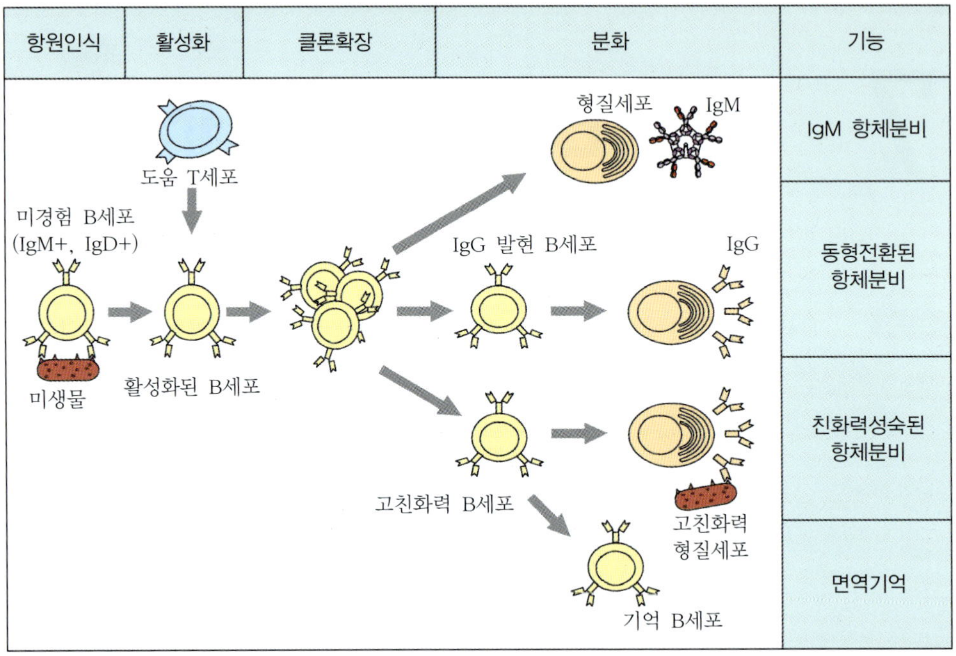

▲ 그림 7-1. 체액면역반응의 단계. 미경험 B림프구는 항원을 인식하고, 도움 T세포 및 다른 자극들에 의하여 활성화 된 후, 증식하여 클론을 확장한다. 최종적으로 분화하여 항체를 분비하는 형질세포가 된다. 활성화된 B세포의 일부는 중쇄 동형전환 및 친화력성숙을 일으키고, 일부는 장기간 생존하는 기억세포가 된다.

존재한다. 항원을 인식하고 반응을 일으킨 미경험 B세포는 활성화되고, 증식 및 효과세포로 분화한다. 최종적으로 분화된 형질세포는 항체를 분비하고 분비된 항체는 항원을 인식하고 제거하는 역할을 한다. 분비된 항체는 처음 B세포가 가지고 있던 IgM이 대부분이지만, 좀 더 효율적인 면역반응을 위하여 IgG와 같은 다른 동형의 항체로 전환한다. 이를 동형전환(class switching 또는 isotype switching)이라고 한다. 또한 단백질 항원에 대한 반복적인 노출은 생산되는 항체의 친화력을 높이는데 이 과정을 친화력성숙(affinity maturation)이라고 한다. 개체는 친화력성숙을 통해 좀 더 효율적으로 항원을 제거할 수 있다. 일부의 세포는 기억 B세포(memory B cell)가 되어 재감염 때에 활성화와 분화과정을 거치지 않고, 바로 항체를 분비하여 신속하고, 효과적으로 감염을 제거할 수 있다(그림 7-1).

2. B세포의 활성화 기전

1) B세포 수용체에 의한 신호전달경로

2장에서 기술한 바와 같이 단백질, 다당류, 지질 또는 작은 화합물과 같은 항원의 인식은 항원제시세포에 의해서 항원처리과정을 거친 후에 도움 T세포를 활성화시킨다. 활성화된 도움 T세포는 B세포를 활성화시키는데 중요한 역할을 한다. 도움 T세포가 작용하는 항원, 즉 가슴샘의존항원에 의하여 B세포가 활성화되는 기전이 있다. 또 다른 기전으로는 다당류, 지질 및 비단백질과 같은 항원은 도움 T세포의 관여없이 직접적으로 B세포를 자극하여 항체를 생산하는 것이다. 즉, 가슴샘비의존항원에 의한 B세포 활성화 기전이다(2장 참조).

항원이 조직이나 혈액 안으로 들어오면 일부는 말초림프계로 운반되어 B세포가 밀집된 소포 안으로 모인다. 항원이 B세포 구역 내로 모이는 기전은 아직까지 알려지지 않았다. 항원에 대한 특이 B림프구는 면역글로불린 수용체를 이용하여 항원상태 그대로를 인식한다. 항원으로 인한 활성화 신호가 일어나기 위해서는 B세포 수용체가 무리를 지어 2개 이상의 항원 분자와 집합체를 형성하거나 항원 내 반복적으로 존재하는 항원결정인자들과 결합해야 한다. 다당류, 지질 및 다른 비단백질 항원은 흔히 각 분자들마다 다수의 동일한 항원결정인자가 반복적으로 나타나므로 수용체에 교차연결(cross-linking)로 동시에 결합할 수 있다.

B세포 수용체에 결합하고 있는 Igα, Igβ는 티로신 기반 활성화 모티프(ITAM)를 가지고 있으며, Blk, Fyn, Lyn과 같은 티로신 키나아제와 연결되어 있다. 항원과 B세포 수용체가 결합하면 Blk, Fyn, Lyn를 활성화시켜서 Igα와 Igβ의 티로신 기반 활성화 모티프를 인산화한다. Igβ의 인산화된 부분을 Syk 티로신 키나아제가 인식한 후에 Syk는 활성화되고 세포 내 신호전달을 일으킨다. T세포 수용체의 신호전달과정과 유사하며, 일부 다르게 신호가 전달되는 부분도 있다(그림 7-2). 최종적으로 B세포의 증식 및 분화에 관여하는 유전자의 발현을 증가시킨다.

2) B세포 공동수용체의 역할

항원과 B세포 수용체의 교차결합은 미경험 B세포를 활성화시키는 신호를 전달하지만, 이 신호만으로는 B세포가 활성화 되지는 않는다. 따라서 추가적인 활성화 신호전달과정이 필요한데, B세포 공동수용체(B cell coreceptor)로 알려진 B세포 표면에 있는 단백질이 관여한다. B세포 공동수용체는 제2형 보체수용체(complement receptor 2 ; CR2)인 CD21,

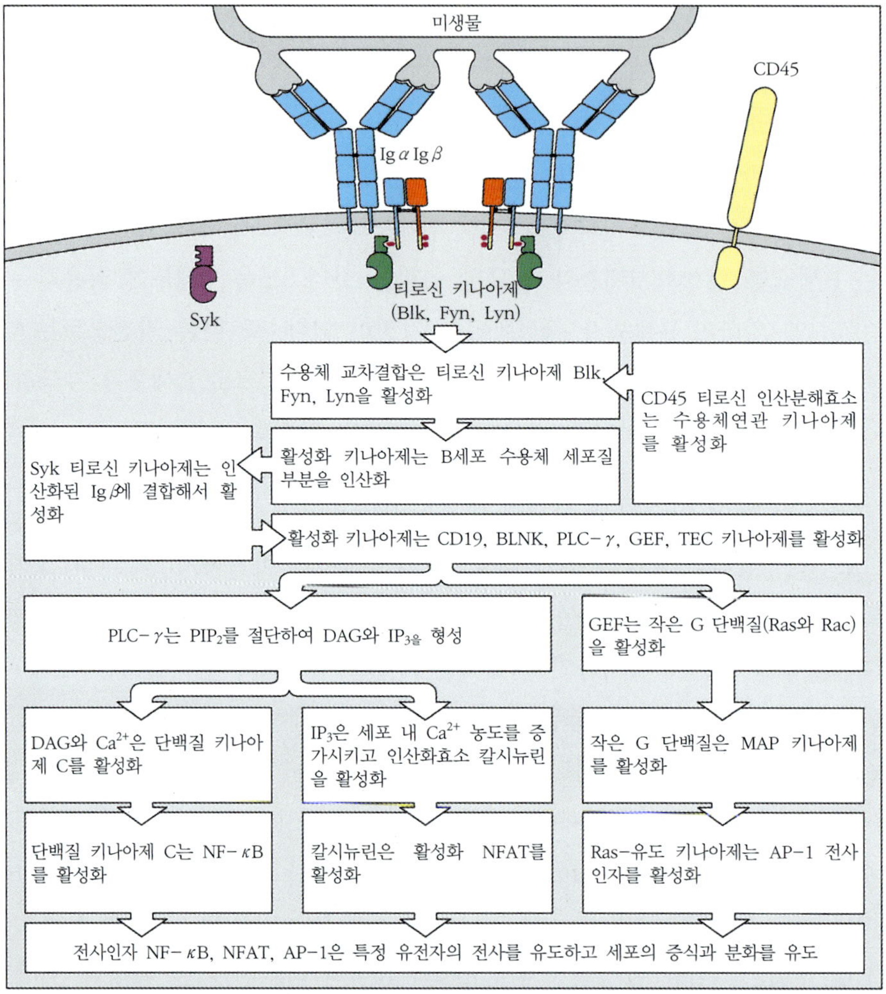

▲ 그림 7-2. 항원과 B세포 수용체 결합에 의한 B세포 내 신호전달과정. 항원제시에 의한 미경험 T세포의 신호전달경로와 유사하나 Blk와 같은 B세포 내 특이신호전달단백질을 포함한다.

CD19, CD81 (TAPA-1)이 있다. 미생물이 보체계통을 활성화시키면 미생물 표면에는 C3의 분해 산물이 결합하게 된다. 이 중의 하나가 C3d이다. C3d는 CR2와 결합하여 항원을 인식하는데 도움을 주며, 항원에 의한 B세포 활성화를 증진시킨다. CD19는 Lyn에 의해 인산화가 된 후에 B세포의 활성화를 위한 신호전달과정을 도와준다. CD81은 아직까지 정확한 기능을 알지 못한다 (그림 7-3).

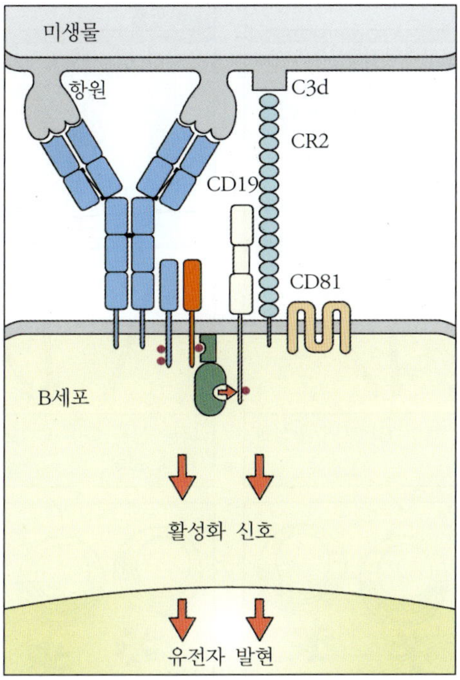

▲ 그림 7-3. B세포 공동수용체에 의한 신호전달. 제2형 보체수용체(CR2)가 병원체 표면에 있는 C3d에 결합하면 B세포 공동수용체 복합체와 B세포 수용체가 함께 모인다. CD19는 B세포 수용체와 연관된 티로신 키나아제에 의해서 인산화된다. B세포 수용체와 공동수용체의 활성화 신호는 B세포를 증식, 분화시킨다.

3) 가슴샘 의존성

항원은 T세포의 작용 유무에 따라서 가슴샘의존항원과 가슴샘비의존항원으로 구분된다. 가슴샘비의존항원은 항원의 특성에 따라서 가슴샘비의존항원-1과 가슴샘비의존항원-2가 있다(**표 2-1**). 병원체에 대한 항체반응의 시작은 가슴샘비의존항원에 의해서 이루어지지만, 병원체에 대한 항체반응의 대부분은 가슴샘의존항원에 의해서 나타난다.

(1) 가슴샘비의존항원에 의한 B세포의 활성화

가슴샘비의존항원-1에 속하는 지질다당질(lipopolysaccharide ; LPS)은 **그림 7-4**와 같이 수용체인 CD14에 결합하거나 다른 수용체인 Toll-like receptor(TLR)에 결합하여 활성화 신호를 보낸다. 지질다당질은 B세포 표면의 CD14에 결합하기 위해서 지질다당질 결합단백질(lipopolysaccharide-binding protein)과 복합체를 형성한다. B세포 수용체의 신호와 CD14를 포함한 다른 B세포 공동수용체의 신호는 B세포를 활성화시키고 증식시킨다. 결국, B세포는 항지질다당질 항체를 형성하는 형질세포로 분화한다. B세포 수용체가 세균

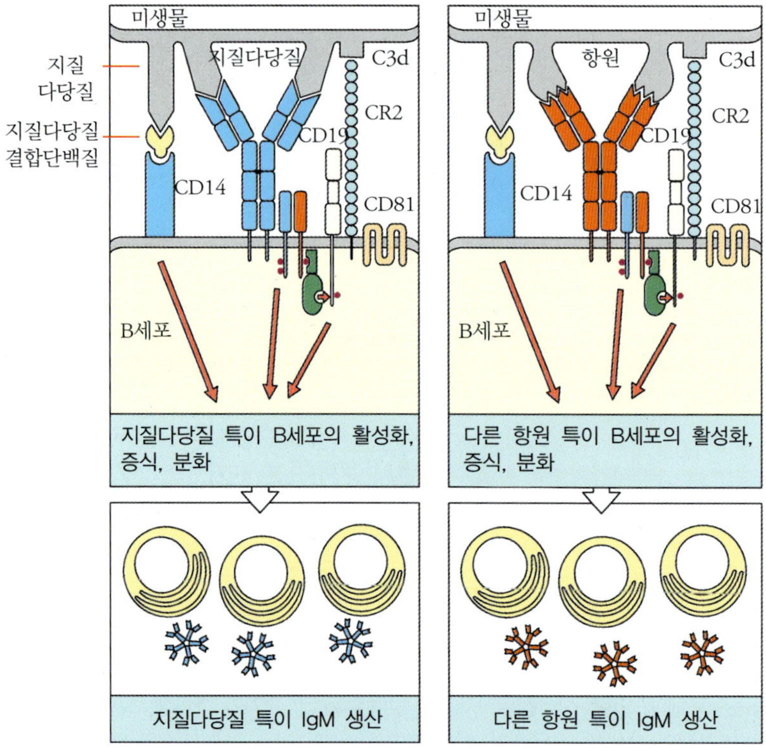

▲ 그림 7-4. 가슴샘비의존항원에 의한 B세포의 활성화. 그람음성 세균의 지질다당질과 같은 항원들은 스스로 B세포를 활성화시켜서 항체를 생산하는 형질세포로 분화시킨다.

표면에 있는 다른 항원과 결합을 해도 CD14에 의한 신호가 작용해서 다른 항원에 특이적인 항체를 생산하는 형질세포를 만들 수 있다. 가슴샘비의존항원에서 나타나는 형질세포는 동형전환이 일어나지 않아서 오로지 IgM만 분비한다. 이러한 이유는 T세포가 분비하는 사이토카인이 가슴샘의존항원에서는 나타나지만, 가슴샘비의존항원에서는 존재하지 않기 때문이다.

(2) 가슴샘의존항원에 의한 B세포의 활성화

가슴샘비의존항원에 의한 B세포 활성화와는 달리 가슴샘의존항원은 B세포의 활성화를 위하여 반드시 T세포의 도움을 필요로 한다. B세포는 항원제시세포로 작용해서 가슴샘의존항원과 결합한 후에 항원처리과정을 거친다. 이 때, B세포는 항원과 결합하면서 첫 번째 활성화 신호를 받는다. 두 번째 신호는 T세포에 의해서 이루어진다. B세포 표면에 있는 MHC class II 분자에 결합된 항원펩티드 제시는 도움 T세포에 의해서 인식된다. 이러한 결합은 T세포와 B세포의 CD40-CD40L 결합을 일으키고, T세포의 NF-κB를 활성화시킨다. 이

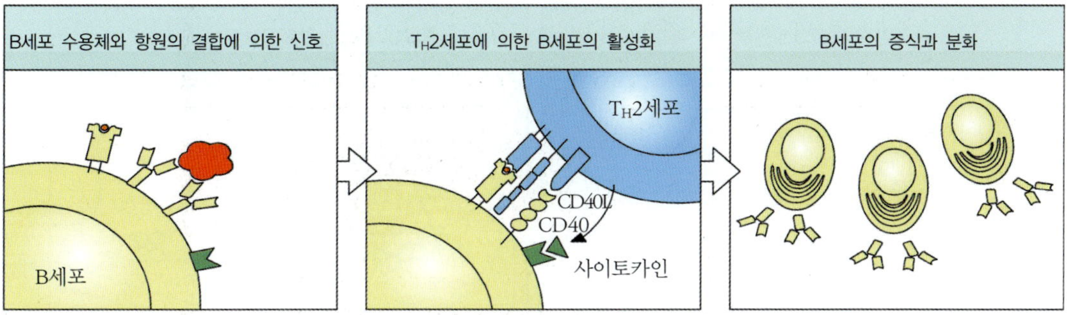

▲ 그림 7-5. 가슴샘의존항원에 의한 B세포 활성화.

전사인자는 세포간 부착분자-1(ICAM-1)의 표면 발현을 증가시키고, B세포와 도움 T세포의 상호작용을 강화시킨다. 활성화된 도움 T세포는 사이토카인의 분비를 증가시키고, 특히 T_H2세포에서 생산되는 IL-4를 증가시킨다. 분비된 IL-4는 B세포를 증식시키는데 필수적이다. 사이토카인이 B세포에 있는 사이토카인 수용체에 결합하면서 두 번째 B세포 활성화 신호가 전달되면 B세포는 증식하고 분화하여 항체를 분비하는 형질세포가 된다(그림 7-5).

4) 림프기관에서 B세포의 분화과정

B세포는 림프절의 T세포 영역에서 T세포와의 상호작용에 의해서 활성화되고, 속질끈(medullary cord)으로 이동한다. 여기에서 며칠 동안 분열을 지속하는 B림프모구(B lymphoblast)를 형성하는데, 속질끈을 B세포 증식의 1차원부위(primary focus)라고 부른다. 일부의 B림프모구는 속질끈에서 IgM을 분비하는 형질세포로 분화하고, 다른 B림프모구들은 도움 T세포에 부착되어 있는 상태로 1차소포(primary follicle)로 이동한다. 이 후에 중심모세포(centroblast)라고 불리는 세포로 분화한다. 중심모세포는 세포분열을 통하여 세포의 수가 증가하고, 이에 따라서 소포의 모양은 변화한다. 이 부분이 배중심(germinal center)이 된다(그림 7-6과 그림 7-7). 중심모세포가 더 분화하면 중심세포(centrocyte)가 된다. 중심세포는 중요한 특징이 있다. 세포분열이 일어나지 않고 면역글로불린 유전자에서 체성과변이가 일어난다. 물론 체성과변이가 일어나기 위해서는 T세포의 사이토카인 자극이 있어야 한다. 체성과변이가 일어난 이후에 각각의 중심세포에 의해서 표현되는 면역글로불린은 변이되지 않는 면역글로불린보다 항원에 대한 친화력의 정도가 다양하다. 새롭게 형성된 중심세포는 배중심의 암대에서 이동하여 명대의 여포수지상세포(follicular dendritic cell)와 접촉한다. 여포상수지세포의 제1형 보체 수용체(CR1)와 제2형 보체 수용체(CR2)는 C3b

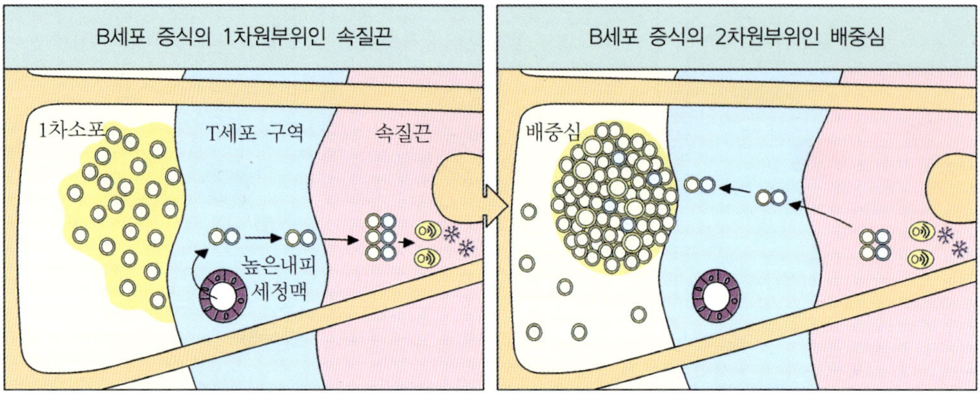

▲ 그림 7-6. 림프절에서 B세포 증식 및 분화의 위치. B세포와 T세포는 T세포구역에서 만난 후 속질끈으로 이동한다. 이동한 세포들은 증식하고 분화하여 1차원부위를 형성한다. 이후에 일부 B세포와 T세포는 1차소포로 이동하고, 증식하고 분화하여 2차원부위인 배중심을 형성한다.

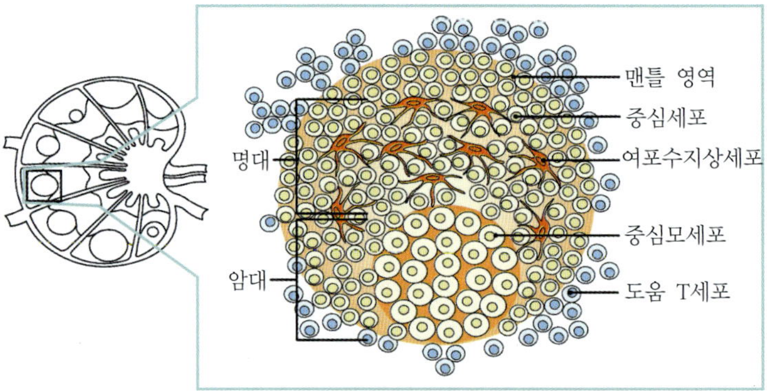

▲ 그림 7-7. 배중심 단면도. 배중심은 B세포의 분화 및 증식이 일어난다. 중심모세포가 밀집된 부분을 암대라고 하며 더 분화된 중심세포가 있는 부분을 명대라고 한다.

와 C3d가 붙어있는 항원과 결합한다. 보체 수용체와 결합한 항원은 바로 세포 안으로 들어가지 않고, 일정기간 동안 결합한 상태로 세포 표면에 유지가 된다. 여포수지상세포 표면에 결합한 면역복합체는 구슬모양으로 돌기를 형성하는데, 이러한 돌기들을 이코소체(iccosome)라고 한다. 여포수지상세포는 이코소체를 통하여 중심세포에게 항원을 제시할 수 있다. 만일 중심세포가 여포수지상세포로부터 충분한 항원을 포획하면 즉, 항원과 친화력이 높은 중심세포는 도움 T세포가 밀집되어 있는 명대의 외측으로 이동한다. 이동한 중심세포는 CD40리간드를 가지고 있는 도움 T세포와 접촉해서 생존하게 된다. 하지만, 친화력이 낮은 세포는 세포자멸사에 의해서 사멸한다(그림 7-8). 면역반응이 진행되는 동안에 항원에 대한 항체의 친화력은 계속해서 높아진다. 이러한 친화력성숙과정은 2차 림프기관에 있는 중심세포에서 일어난다고 말할 수 있다. 중심세포는 계속 분화하여 항체를 생산하는 형질세포

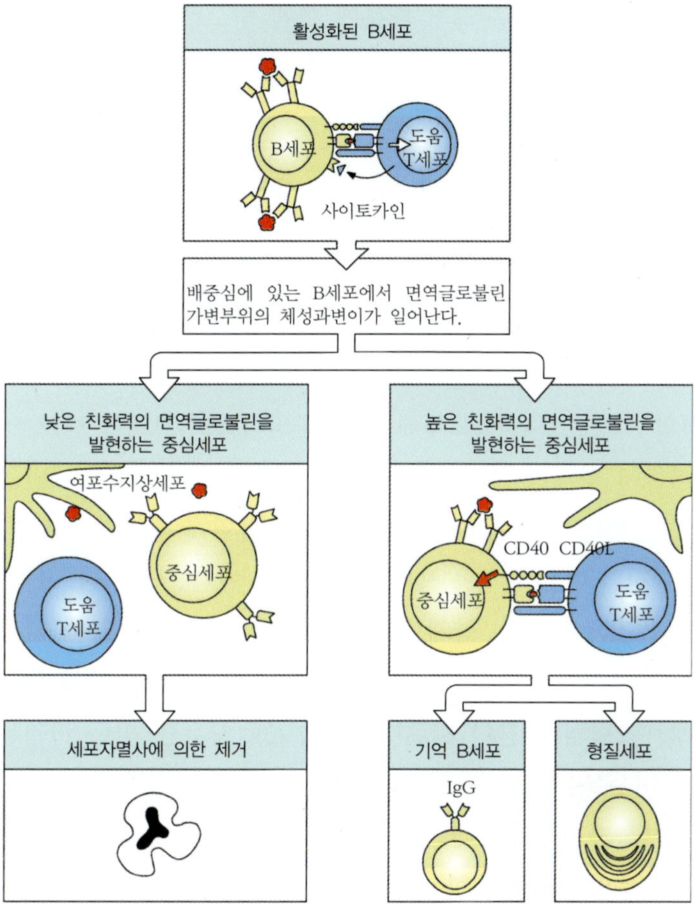

▲ 그림 7-8. B세포의 분화 및 세포자멸사 과정. 항원에 대한 친화력이 다른 면역글로불린이 체성과변이에 의해서 생긴다. 항원에 대한 친화력이 높은 면역글로불린 발현세포는 생존하지만, 친화력이 약한 세포는 세포자멸사로 제거된다.

로 되거나, 장기간 생존하는 기억세포가 된다.

3. 항체의 기능

1) 동형항체의 역할

미경험 B세포는 B세포 수용체로서 IgM과 IgD을 가지고 있는데, 항체반응에서 초기에 분비되는 항체는 IgM이다. IgM은 골수, 비장, 림프절의 형질세포에 의해서 오량체로 분비된다. IgM은 혈액 내로 들어가면 인체를 순환하면서 손상을 받은 조직이나 감염부위로 이동한다. IgM은 오량체이기 때문에 미생물 항원과 더 강력하게 결합할 수 있어서 감염초기의 항원제거에 유리한 특징을 가지고 있다. 하지만 너무 크기 때문에 혈액 밖으로 나오거나 감염된 조직을 투과할 수 있는 능력은 적다. 면역 초기반응으로서 IgM이 작용하지만, 면역반응의 후기로 넘어가면서 주된 항체는 항원에 특이적인 IgG 분자가 된다. IgM에서 IgG로의 변화는 동형전환을 통하여 이루어진다. 순환하는 IgG와 IgM은 패혈증(septicemia)을 예방하는 역할을 한다. IgA는 2차 림프조직에 있는 형질세포가 항체 동형전환을 일으켜서 생성된다. 단량체(monomer) IgA는 림프절과 비장에서 생성되며, 이량체(dimer) IgA는 점막 아래에 있는 2차 림프조직에서 생성된다. 이량체 IgA는 IgG와 같이 세포 외 공간으로 나와서, 감염방어에 중요한 작용을 한다.

임신기간 동안 태아는 외부 환경의 미생물로부터 모체에 의해 물리적으로 보호를 받고 있다. 모체는 물리적인 면역방어와 더불어 항체가 부족한 태아에게 모체항체인 IgG를 태반을 통해서 보낸다. 출생 후 영아는 모체로부터 받은 IgG가 감소하면서, 감염에 취약하게 된다. 영아는 출생 전부터 소량의 IgM을 생산하지만, 감염을 방어하기에는 항체가 부족하다. 또한, IgG 분비는 6개월 후에 생성된다. 그 결과 영아의 항체농도는 영아가 1~12개월일 때 가장 낮은 농도로 존재하게 되고, 이 시기에 질환발병률이 높아진다. 영아의 면역계가 정상적인 항체생산을 하기 위해서는 6개월에서 1년의 시간이 걸린다(그림 7-9). 모유를 먹는 아기는 모체의 IgA가 아기에게 전달되어서 미생물 또는 미생물의 생산물과 결합할 수가 있다. IgA와 결합한 미생물은 장의 상피에 부착하지 못하고, 대변으로 쉽게 배출이 된다. 모체의 IgG나 IgA의 전달에 의한 면역을 자연수동면역이라고 할 수 있다.

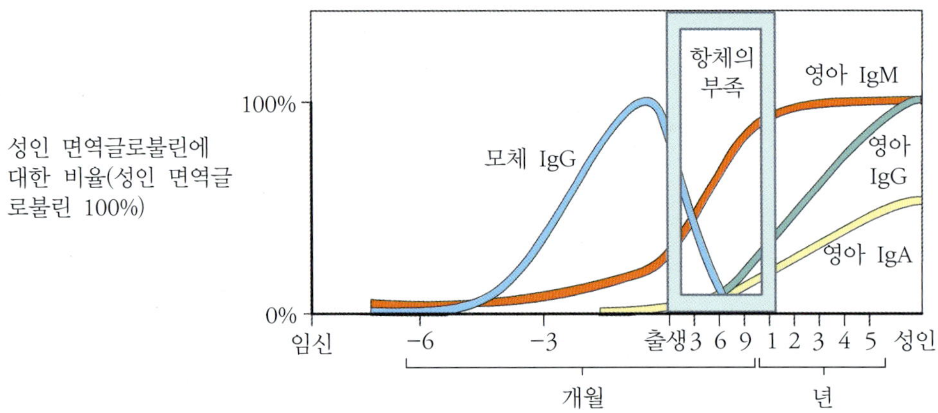

▲ 그림 7-9. 영아에서 성인까지 항체의 발현 정도. 영아는 출생 후 1년 이내에 항체가 최저 수준에 도달하고, 이후에 점차적으로 증가한다.

표 7-1. 동형항체의 방어기전

항체의 동형	면역기능
IgG	미생물, 독소에 대한 중화작용 큰포식세포와 호중구의 포식작용을 위한 항원의 옵소닌화 보체의 고전경로의 활성화 자연살해세포에 의한 항체의존세포독성 모체항체의 전달에 의한 신생아면역
IgM	보체의 고전경로의 활성화
IgA	미생물과 독소의 중화를 통한 점막면역
IgE	호산구에 의한 항체의존세포독성 비만세포 탈과립(즉시과민반응)

IgE는 정상적으로 매우 소량으로 존재하며 다른 항체에서 IgE로의 동형전환을 위해서는 T_H2 사이토카인이 필요하다. IgE는 수용체인 FcεR에 대하여 높은 친화력을 가지고 있다. 강한 친화력은 항원이 없이도 강력하게 결합할 수 있어서 거의 언제나 세포의 수용체에 IgE가 결합되어 있다. 비만세포, 호염기구, 호산구는 FcεR I 를 발현하며, 알레르기나 기생충 감염이 없어도 비만세포는 다양한 항원에 특이적인 IgE를 운반한다. 비만세포, 호염기구, 호산구는 IgE가 FcεR I 에 결합하면 활성화되어 과립을 분비한다. 활성화를 위해서는 2개의 IgE 분자가 그 수용체에 교차결합을 해야하며, 분비된 과립 안에는 히스타민(histamine)과 염증매개체(inflammatory mediator)라고 불리워지는 염증유발분자들이 존재한다. 염증매개물은 활성화된 세포에 의해서 조직으로 분비되는데, 혈관투과성을 증가시켜서 혈액에 있는 면역세포들이 조직 내로 이동할 수 있도록 한다. 국소적으로 액체를 축적시켜서 염증에서 특징적인 부종(edema), 팽창(swelling), 발적(redness), 통증(pain)을 유발한다. 또한 기생충에 의한 면역반응에서 중요한 역할을 하며, 선진국에서는 알레르기항원(allergen)에 의한 아토피피부염과 천식과 같은 알레르기질환에서 과도한 염증반응을 일으킨다. 동형항체의 특징은 표 7-1에서 나타내었다.

2) 중화작용(Neutralization)

세균들은 직접 세포 안으로 들어가거나, 독소를 분비하여 세포들의 정상적인 활동을 방해한다. 대다수의 미생물들은 외피 또는 세포벽 분자들을 이용하여 숙주세포에 결합하고 숙주세포 내로 들어갈 수 있다. 단백질 독소는 세포표면의 특이 수용체 분자에 결합하여 작용한다. 항체는 미생물 및 미생물 독소에 결합함으로서 미생물이 숙주를 통하여 감염하거나 독소

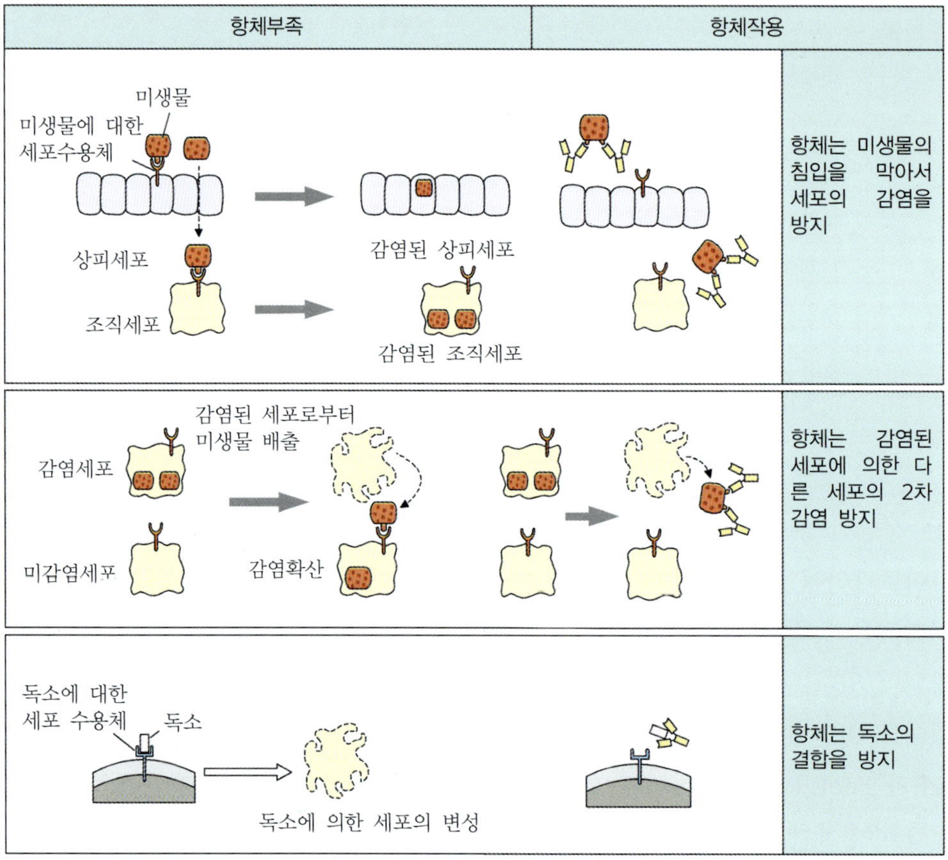

▲ 그림 7-10. 항체에 의한 미생물과 독소의 중화. 항체는 미생물이 세포에 붙는 것을 방지하며, 미생물의 숙주세포 감염을 차단한다. 항체는 독소가 세포에 결합하는 것을 차단하여 독소의 병리학적 효과를 막는다.

에 의한 유해효과를 차단한다. 디프테리아와 파상풍에서 나타나는 독소들은 항체들에 의해서 독소가 중화된다(그림 7-10). 혈액에서 생긴 면역복합체는 적혈구에 의해서 간과 비장에 있는 큰포식세포로 운반된다. 면역복합체는 일반적으로 보체의 고전경로 활성화로 생긴 C3b와 결합하고 있다. 적혈구 표면에 있는 CR1은 면역복합체에 결합하고 있는 C3b를 인지해서 면역복합체를 운반하는 것이다. 운반된 면역복합체는 큰포식세포에 의해서 포식되어 제거된다(그림 3-4 참조).

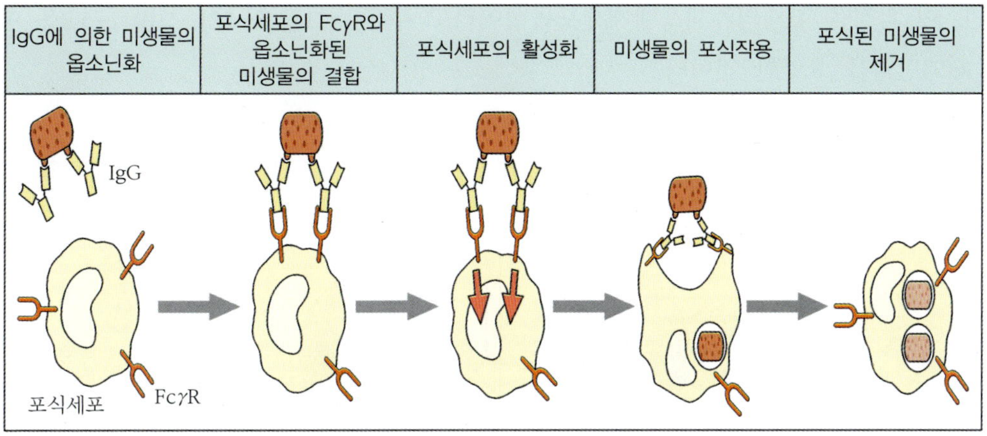

▲그림 7-11. 항체를 매개로 한 포식작용. 항체의 Fc부위를 인지하는 수용체는 포식세포에 존재한다. 포식세포는 미생물에 결합한 항체를 인식하여, 포식작용을 일으키고, 활성화된다.

3) 포식작용(Phagocytosis)

항체는 미생물과 결합함으로서 포식세포의 포식작용을 촉진한다. 이러한 과정을 옵소닌화라고 하며 포식작용이 일어나기 위해서 포식세포가 항체에 대한 수용체를 반드시 가지고 있어야 한다. 특정항체의 경우 Fc 부분이 다르기 때문에 포식세포도 각각에 대한 다른 Fc 수용체(Fc receptor ; FcR)가 존재한다. 예를 들어 IgG에 결합한 미생물은 큰포식세포에 존재하는 FcγR에 결합하고, 앞에서 설명했던 IgE는 FcεR와 반응한다. 큰포식세포는 세포막을 늘려서 포식소체(phagosome)로 불리는 소포를 형성하며, 세포 내 용해소체(lysosome)와 융합하여 미생물을 제거한다(그림 7-11). 피막을 가진 세균은 항체가 없을 때는 피막에 의해서 포식작용이 일어나지 않지만, 항체가 생기면 항체에 의한 포식작용이 일어나서 이러한 세균제거에 특히 중요한 역할을 한다.

4) 항체의존세포매개세포독성(antibody-dependent cell-mediated cytotoxicity ; ADCC)

자연살해세포(natural killer cell)는 항체와 결합한 사람세포를 파괴할 수 있다. 예를 들어서, 인플루엔자에 감염된 세포는 바이러스 단백질을 세포표면에 발현한다. 발현된 바이러스 단백질은 IgG 항체와 결합을 한다. 자연살해세포의 FcγRⅢ(CD16)는 IgG를 인식하고, 결합한다. 활성화된 자연살해세포는 과립들을 분비하고, 감염세포는 세포자멸사로 인하여 제거된다. 이 과정을 항체의존세포매개세포독성이라고 부른다(그림 7-12). 그림 7-13은 항체에 의한 체액면역을 요약한 것이다.

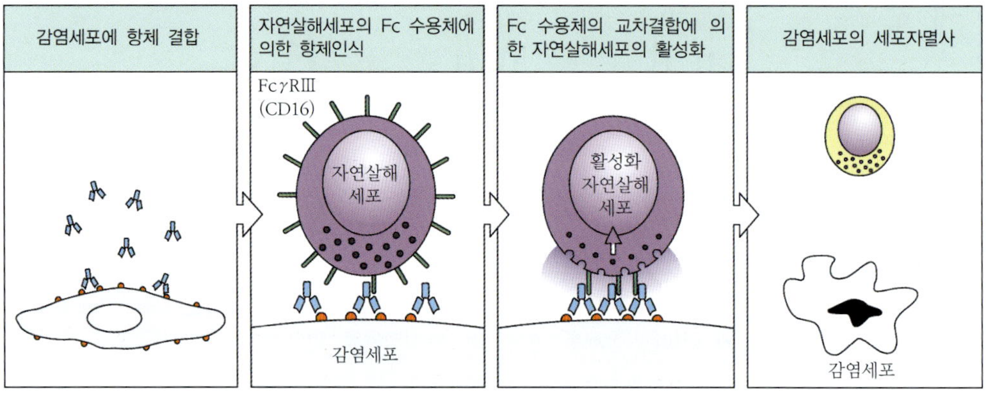

▲ 그림 7-12. 항체의존세포매개독세포성. 자연살해세포는 FcγRIII를 발현하여 IgG로 둘러싸인 감염세포를 사멸시킨다.

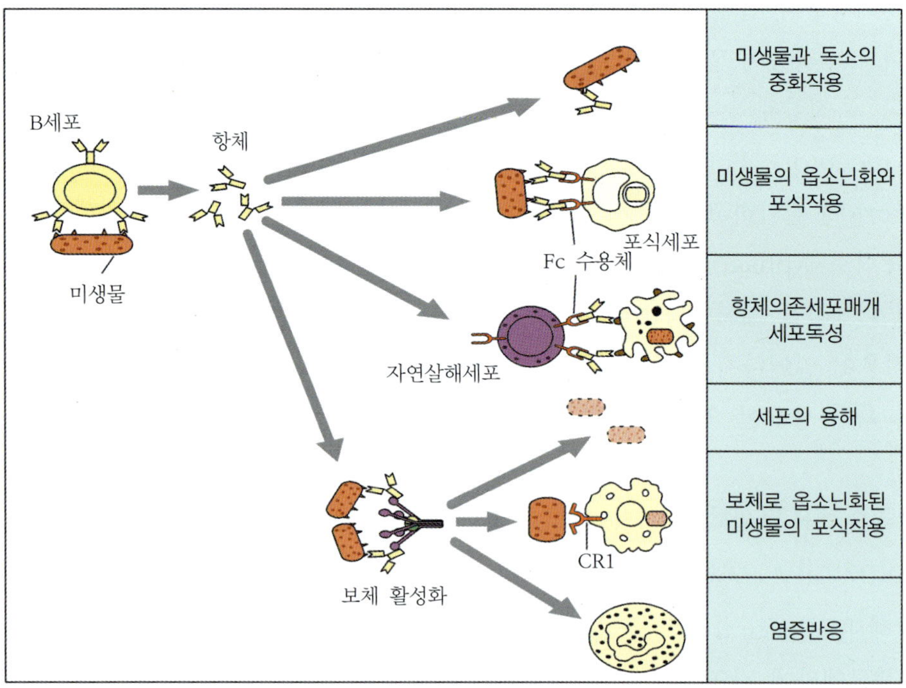

▲ 그림 7-13. 항체의 기능. B림프구가 형질세포로 분화한 후 항체를 생산하여 체액면역을 나타낸다.

핵심 용어

- **중화작용(neutralization)** : 미생물에서 분비되는 독소와 결합하여 유해작용을 억제하는 과정.
- **항체의존세포매개세포독성(antibody-dependent cell-mediated cytotoxicity ; ADCC)** : 자연살해세포가 항체와 결합한 세포들을 공격하여 세포를 용해하는 과정.
- **B세포 수용체(B cell receptor)** : B세포의 세포막 표면에 발현되는 면역글로불린.
- **B세포 공동수용체(B cell coreceptor)** : 항원과 B세포 수용체의 결합에 의한 B세포 활성화 신호전달을 도와주는 B세포의 다른 수용체.

핵심문제

문제 1 **B세포의 활성화에 대한 설명이다. 옳은 것은?**

① 항체생산을 억제한다.
② 자가면역반응을 촉진한다.
③ 선천면역의 핵심기전이다.
④ 도움 T세포의 활성화가 필요하다.
⑤ 세포독성 T세포의 독소분비가 일어난다.

문제 2 **단백질 항원에 대한 반복적인 노출은 항원에 대한 항체의 친화력을 높이는 과정이 일어난다. 이 과정의 명칭은?**

① 동형전환(isotype switching)
② 면역기억(immunological memory)
③ 수용체편집(receptor editing)
④ 자기관용(self-tolerance)
⑤ 친화력성숙(affinity maturation)

문제 3 **B세포의 공동수용체로 옳은 것은?**

① CD4
② CD5
③ CD8
④ CD19
⑤ CD20

문제 4 **B세포 수용체를 자극하는 항원에 대한 설명이다. 옳지 않은 것은?**

① 가슴샘의존성에 따라서 가슴샘의존과 가슴샘비의존항원으로 구분된다.
② 가슴샘의존항원은 T세포의 활성화가 있어야 한다.
③ 가슴샘비의존항원-Ⅰ은 지질다당질(LPS)이 있다.
④ 가슴샘비의존항원-Ⅱ는 반복적인 다당류가 있다.
⑤ 가슴샘비의존항원-Ⅲ는 단일항원결정기를 가지고 있다.

문제 5 **항원에 의해서 활성화된 B세포가 증식하는 1차원부위(primary focus)는?**

① 높은내피세정맥(high endothelial venule ; HEV)
② 배중심(germinal center)
③ 속질끈(medullary cord)
④ 1차소포(primary follicle)
⑤ T세포지역(T cell zone)

문제 6 **면역복합체(immune complex)로 옳은 것은?**

① 항원과 항원의 결합체
② 항원과 항체의 결합체
③ 초항원과 항체의 결합체
④ 초항체와 항원의 결합체
⑤ 초항원과 초항체의 결합체

문제 7 **항체의 기능으로 옳지 않은 것은?**

① 보체활성화
② 자기관용
③ 중화작용
④ 포식작용
⑤ 항체의존세포독성능

문제 8 **미생물에서 분비되는 독소와 결합하여 유해작용을 억제하는 항체의 기능은?**

① 보체활성화
② 옵소닌화
③ 자기관용
④ 중화작용
⑤ 포식작용

문제 9 **혈액에서 면역복합체를 제거하는데 가장 중요한 역할을 하는 세포는?**

① 림프구
② 적혈구
③ 호중구
④ 호산구
⑤ 혈소판

문제 10 **항체와 관련된 면역작용의 올바른 표현은?**

① 선천면역
② 자가면역
③ 체액면역
④ 큰포식세포매개면역
⑤ T세포매개면역

문제 11 알레르기나 기생충 감염에 중요하며, 혈청에서 가장 적은 양으로 존재하는 항체는?

① IgM
② IgG
③ IgA
④ IgD
⑤ IgE

문제 12 IgE에 대한 $F_{c\varepsilon}$R I 를 발현하며 알레르기반응과 기생충감염에 중요한 역할을 하는 세포는?

① B세포
② T세포
③ 자연살해세포
④ 호중구
⑤ 호산구

문제 13 항체의존세포매개세포독성능을 나타내는 세포는?

① 림프구
② 비만세포
③ 자연살해세포
④ 호중구
⑤ 호산구

문제 14 여포수지상세포(follicular dendritic cell)는 면역복합체를 싹소포(budding vesicle)로 만들어서 B세포에게 전달한다. 소포의 명칭은? 실력

① 초항원(superantigen)
② 이코소체(iccosome)
③ 포식소체(phagosome)
④ 포식용해소체(phagolysosome)
⑤ 효소원(zymogen)

문제 15 유아가 태어날 때 신생아감염을 나타내는 항체는? 실력

① IgA
② IgD
③ IgE
④ IgG
⑤ IgM

해설 | 유아에서 나타나는 IgG는 모체항체이다.

문제 16 **CD40 리간드의 결핍은 고IgM 증후군(hyper-IgM syndrome)을 일으킬 수 있다. 추측되는 CD40 리간드의 역할은?** 실력

① 동형전환
② 면역기억
③ 수용체편집
④ 자기관용
⑤ 친화력성숙

해설 | 고IgM 증후군 환자는 IgM이 혈청에 높은 농도로 존재하고, IgG와 같은 다른 동형항체들은 거의 없습니다.

정답 1. ④ 2. ⑤ 3. ④ 4. ⑤ 5. ③ 6. ② 7. ② 8. ④ 9. ② 10. ③ 11. ⑤ 12. ⑤ 13. ③ 14. ② 15. ⑤ 16. ①

함께 생각하고, 토론해봅시다.

토론 1 B세포의 활성화 기전은 T세포와 유사하지만, 활성화된 B세포와 T세포에서 발현되는 단백질은 차이가 있습니다. 한 개체의 유전자는 모두 동일한데, 어떠한 이유가 있을까요?

point▸ 유전자는 동일하지만, 유전자 발현을 조절하는 과정은 세포마다 다릅니다. 일반적인 유전자 조절과정으로는 전사조절, RNA처리과정, RNA이동, 해독과정, 전령RNA 안정성이 있으며, 일부 유전자의 촉진(promoter)과 증강(enhancer) 부분이 다른 경우도 있다.

토론 2 모유는 영양적인 측면과 면역학적인 측면에서 분유보다 훨씬 우수하다. 아기에게 모유를 먹도록 권장하고자 하는데 면역학적인 관점에서 어떻게 설명을 할 수 있을까?

point▸ 태아에서부터 영아를 거쳐 성인에 이르기까지의 항체의 변화를 이해한다.

08 감염에 대한 면역반응 (Immune responses to infection)

학습목표 **감염에 대한 선천면역, 후천면역, 면역기억의 과정을 이해한다.**

1. 선천면역에서 중요한 역할을 하는 세포의 종류를 이해한다.
2. 선천면역에 작용하는 세포 및 각각의 방어기전을 이해한다.
3. 케모카인의 종류 및 선천면역에서의 역할을 이해한다.
4. 후천면역반응의 유도와 활성화 기전을 이해한다.
5. B세포와 T세포에 의한 면역기억과정의 특징과 방어기전의 중요성을 이해한다.

1. 감염원의 종류 및 병리기전

감염원은 크게 바이러스, 세균, 기생충, 진균(곰팡이)의 4가지 그룹으로 나뉜다. 세균은 세포 내 세균과 세포 외 세균으로 구분할 수 있다. 세포 외 세균은 여러 조직세포의 바깥에 살며, 세포 내 세균은 주로 식세포의 포식소체(phagosome) 안에 사는데, 이들은 그 안에서 제거되는 것이 아니라, 오히려 증식해서 감염을 일으킨다. 나머지 세 그룹의 감염원에 대한 숙주의 방어기전은 감염의 진행단계에 따라서 세포 내·외에서 모두 발견될 수 있다. 감염원은 그들의 구조와 증식, 생활사에 따라서 손상의 유형이 다양하다. 미생물이 분비한 외독소는 숙주세포의 표면 수용체를 통하여 작용한다. 포식세포가 특정한 미생물을 분해할 때는 내독소가 분비되고 이로 인하여 포식세포는 국소 또는 전신증상을 유발하는 사이토카인을 분비한다. 병원체에 감염된 세포는 대개 숙주로 이용되다가 죽는다. 조직손상은 감염원에 의한 간접적인 방법으로 유발된다. 병원체에 반응하는 항체는 커다란 항원·항체 복합체(면역복합체, immune complex)를 형성할 수 있고, 이들은 혈관과 신장에 손상을 준다. 병원체에 대한 항체는 드물기는 하지만 항원과 사람세포의 단백질이 유사할 경우가 있다. 항원에 반응하

	병원체에 의한 조직손상의 직접기전			병원체에 의한 조직손상의 간접기전		
병리기전	외독소 분비	내독소 분비	세포감염	면역복합체	자가단백질 항체	세포매개면역
	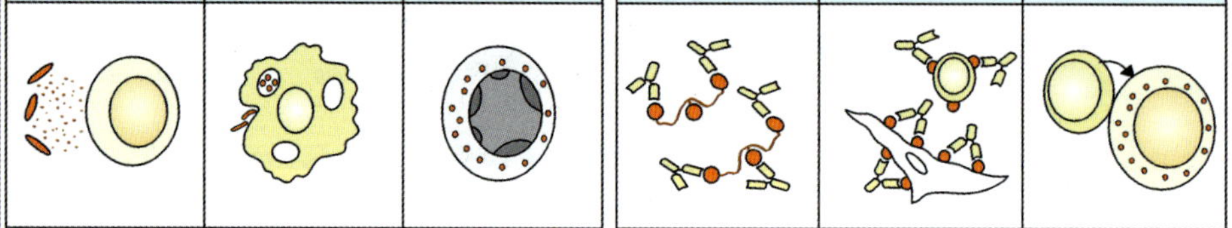					
감염원	*Vibrio cholerae*	*Yersinia pestis*	*Influenza virus*	*Treponema pallidum*	*Streptococcus pyogenes*	*Mycobacterium tuberculosis*
질 환	콜레라	흑사병	독감	매독	류마티스열	결핵

▲ 그림 8-1. 병원체에 의한 병리학적 기전. 병원체는 직접적인 방법과 간접적인 방법으로 세포를 감염시키고, 조직손상을 일으킨다.

는 항체가 자가단백질을 공격하는 자가항체(autoantibody)처럼 작용하여 세포를 파괴한다. 면역체계의 염증세포(inflammatory cell)들은 감염장소로부터 병원체의 제거를 도와주지만 이 과정에서 조직을 손상시킨다. 병원체의 대표적인 예와 이들이 유발하는 질환이 각각의 손상에 따라서 다르게 나타난다(그림 8-1).

2. 선천면역반응

1) 물리적 장벽 및 방어기전

면역기전과 관련 세포들을 이야기하기 전에 감염에 대한 1차 방어막의 역할은 피부, 점막, 머리카락, 손톱 등과 같은 체내기전이 아닌 외부와 접해있는 물리적인 장벽이다(그림 8-2). 신체에 열린 공간들은 항원에 항상 노출되어 있기 때문에 감염을 막기 위한 초기의 대응수단으로 매우 중요한 역할을 한다. 피부의 표피는 5개 층으로 되어 있는데, 제일 바깥쪽에 위치한 각질층은 아래의 4개 층에 존재하는 각질세포(keratinocyte)가 분화하면서 생성된 층이다. 각질층의 세포들은 피부의 탈수를 방지하고, 건조한 환경을 조성해주어 미생물이 살 수 없도록 도와준다. 각질세포의 계속된 분열 및 분화는 표피층을 떨어지게 하여 미생물의 정착을 막는다. 점막은 기도, 위장관, 비뇨기관, 생식기관과 같이 외부와 접촉하는 부위에 위치한다. 점막의 상피에 있는 배상세포(goblet cell)는 점액(mucus)을 분비하여 미생물 및 다른 이물질을 포획한다. 코의 콧털과 기도의 섬모는 점액에 의해 포획된 큰 입자의 항원을 기침

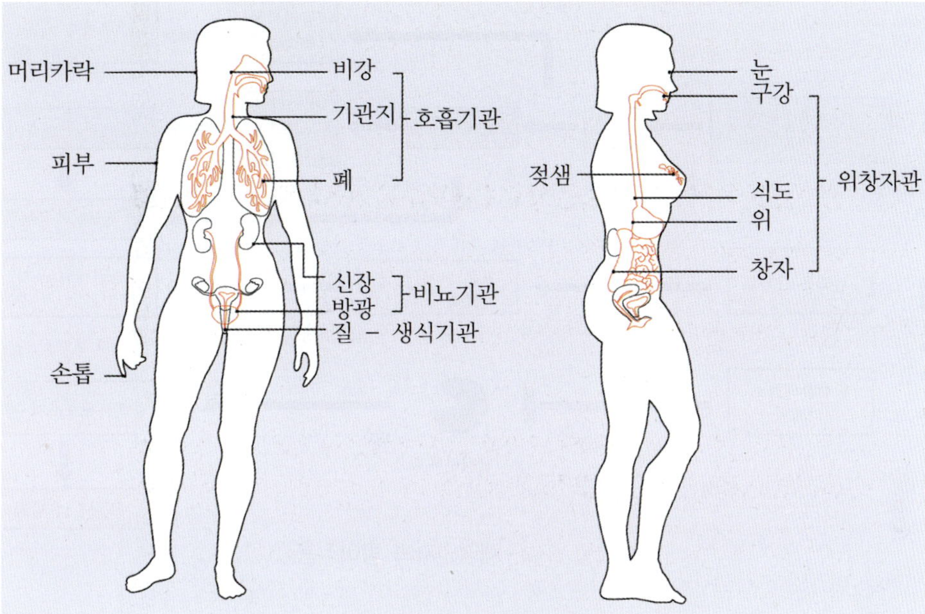

▲ 그림 8-2. 물리적 방어막.

과 재채기의 형태로 외부로 배출시키는 역할을 한다. 위장관 내에서는 점막과 점액이 소화효소에 의한 손상을 막으며, 여성의 비뇨 및 생식기관은 질의 산성분비물과 항균물질에 의해서 보호되고 있다. 점액의 항균물질로는 디펜신(defensin), 칼헬리시딘(calhelicidin), 그 외 항균분자들이 있다.

2) 혈장단백질의 작용

혈장단백질의 대표적인 예는 보체를 활성화시키는 C-반응단백질과 만노스(mannose)와 결합하는 렉틴이다. 두 단백질은 고전경로와 렉틴경로를 통하여 보체를 활성화시키고, 막공격복합체의 형성을 통하여 세균을 제거할 수 있다. 활성화과정에서 생성되는 C3a, C4a, C5a는 평활근 수축과 비만세포 탈과립을 일으키며, C5a는 호중구의 유주운동 및 활성화에 관여한다. 또한, 히스타민과 류코트리엔 B4(leukotriene B4 ; LTB4)의 분비를 통하여 혈관투과성을 증가시킨다. C3의 유도체에 의한 세균의 옵소닌화는 포식세포에 의한 포식작용에 중요하다(그림 8-3).

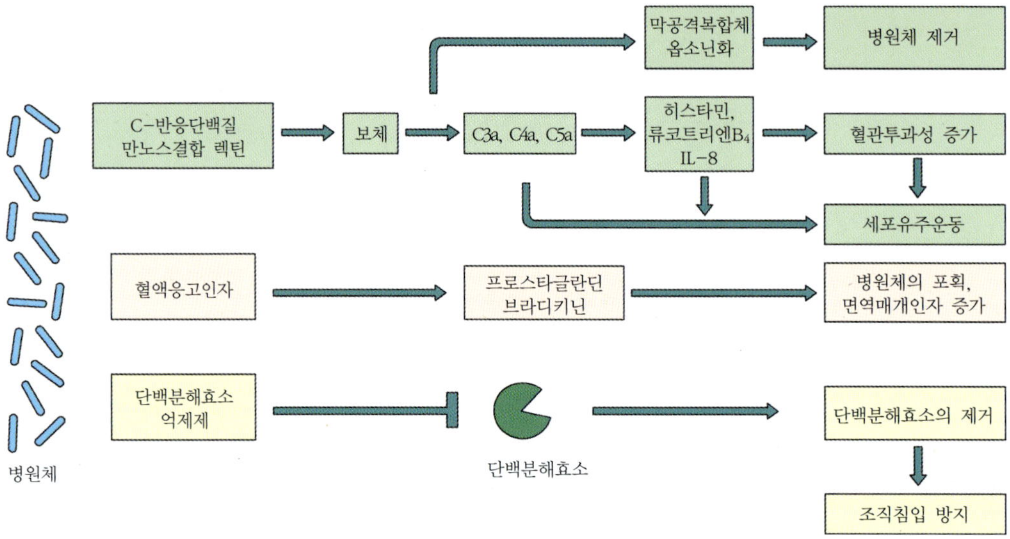

▲ 그림 8-3. 체액인자의 방어작용.

혈액응고인자의 활성화를 통한 혈병(blood clot)의 생성은 미생물을 움직이지 못하게 하고, 미생물이 혈액과 림프로 유입되지 않게 한다. 혈액응고에 관련된 프로스타글란딘(prostaglandin), 가수분해 효소, 성장인자는 미생물에 대한 방어기전을 돕는다. 키닌시스템에 의하여 생성되는 브라디키닌(bradykinin)은 혈관팽창을 통하여 감염부위에 작용하는 선천면역 관련 매개인자의 공급을 증가시킨다.

미생물은 조직에 침입하기 위하여 단백분해효소를 분비한다. 체내에서는 이를 막기 위하여 서핀(serpin), 알파2-마크로글로불린(α_2-macroglobulin)과 같은 단백분해효소 억제제를 생산한다. 생산된 단백질은 미생물의 단백분해효소를 무력화시킨다.

3) 세포유주운동(cell migration)을 통한 염증반응

조직에 있는 포식세포에 의해서 병원체가 제거되면 더 이상 면역반응은 이어지지 않는다. 병원체가 계속 남아서 증식할 경우에는 혈액에 있는 호중구와 단핵구가 조직으로 이동하여 병원체의 제거를 도와주어야 한다. 보체활성화와 세균성 생산물은 조직으로의 이동, 즉 세포유주운동을 촉진해서 감염부위로 포식세포를 이동시킨다. 사이토카인 중에서 유주운동을 일으키는 케모카인(chemokine)의 생산은 유주운동을 일으키는데 중요한 역할을 한다. 케모카인은 거대한 화학주성(chemotaxis) 능력을 가진 사이토카인으로서 백혈구의 생성과 이동,

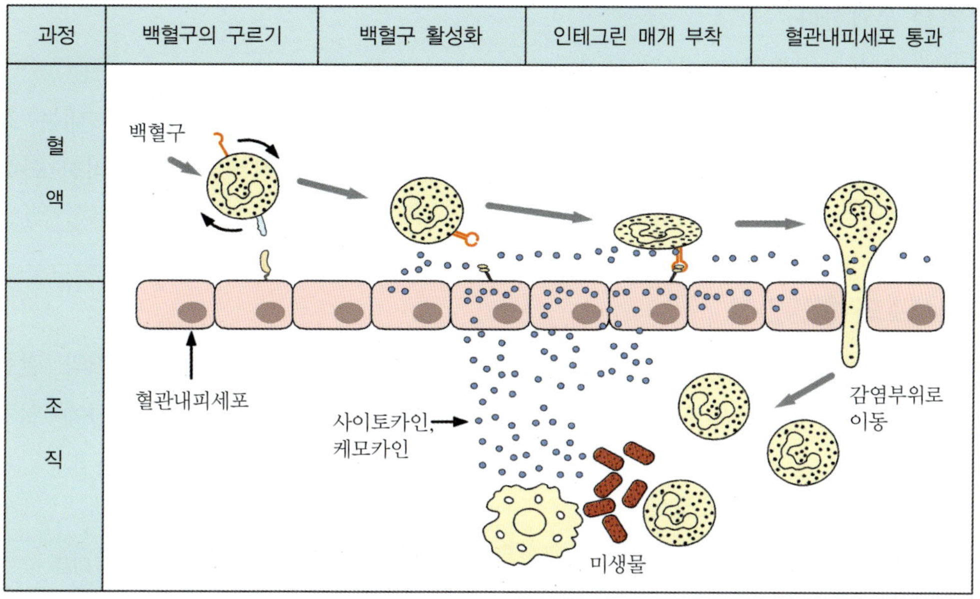

▲ 그림 8-4. 포식세포의 유주운동.

증식에도 중요한 역할을 한다. 4개 시스테인의 위치에 따라서 앞의 2개가 붙어 있으면 CC 케모카인이고, 다른 어떤 아미노산(X)에 의해 떨어져 있으면 CXC 케모카인이라고 명명한다. 이외에도 XC와 CX3C케모카인이 있다(**부록 II 참조**). 세포유주과정은 다음과 같다(**그림 8-4**).

(1) 백혈구 구르기(leukocyte rolling)
: 호중구와 단핵구는 셀렉틴(selectin)과 같은 결합력이 약한 분자에 의해서 접착한 후 떨어지는 양상을 반복하는데, 백혈구가 혈관내피세포 위를 구르는 것처럼 보인다.

(2) 백혈구 활성화(leukocyte activation)
: 혈관내피세포는 사이토카인과 케모카인에 의해 자극을 받은 후, 인테그린 분자들을 포함한 세포부착에 필요한 단백질들이 활성화된다.

(3) 백혈구의 부착(leukocyte adhesion)
: 호중구와 단핵구가 제공하는 활성화된 인테그린은 혈관내피세포에 있는 대응분자와 결합하여 더욱 강력하게 부착할 수 있도록 돕는 역할을 한다.

(4) 백혈구의 내피세포 통과(trans-endothelial migration)
: 혈관내피세포가 수축하여 세포 사이에 공간이 만들어지고, 단핵구와 호중구가 그 공

간을 통과한다.

(5) 백혈구의 감염부위로 이동(chemotaxis into infection site)

: 호중구는 활성화하여 혈관 기저막(basement membrane)에 구멍을 내는 효소를 분비하고, 조직으로 들어간다. 조직에 들어간 백혈구는 조직세포들이 분비한 화학주성 분자들을 따라서 감염부위로 이동한다.

4) 숙주세포의 항원인식

포식세포의 패턴인식수용체는 병원체연관분자패턴이라는 특징적인 분자구조와 결합하여 항원을 인식한다. 패턴인식수용체의 종류로는 세포표면과 엔도솜(endosome)에 위치하는

표 8-1. Toll-유사 수용체와 리간드

수용체	리간드		발현세포
TLR1/TLR2 이질이량체	지질펩티드(lipopeptide)	세균(mycobacteria)	단핵구, 수지상세포, 호산구, 호염기구, 비만세포
	글리코실포스파티딜이노시톨(glycosylphosphatidylinositol)	기생충(Trypanosome)	
TLR2/TLR6 이질이량체	리포타이코익산(lipoteichoic acid)	Gram 양성 세균	단핵구, 수지상세포, 호산구, 호염기구, 비만세포
	자이모산(zymosan)	효모	
TLR3	이중가닥 바이러스 DNA	바이러스(웨스트나일바이러스 등)	자연살해세포
TLR4	지질다당질(LPS)	Gram 음성 세균	큰포식세포, 수지상세포, 비만세포, 호산구
TLR5	플라젤린(flagellin)	운동성 있는 세균	창자 상피세포
TLR7	단일가닥 바이러스 RNA	바이러스(사람면역결핍바이러스 등)	수지상세포, 자연살해세포, 호산구, B세포
TLR8	단일가닥 바이러스 RNA	바이러스(인플루엔자)	자연살해세포
TLR9	메틸화되지 않은 CpG가 풍부한 DNA	세균, 바이러스(헤르페스바이러스 등)	수지상세포, 자연살해세포, 호산구, 호염기구, B세포
TLR10	알려지지 않음	알려지지 않음	수지상세포, 자연살해세포, 호산구, 호염기구, B세포
TLR11	플라젤린(flagellin), 프로필린(profilin)	세균	큰포식세포, 수지상세포, 방광상피세포

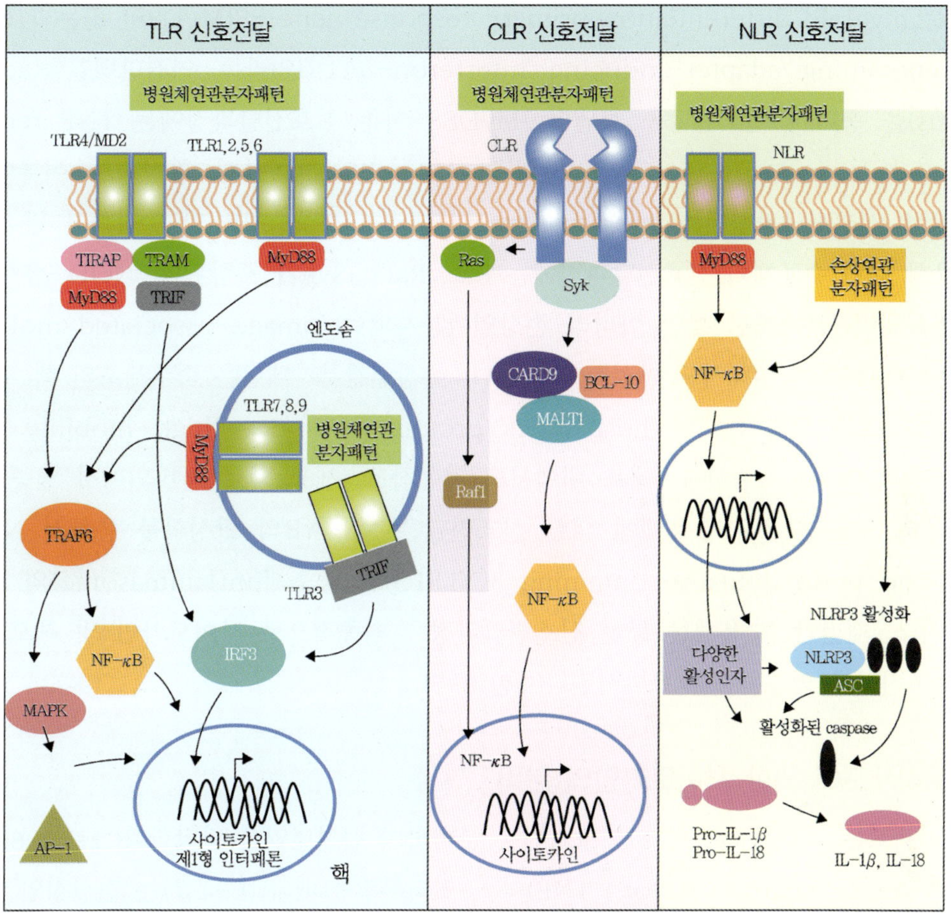

▲ 그림 8-5. 병원체연관분자패턴과 결합한 후 일어나는 패턴인식수용체의 신호전달과정. 병원체연관분자패턴과 결합한 패턴인식수용체인 Toll-유사 수용체(TLR), 세포질에 있는 NOD-유사 수용체(NLR), C유형 렉틴 수용체(CLR)는 다양한 신호전달단백질을 이용해 사이토카인의 생산을 유도한다.

Toll-유사 수용체(Toll-like receptor; TLR), 세포질에 있는 NOD-유사 수용체(nucleotide-binding oligomerization domain-like receptor; NLR), C유형 렉틴 수용체(C type lectin receptor; CLR)가 있다. 특히, Toll-유사 수용체는 지질펩티드(lipopeptide), 지질다당질, 바이러스의 RNA와 DNA와 같은 다양한 종류의 병원체연관분자패턴을 인식함으로써 항원인식에 아주 중요한 역할을 한다(표 8-1). 패턴인식수용체는 큰포식세포와 수지상세포와 같은 면역세포 이외에도 상피세포, 내피세포, 섬유아세포와 같은 다양한 세포에도 분포한다.

Toll-유사 수용체는 병원체연관분자패턴과 결합한 후에 활성화된다. 활성화된 Toll-유사 수용체는 myeloid differentiation primary response gene 88(MyD88) 또는 TIR domain-containing adapter-inducing interferon-β(TRIF)라는 연결단백질들(adaptor proteins)을 통하여 신호전달을 보낸다. MyD88 의존 신호전달과정에는 TNF receptor associated factor 6(TRAF6)와 전사인자인 NF-κB와 AP-1의 활성화가 이루어지고, TRIF 의존 신호전달과정에는 interferon regulatory factor 3(IRF3) 활성화가 관련이 있다. C유형 렉틴 수용체의 신호전달과정에는 Ras, Raf1, Syk가 포함된다. NOD-유사 수용체는 병원체연관분자패턴 뿐만 아니라 손상연관분자패턴(damage-associated molecular pattern; DAMP)에 의해서도 활성화가가 된다. 손상연관분자패턴은 숙주세포의 핵 또는 세포질 단백질로서 열충격단백질(heat shock protein; HSP) 또는 high-mobility group box 1(HMGB1)을 포함한다. 세포 내에서도 작용하고, 세포 외로 분비되어서 염증반응을 유발시킨다. NOD-유사 수용체에 의한 신호전달은 NF-κB의 활성화를 통해서 NOD-, LRR-, and pyrin domain-containing 3(NLRP3) 염증소체(inflammasome)의 발현을 증가시킨다. 패턴인식수용체를 통한 신호전달과정은 최종적으로 사이토카인 및 케모카인의 생산을 촉진하여 염증반응을 유발시킨다(그림 8-5).

5) 큰포식세포에 의한 사이토카인의 분비

큰포식세포는 다양한 염증성 사이토카인을 분비하며 선천면역을 담당한다(그림 8-6). 종양괴사인자(tumor necrosis factor ; TNF)-α, 인터루킨-1베타(IL-1β)는 전신적인 포식세포의 활성화를 일으킨다. 활성화된 포식세포는 내피세포에 대한 부착능력이 증가하여 염증반응을 일으킨다. IL-1β와 TNF-α, IL-6는 전신적으로 발열(fever)을 일으켜서 체온을 상승시킨다. 이 사이토카인들은 시상하부의 체온 조절을 담당하는 부위에 작용하고, 근육과 지방세포의 에너지 변화를 일으켜서 열을 발산하도록 한다. 병원체로부터 일어나는 발열원은 외인발열원(exogenous pyrogen)이라고 하며, 숙주의 발열반응을 유도하는 사이토카인은 내인발열원(endogenous pyrogen)이라고 한다. 대부분의 세균과 바이러스들은 정상체온보다 낮은 온도에서 잘 자라고 적응면역도 높은 체온에서 더 강력해지기 때문에 체온상승은 면역방어에는 도움이 된다.

IL-1β, IL-6, TNF-α는 간에서 생성되는 혈장단백질의 양을 변화시켜서 급성기반응(acute phase response)을 유발시킨다. 급성기반응은 감염에 대한 초기의 선천면역반응을 나타내는데, 이 때 작용하는 단백질을 급성기단백질(acute phase protein)이라고 한다. 급성기단백질은 염증반응으로 증가하는 혈장단백질의 그룹이다. 앞서 설명한 바와 같이, 보체

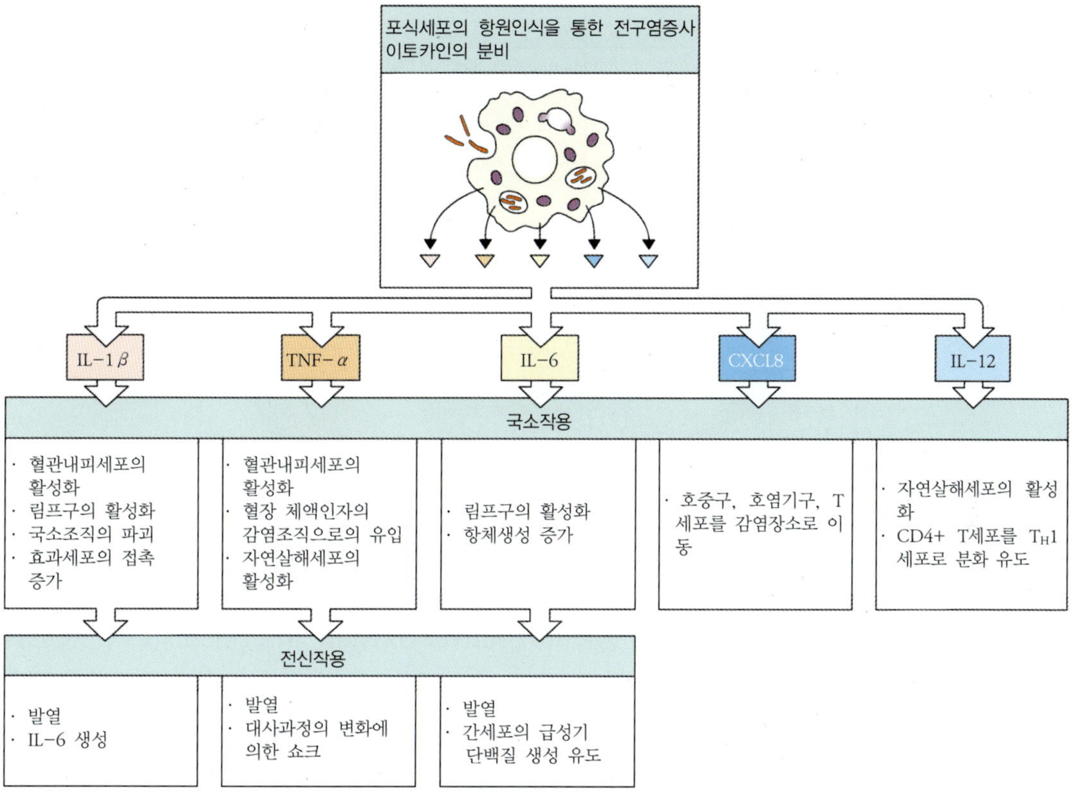

▲ 그림 8-6. 큰포식세포의 사이토카인 분비와 기능.

활성화를 일으키는 만노스결합 렉틴 이외에도 C-반응단백질(C-reactive protein)은 세균과 곰팡이 세포벽에 있는 지질다당질에 결합한다. C-반응단백질은 C1q와 결합하고 특이항체가 없이도 보체의 고전경로를 일으킬 수 있다. 서핀, 알파2-저분자글로불린, 피브리노젠(fibrinogen)과 같은 혈장단백질도 급성기단백질에 속하며, 간에서 주로 생성된다.

CXCL8(인터루킨-8 ; IL-8)은 혈액에 있는 호중구를 감염부위로 이동시키는 케모카인이다. IL-12는 자연살해세포를 활성화시키고, T세포를 T_H1 세포로의 분화를 유도한다. 자연살해세포는 IL-12 또는 TNF-α로부터 자극을 받으면 인터페론-감마(interferon-γ; IFN-γ)를 분비한다. IFN-γ는 큰포식세포를 활성화시킨다.

6) 포식작용

병원체가 포식세포에 의해서 미생물을 포식한 후에 생성된 포식소체(phagosome)를 형성하고 용해소체와 융합하여 미생물을 제거한다. 대표적인 제거기전으로는 산화효소의존 또는

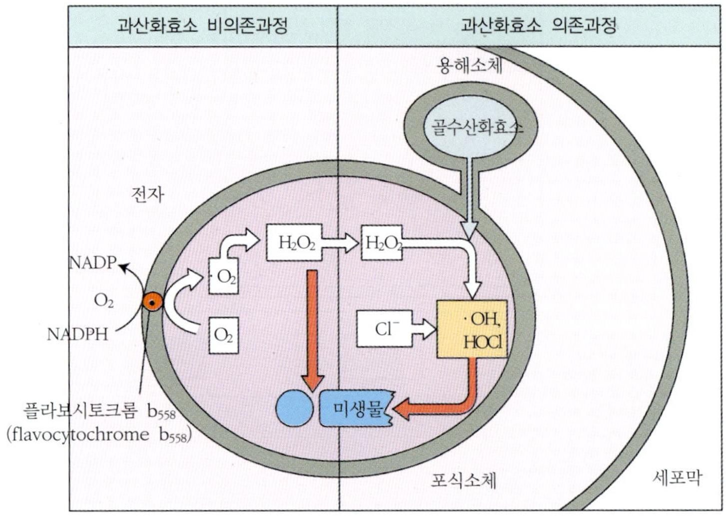

▲ 그림 8-7. 산화작용을 통한 미생물의 제거.

비의존적인 반응에 의해서 활성산소중간물질(reactive oxygen intermediates ; ROIs)을 생성하는 것이다. 활성산소중간물질로는 과산화수소(hydrogen peroxide ; H_2O_2), 산화자유기(hydroxyl radical ; $\cdot OH$), 초과산화물 음이온(superoxide anion, $\cdot O_2^-$), 일중항산소(singlet oxygen, $\Delta g'O_2$)가 있다(그림 8-7). 산화질소 합성효소(nitric oxide synthase)에 의해 생산된 산화질소는 과산화질소(ONOO−)와 같은 활성질소중간물질(reactive hitrogen intermediates; RNIs)로 전환된다. 활성산소중간물질처럼 미생물제거에 도움을 준다. 그 외에도 가수분해 효소, 알파디펜신(α−defensin)같은 항균펩티드가 항원제거의 역할을 한다. 섭취된 미생물에 대한 일반적인 산화공격은 호흡돌발(respiratory burst)이라고 하는 산소소비의 일시적인 증가에 의해서 완성된다. 그람양성 세균, 그람음성세균, 곰팡이, 일부 껍질 보유바이러스(enveloped virus)까지도 사멸시킬 수 있고, 과립이 모두 사용되면 세포자멸사에 의해서 세포는 죽고, 큰포식세포에 의해서 제거된다.

포식소체에서 번식하고 있는 미생물은 세포 내 세균으로 분류된다. 결핵의 원인균인 결핵균(*Mycobacterium tuberculosis*)은 포식소체에서도 번식이 가능한데 이들은 용해소체가 포식소체와 융합하는 것을 막을 수 있다. 세포 내 미생물의 증식은 숙주의 면역대응 방법에 의해서도 좌우가 된다. 큰포식세포를 활성화시키는 T_H1 사이토카인이 없거나, T_H2 사이토카인 활성으로 인하여 T_H1 사이토카인이 부족하면 감염을 제거할 수 없다. 이 세균에 감염된 적이 있는 사람은 나이가 들면서 재발하기 쉬운데, 이는 T_H1세포와 T_H1 사이토카인이 나이가 들면서 감소하기 때문이다.

7) 바이러스 감염에 대한 선천면역기전

(1) IFN-α, IFN-β, IFN-γ에 의한 바이러스 제거

사람세포는 바이러스에 의해 감염되면 인터페론을 분비하게 되는데, 일반적으로 인터페론은 크게 두 가지 종류로 나누어진다. 바이러스에 감염된 세포에서 분비되는 사이토카인은 제1형 인터페론(type 1 interferon)으로서 인터페론 알파(IFN-α)와 인터페론 베타(IFN-β)가 이에 속한다. 제2형 인터페론(type 2 interferon)은 인터페론 감마(IFN-γ)를 나타낸다. IFN-γ는 세포독성 T세포나 도움 T_H1세포에 의해서 분비되며, 선천면역에서 중요한 역할을 한다. 바이러스는 세포 내 기생하는 병원체로서 DNA 또는 RNA를 가지고 있다. 바이러스의 감염경로는 숙주세포에 있는 수용체를 통하여 결합하고, 바이러스 껍질층(envelope)은 벗겨지면서 바이러스 안에 있는 핵산만 세포 내로 들어간다. 바이러스 핵산은 세포 내 단백질 합성기구를 이용하여 바이러스성 단백질을 만들고, 단백질들은 조합하여 바이러스가 된다. 이 과정이 지속적으로 일어나서, 증식된 바이러스가 나오면 세포는 사멸한다(**그림 11-2 참조**). 바이러스가 세포 표면의 수용체에 결합하면, 세포 내 반응을 통하여 IFN-α와 IFN-β를 생산한다. 분비된 인터페론들은 바이러스에 감염된 세포 나 아직 감염되지 않은 세포의 수용체에 결합을 해서 바이러스의 감염 또는 증식을 억제시킨다. 예를 들어, RNA 내분해효소(endoribonuclease)의 활성화는 바이러스 RNA를 분해하는 역할을 한다.

(2) 자연살해세포에 의한 제거

자연살해세포는 림프구에 속하는 세포로서, 바이러스 감염세포를 제거하는데 중요한 역할을 한다. 자연살해세포는 T세포 수용체 유전자를 표현하거나 재배열하지 않는 것이 특징이다. 또한 세포독성과립을 세포질에 가지고 있는 것도 다른 림프구와 다른 점이다. 감염된 세포에서 IFN-α와 IFN-β의 생산은 자연살해세포의 세포독성 능력을 향상시키고, 증식을 유도한다. 큰포식세포에 의해서 생산되는 TNF-α와 IL-12에 의해서도 활성화 된다. 초기의 면역반응에 의해서 감염이 종료되거나, 그렇지 않으면, 세포독성 T세포가 작용하여 제거하게 된다. 자연살해세포는 세포독성 T세포보다 먼저 작용하기 때문에 바이러스 감염에 중요한 역할을 한다(**그림 8-8**). 자연살해세포는 IFN-γ의 주된 생성세포이며, 큰포식세포로 하여금 T세포반응을 유발하는 사이토카인을 분비하게 한다. 효과 T세포가 생성되고, 감염부위로 들어가면 자연살해세포의 기능은 세포독성 T세포에 의해 생성되는 IL-10에 의해서

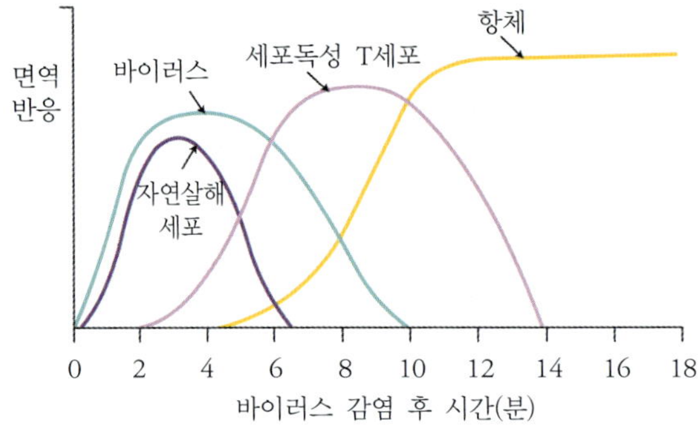

▲그림 8-8. 바이러스에 대한 체내의 면역반응.

억제된다.

세포독성 T세포는 MHC class I에 의해서 바이러스에 감염된 세포를 인식하고 제거한다. 하지만, 자연살해세포가 바이러스에 감염된 세포를 어떻게 인지하는지에 대한 해석은 명확하지가 않다. 예상되는 기전은 다음과 같다. 많은 바이러스들은 감염된 세포가 세포독성 T세포에 의해 제거되지 않기 위하여 MHC class I의 발현을 억제시킨다. MHC class I이 저하된 감염세포들은 MHC class I과 결합하는 자연살해세포의 수용체들에 의해서 인식되지 않는다. 자연살해세포의 수용체와 MHC class I의 결합은 자연살해세포를 불활성화시키는데, 이 결합이 없는 경우에는 자연살해세포의 활성화가 억제되지 않아 감염된 세포를 제거할 수 있다. 종양세포에 대하여 특이적으로 작용하는 자연살해세포는 리간드가 밝혀지지 않은 자연세포독성수용체(natural cytotoxicity receptor ; NCR)가 제거기능에 핵심적인 수용체로 알려져 있다.

8) 소수의 B세포와 T세포의 기능

B세포와 T세포는 발달과정에서 다양한 항원과 결합할 수 있는 세포들을 만들어 내는데, 이 중에서 아주 적지만, 일부분은 클론확장과 분화를 거치지 않고, 감염초기의 선천면역에 작용한다. 바로 B-1세포와 $\gamma\delta$ T세포이다. B-1세포는 다당류항원에 친화성을 가지며 항원에 반응하여 IgM만을 생산한다. $\gamma\delta$ T세포는 $\alpha\beta$ T세포보다 T세포 수용체의 다양성이 떨어지며, 주조직적합복합체 분자에 의한 펩티드항원을 인식하지 않는다. 다양성이 제한된 T세포 수용체에 의하여 $\gamma\delta$ T세포가 활성화되면 염증성 사이토카인을 분비한다. 이외에도 다른 기전을 통하여 감염된 세포제거의 기능을 한다. 예를 들어 상피세포가 감염이 되면 MIC-A

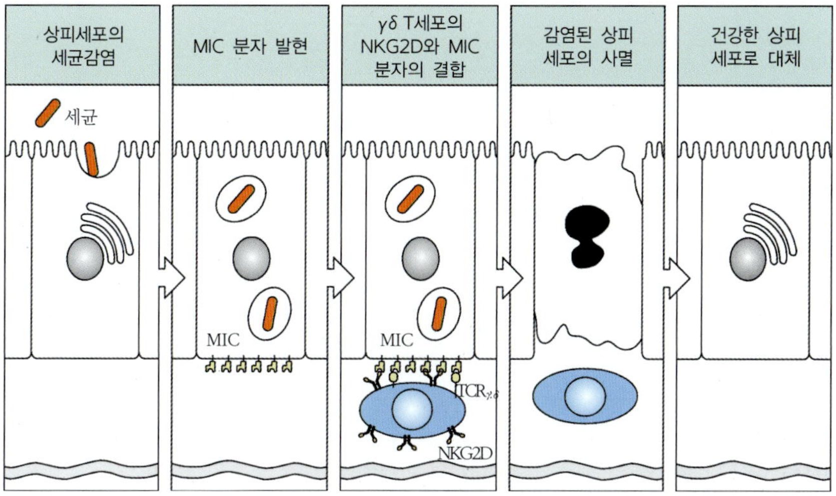

▲ 그림 8-9. γδ T세포에 의한 감염된 상피세포 제거.

와 MIC-B를 발현한다. 상피 내 γδ T세포는 NKG2D와 같은 MIC-A와 B에 대한 수용체를 가지고 있어서 감염된 세포와 결합한다. 이 결합은 상피세포에 세포자멸사를 유도하여 감염된 세포를 사멸하게 한다(그림 8-9).

3. 후천면역반응

선천면역에서 병원체의 제거가 이루어지지 않으면 후천면역반응으로 진행이 된다. 감염된 부위에서 항원을 습득한 수지상세포는 그 부위와 가장 가까운 2차 림프조직으로 이동을 하면서 후천면역은 시작이 된다. 수지상세포는 2차 림프조직으로 이동하면서 항원전달을 효율적으로 할 수 있는 전문적인 항원제시세포로 성숙한다. 수지상세포가 림프절로 들어가면 수지상세포가 생산하는 케모카인인 CCL18에 의해서 T세포를 T세포 영역에서 머물게 한다. 비활성 T세포는 수지상세포가 제시하는 항원과 주조직적합복합체를 T세포 수용체를 통하여 인식한다. 항원을 인식한 T세포는 활성화되고 증식한다. 병원체와 항원이 감염조직에서 벗어나 림프관을 통하여 수동적으로 림프조직으로 들어올 수도 있다. 이 상황에서는 림프조직 안에 있는 큰포식세포가 병원체를 제거한 후에 T세포를 자극하는 항원제시세포로서의 역할을 한다. 활성화된 T_H2세포는 B세포를 활성화하고, 증식시킨다. 일부는 속질끈에서 바로 항체를 분비하는 형질세포로 분화하고, 다른 활성화된 B세포는 배중심을 형성하고, 여러단계

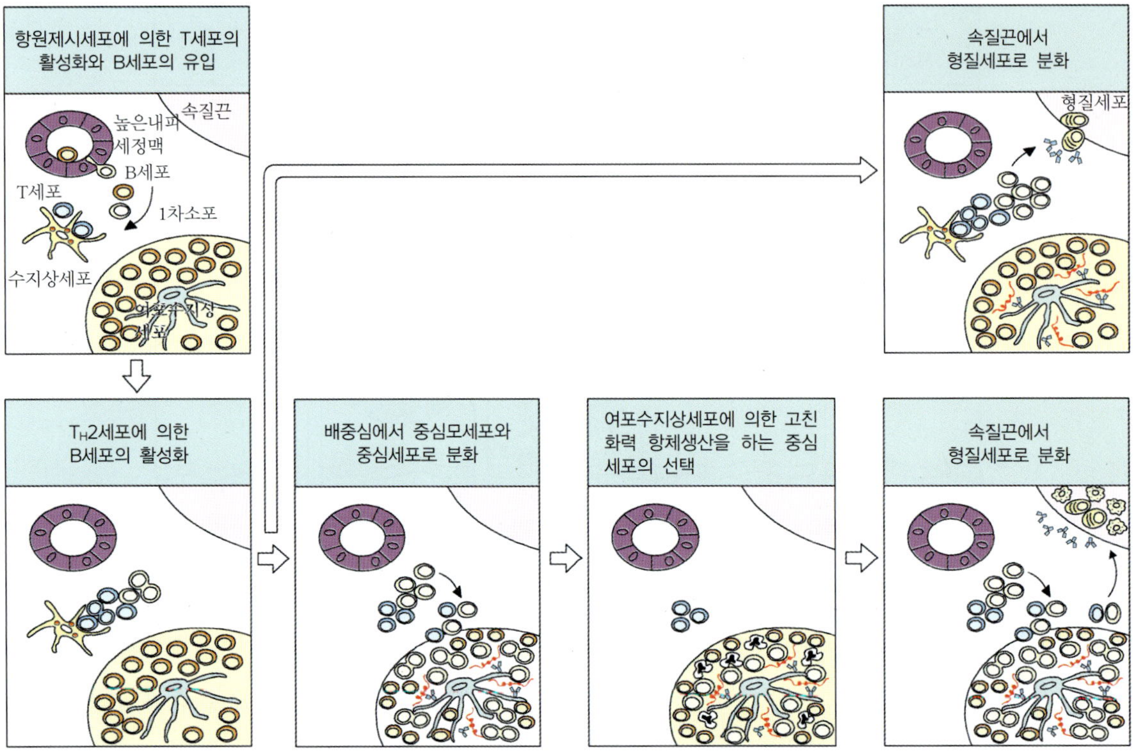

▲그림 8-10. 항원제시세포, T세포, B세포가 작용하는 후천면역반응.

의 분화과정을 거쳐서 최종적으로 형질세포가 된다(그림 8-10). 병원체에 특이적인 림프구 클론의 선택 및 증식, 분화과정이 수 일 동안 이루어진다. T_H2세포와 형질세포가 림프조직 안에서 역할을 하며, T_H1세포와 세포독성 T세포는 감염부위로 이동하여 기능을 한다.

4. 면역기억

첫 번째 감염의 제거는 1차 면역반응으로 끝나지만, 이미 감염된 항원에 대하여 체내에서는 장기간의 면역상태가 유지된다. 첫 번째 감염이 일어난 지 수 년 후에 2차 감염이 일어나면 1차 감염 후에 일어나는 면역반응보다 빠르게 2차 면역반응이 일어난다. 2차 면역반응은 1차 면역반응동안 만들어진 면역기억에 의하여 쉽고, 빠르게 일어난다(그림 8-11). 1차 면역반응과 2차 면역반응 사이에는 방어면역(protective immunity)과 면역기억이라는 과정이 존재한다. 1차 면역반응이 일어난 후에는 항원에 대한 효과 T세포, 항체를 생산하는 형질세

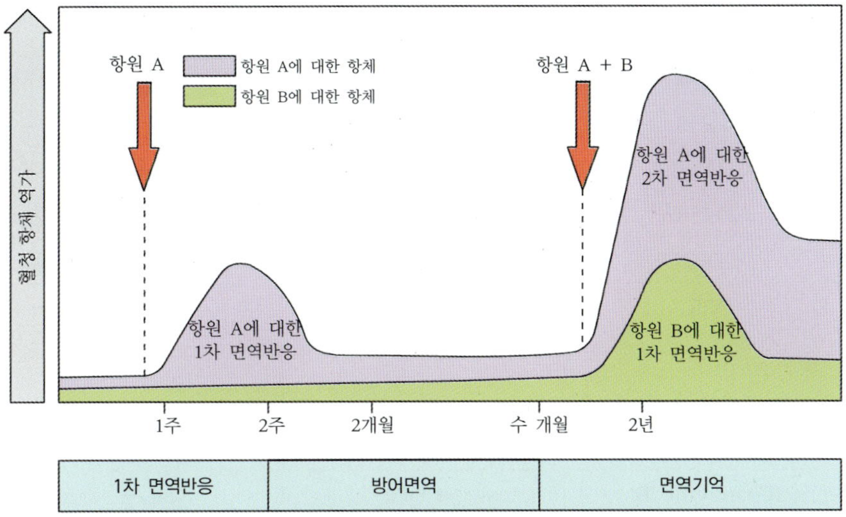

▲ 그림 8-11. 면역기억. 초기 A항원에 대한 항체는 2차 감염시 빠르게 증가하고 새로운 항원 B의 감염은 1차 감염 때에 1차 면역반응의 양상을 보인다.

포, 항체가 남아 있어서 수 개월 안에 일어나는 재감염에 대해서 방어를 할 수 있다. 항원이 다시 자극함으로서 남아있던 형질세포와 효과 T세포가 증식하고, 활성화가 이루어지는 것이다. 이 과정을 방어면역이라고 한다. 방어면역에 해당하는 기간이 지나면 효과 T세포와 형질세포는 사라지고, 이 후에 항체도 점차 감소하여 아주 낮은 수준이 된다. 첫 번째 감염 후 장기간의 시간이 지나면, 앞서 언급한 바와 같이 면역기억에 의한 2차 면역반응이 일어난다. 면역기억은 1차 면역반응에서 나타나는 효과 B세포와 T세포와는 달리 장기간 존재하는 기억 B세포와 기억 T세포에 의해서 이루어진다. 미경험 B세포는 오히려 2차 면역반응에서는 작용하지 못한다. 1차 면역반응에서는 미경험 B세포의 B세포 수용체가 항원과 결합하면 활성화된다. 하지만, 2차 면역반응에서는 항원과 결합하여도 기억 B세포에 의해서 생성된 항체가 미경험 B세포의 FcγR과 결합하면서 미경험 B세포의 활성화가 억제된다. 이 작용은 미경험 B세포의 기능을 억제하는 것보다 기억 B세포가 효율적인 항체(동형전환과 친화력성숙을 거친 항체)를 생산하도록 선택과 집중을 하는 것이라고 할 수 있다(**그림 5-6 참조**). 미경험 B세포가 분화해서 형질세포로 걸리는 시간을 줄이고, 항원과 결합력이 약한 IgM의 분비를 막는 것이다. 기억 B세포와 기억 T세포는 일반적인 B세포와 T세포와는 다르게 항원자극에 의해서 유지되지 않는다. 1차 감염 후 병원체에 장기간 노출되지 않은 상태에서도 유지될 수 있는 이유가 된다. 기억 T세포는 미경험 T세포를 증식시키는 IL-7과 IL-15에 의해서 증식하는 것을 볼 때, 기억세포를 유지하기 위하여 항원자극이 아닌 특별한 사이토카인과 같은

표 8-2. 효과 T세포와 기억 T세포의 단백질 비교

단백질	효과 T세포	기억 T세포
CD44	+++	+++
CD45RO	+++	+++
CD45RA	+	−
CD62L	−	일부 +++
CCR7	+/−	일부 +++
CD69	+++	−
Bcl-2	+/−	+++
IFN-γ	+++	+++
Granzyme B	+++	+/−
Fas 리간드	+++	+
CD122	++	++
CD25	++	−
CD127	−	+++

환경이 필요할 것으로 예상하고 있다. **표 8-2**는 효과 T세포와 기억 T세포의 발현된 단백질 차이를 나타낸다. 미경험 T세포, 효과 T세포, 기억 T세포는 명확하게 다른 기능을 수행하는 것으로 생각된다(**표 6-1 참조**).

핵심 용어

- **급성기단백질(acute phase protein)** : 감염 후 간에서 빠르게 생성되어 증가하는 단백질.
- **급성기반응(acute phase response)** : 감염 후 빠르게 일어나는 선천면역반응.
- **면역기억(immunological memory)** : 항원자극 후 장기간 동안 동일항원의 감염에 대하여 더 빠르고 신속하게 대처할 수 있는 면역능력.
- **방어면역(protective immunity)** : 1차 면역반응이 일어난 후에 수 개월간 항원의 재감염을 막을 수 있는 면역반응.
- **손상연관분자패턴(damage-associated molecular pattern; DAMP)** : 감염이 없는 상태에서도 염증반응을 유발시키는 숙주세포의 핵 또는 세포질 분자.
- **케모카인(chemokine)** : 세포유주운동을 일으키는 사이토카인.

- **호흡돌발(respiratory burst)** : 포식세포에서 나타나는 산소소비의 일시적 증가.
- **화학주성(chemotaxis)** : 화학적 농도의 차이에 의해서 일어나는 세포의 이동.

핵심문제

문제 1 **병원체에 의한 조직손상 기전으로 옳지 않은 것은?**

① 내독소 분비
② 면역복합체 형성
③ 세포 감염
④ 세포생존 촉진
⑤ 외독소 분비

문제 2 **C-반응단백질과 만노스는 보체경로를 활성화시켜서 평활근의 수축과 비만세포의 탈과립을 일으킨다. 관련있는 물질은?**

① C5a
② 단백분해효소
③ 브라디키닌
④ 프로스타글란딘
⑤ 히스타민

문제 3 **키닌시스템에 의하여 생성되며, 혈관팽창을 일으켜서 감염부위에 면역매개인자를 증가시키는 물질은?**

① C3a
② 단백분해효소
③ 브라디키닌
④ 프로스타글란딘
⑤ 히스타민

문제 4 **호중구와 단핵구는 셀렉틴(selectin)과 같은 결합력이 약한 분자에 의해서 혈관내피세포와 접착한 후 떨어지는 양상을 반복한다. 적합한 세포유주과정은?**

① 백혈구 구르기
② 백혈구 활성화
③ 백혈구의 부착
④ 백혈구의 내피세포 통과
⑤ 백혈구의 감염부위로 이동

문제 5 **패턴인식수용체를 자극하는 단백질들의 명칭은?**

① 케모카인
② 사이토카인
③ 면역글로불린
④ 손상연관분자패턴
⑤ 병원체연관분자패턴

문제 6 지질다당질과 결합하는 Toll-유사 수용체의 종류는?

① TLR2
② TLR3
③ TLR4
④ TLR5
⑤ TLR6

문제 7 사이토카인의 종류 및 역할에 대한 설명으로 옳은 것은?

① TNF-α - 포식세포의 활성화
② IL-12 - 호중구의 유주운동 촉진
③ IL-6 - CD8+ T_H1 세포로의 분화 유도
④ IFN-γ - CD4+ T_H2 세포로의 분화 유도
⑤ CXCL8(IL-8) - 급성기 반응 유발

문제 8 단핵구의 유주운동 및 혈관신생의 역할을 하는 CC 케모카인(chemokine)은?

① BLC
② eotaxin
③ IL-8
④ MCP-1
⑤ SDF-1

문제 9 바이러스 감염에서 중요한 역할을 하는 사이토카인은?

① IFN-α
② IL-1
③ IL-6
④ IL-8
⑤ TNF-α

문제 10 미생물을 포식한 활성화 포식세포는 산소소비의 일시적인 증가에 의해서 미생물을 제거한다. 이 과정의 명칭은?

① 수용체매개이입과정(receptor-mediated endocytosis)
② 활성산소중간물질(reactive oxygen intermediates)
③ 옵소닌화(opsonization)
④ 호흡돌발(respiratory burst)
⑤ 항체의존세포독성(antibody-dependent cell cytotoxicity)

문제 11 선천면역이 아닌 후천면역에서만 특이적으로 일어나는 반응은?

① 물리적 방어
② 보체활성화
③ 세포유주운동
④ 포식작용
⑤ 항체생성

문제 12 예방접종은 병원체와 직접 접촉하기 전에 병원체에 대한 면역방어 상태를 구축하게 도와준다. 관련있는 면역기전은?

① 면역기억　② 면역분화
③ 면역활성화　④ 자기관용
⑤ 과민반응

문제 13 세포유주운동의 과정을 올바르게 나열하시오.

① 백혈구 활성화　② 백혈구 구르기
③ 백혈구의 부착　④ 백혈구의 내피세포 통과
⑤ 백혈구의 감염부위로 이동

문제 14 2차 면역반응에서 기억 B세포가 분비하는 항체는 미경험 B세포의 항체 수용체와 결합해서 어떠한 신호를 전달하는가? 실력

① 분화 촉진　② 자가면역 유도
③ 면역활성화 억제　④ 세포자멸사 억제
⑤ 수용체편집 유도

문제 15 혈액형이 Rh-인 엄마가 Rh+인 아기를 첫 번째로 임신하면 건강하게 출산한다. 하지만, 두 번째 임신에서 Rh-인 아기를 또 가지면 신생아용혈빈혈이 일어난다. 관련있는 면역기전은? 실력

① 과민반응　② 면역기억
③ 면역분화　④ 자기관용
⑤ 자가면역

정답 1. ④ 2. ① 3. ③ 4. ① 5. ⑤ 6. ③ 7. ① 8. ④ 9. ① 10. ④ 11. ⑤ 12. ①
13. ② → ① → ③ → ④ → ⑤ 14. ③ 15. ②

함께 생각하고, 토론해봅시다.

토론 1 자신이 세균 또는 바이러스가 감염된 후에 발병하고 치유되는 면역과정을 생각해봅시다.

point▸ 항원의 종류에 따른 선천면역과 후천면역의 과정을 종합적으로 생각합니다.

토론 2 혈액형 Rh−인 엄마가 Rh+인 아기를 첫 임신했을 때는 건강하게 출산을 합니다. 하지만, 두 번째 임신에서 Rh−인 아기를 또 가지면 신생아용혈빈혈(hemolytic anemia of newborn)이 일어납니다. RhoGAM이라는 항−Rh항원 IgG(anti−Rh antigen IgG)로 치료하면 빈혈을 막을 수 있는데 어떠한 원리일까요?

point▸ 면역기억에 대하여 공부했던 부분을 생각합니다. 2차 면역반응에서 미경험 B세포가 활성화되지 않는 이유를 응용해서 적용합니다.

토론 3 B형 간염백신은 일반적으로 3차 접종을 합니다. 하지만, 3차 접종 후에도 항체가 생기지 않는 사람도 있습니다. 간염백신을 1차가 아닌 3차 접종을 하는 이유와 3차 접종 후에도 항체가 생기지 않는 이유는 무엇일까요?

point▸ 백신은 면역기억을 유도하는 과정입니다. 항원에 따라서 면역기억의 자극이 다르고, 개체에 따라서 면역반응의 차이가 날 수 있습니다.

09 과민면역질환 (Hypersensitivity-related diseases)

학습목표 **과민반응의 종류와 각각의 유형에서 질병을 유발시키는 면역학적 기전을 이해한다.**

1. 과민반응을 일으키는 항원의 종류를 이해한다.
2. 과민반응의 분류기준 및 종류를 이해한다.
3. 제1형 과민반응의 면역기전 이상을 통한 관련 질병의 임상증상을 이해한다.
4. 제2형 과민반응의 면역기전 이상을 통한 관련 질병의 임상증상을 이해한다.
5. 제3형 과민반응의 면역기전 이상을 통한 관련 질병의 임상증상을 이해한다.
6. 제4형 과민반응의 면역기전 이상을 통한 관련 질병의 임상증상을 이해한다.

1. 과민반응의 정의

사람에게 무해한 물질을 항원으로 인식하여 면역반응을 과도하게 일으키는 것을 과민반응(hypersensitivity) 또는 알레르기(allergy)라고 한다. 알레르기를 일으키는 항원은 알레르기항원(allergen)이라고 한다. 꽃가루, 식물의 잎, 음식물 등이 알레르기항원으로 알려져 있다(그림 9-1). 과민반응은 항원, 작용하는 항체 및 면역기전에 따라서 크게 네 가지 유형으로 구분된다. 알레르기는 알레르기항원을 주사한 후에 수 분 내지 수 시간 안에 일어나는 것과 24~72시간 후에 나타나는 것이 있다. 전자는 즉시과민반응(immediate hypersensitivity)라고 부르며, 제1형 과민반응이 여기에 속한다. 후자는 지연과민반응(delayed hypersensitivity ; DTH)라고 하며 제4형이 이에 속한다. 제2형은 세포표면 항원에 대한 항체매개 과민반응이 속하며, 제3형은 면역복합체에 의한 과민반응이 해당된다(그림 9-2, 표 9-1).

흡입물질	주입물질	섭취물질	접촉물질
곰팡이 포자 꽃가루 집먼지진드기	동물의 독 백신 약물	음식 구강투여용 약물	금속 식물 잎 합성화학제품

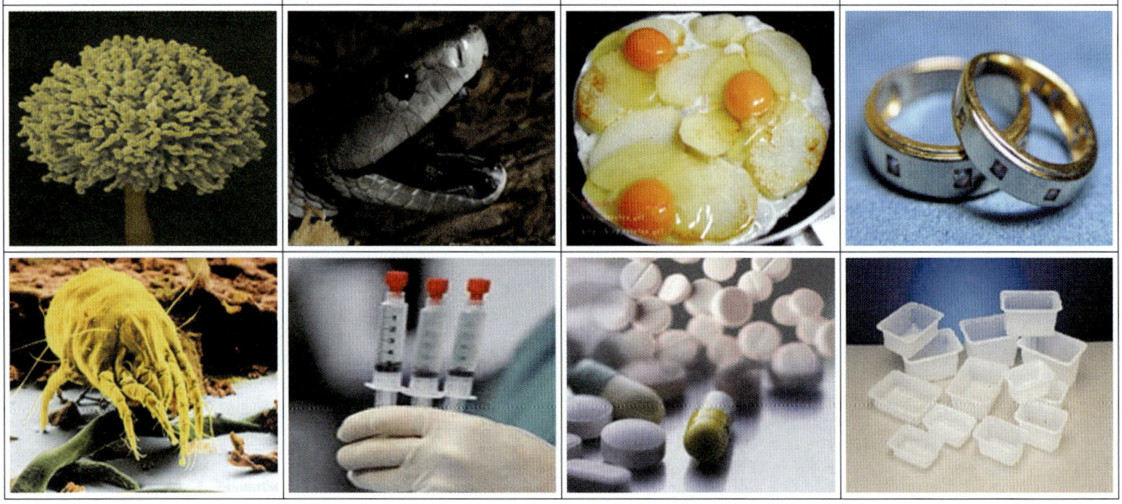

▲ 그림 9-1. 알레르기항원의 종류.

표 9-1. 과민반응의 유형에 따른 특징

	제1형	제2형		제3형	제4형		
항원	수용성 항원	세포 또는 기질에 결합한 항원	세포 표면 항원	수용성 항원	수용성 항원	수용성 항원	세포결합 항원
항체	IgE	IgG, IgM		IgG, IgM	T_H1세포	T_H2세포	세포독성 T세포
작용기전	비만세포, 보체 활성화	보체, 포식세포, 자연살해세포 활성화		보체, 포식세포 활성화	큰포식세포 활성화	호산구 활성화	세포독성
반응시간	15 ~ 30분	수 분 ~ 수 시간		3 ~ 8시간	24 ~ 72시간		
질병	알레르기코염, 알레르기천식, 아나필락시스	약물알레르기(페니실린)	자가면역질환(굿파스쳐증후군, 중증근무력증)	혈청병, 아르튜스반응, 사구체신염, 농부폐질환, 전신홍반루푸스	접촉피부염, 튜버큘린 반응	만성천식, 만성알레르기코염	접촉 피부염

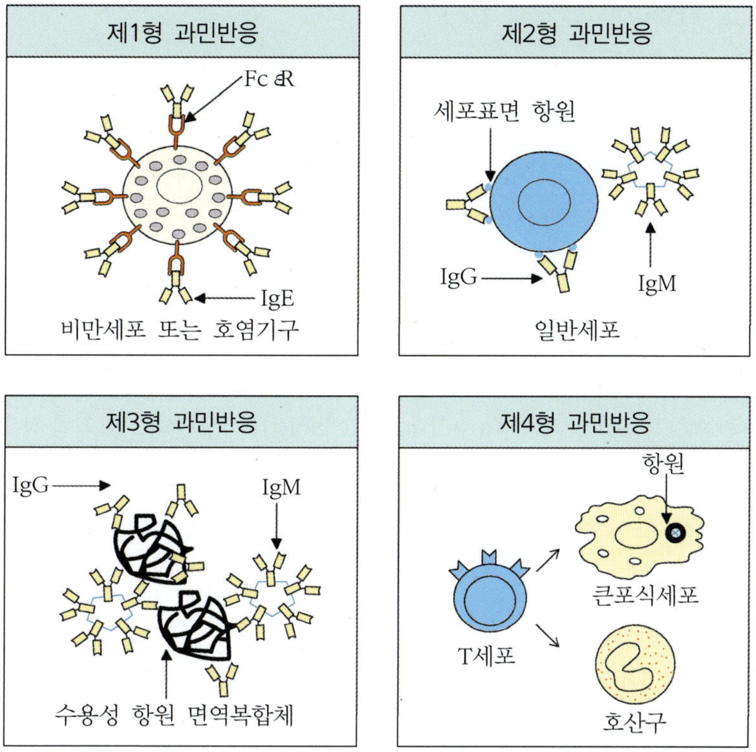

▲그림 9-2. 과민반응의 작용기전. 제1형 과민반응에서 IgE는 비만세포와 호염기구의 FcεR과 결합한다. 제2형 과민반응에서 IgG 또는 IgM은 숙주세포 표면 위의 특이항원에 결합한다. 제3형 과민반응에서 IgG 또는 IgM은 면역복합체를 형성한다. 제4형 과민반응에서 T세포는 큰포식세포 또는 호산구를 활성화시킨다.

2. 제1형 과민반응(type 1 hypersensitivity)

1) 발병기전

(1) IgE 생성

생체가 특이항원에 노출되면 B세포에서 분화한 형질세포는 초기 항원접촉 후에 약 10일만에 동형전환이 일어나서 IgE를 생성한다. IgE의 생성은 T_H2세포의 활성화에 의해서 이루어진다. 활성화된 T_H2세포는 IL-4와 IL-13을 분비해서, 형질세포를 IgE 생성 형질세포로 동형전환을 시킨다.

(2) 비만세포의 탈과립과 매개체 분비

생성된 IgE는 항원이 없어도 이미 비만세포의 FcεR에 결합하고 있다. 항원의 반복적 노출에 의해서 수용체에 결합하고 있는 IgE가 항원과 결합한다. 항원은 2개 이상의 IgE와 교차결합을 통하여 비만세포를 자극시키고, 활성화된 비만세포는 탈과립(degranulation)이 일어난다. 탈과립은 염증매개체를 방출하여 혈관투과성 항진, 평활근 수축, 점액분비 항진을 일으킨다(그림 9-3). 탈과립은 활성화된 비만세포에 칼슘이온이 유입됨에 따라서 일어나며, 탈과립에 의해 유리되는 화학매개체는 미리 만들어져 있는 것이다. 이 중에는 히스타민, 단백질 분해효소, 화학주성인자 등이 포함된다. 다른 한편으로는 활성화된 인지질분해효소 A2(phospholipase A2)가 아라키돈산(arachidonic acid)을 생산하고, 최종적으로 프로스타글란딘, 류코트리엔 등의 화학매개체를 합성한다. 활성화된 비만세포에서 분비되는 물질의 약리작용은 표 9-2에서 보여주고 있고, 이들의 약리작용에 의해 제1형 과민반응이 발생한다.

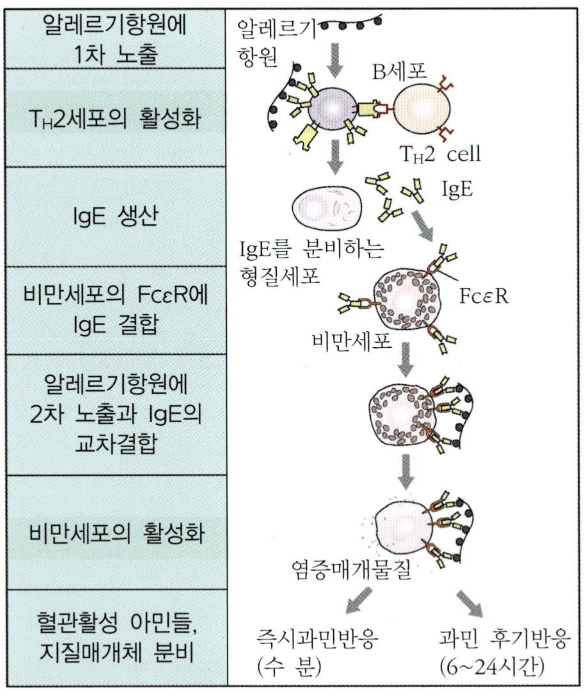

▲그림 9-3. 제1형 과민반응. 알레르기항원의 유입은 T_H2 세포반응과 IgE 생산을 촉진한다. IgE는 비만세포 표면의 FcεR에 결합하며, 이 후 알레르기항원과 만나게 되면 비만세포가 활성화되어서 과민반응을 일으키는 염증매개체를 분비한다.

표 9-2. 화학매개체의 약리적 활성

분 류	매개인자	기 능
혈관활성아민	히스타민	혈관의 투과성 증가, 평활근 수축, 기도수축, 점액분비
효소	트립신분해효소, 중성단백분해효소, 키모트립티아제, 메탈로단백분해효소	조직의 기질단백질을 분해
사이토카인	TNF-α	염증 및 내피세포의 활성화
	IL-4, IL-13	T_H2세포의 활성화 촉진
	IL-3, IL-5, GM-CSF	호산구와 호염기구의 생성과 활성화 촉진
	CCL3	단핵구, 호중구에 대한 화학주성
아라키돈산 대사산물	류코트리엔 C4, D4, E4	염증, 평활근 수축, 기도 수축, 점액분비
	프로스타글란딘	혈관이완 및 투과성 증가, 호중구 유주운동
	혈소판 활성인자	백혈구에 대한 화학주성, 호중구, 호산구, 혈소판의 활성화

FcϵRI는 비만세포뿐만 아니라, 호염기구, 호산구도 가지고 있다. 비활성화된 호산구는 그 수용체를 발현하고 있지 않지만, 염증반응이 일어나면, 사이토카인과 케모카인에 의해서 FcϵRI이 발현된다. 국소알레르기 반응에서 비만세포의 탈과립은 호산구의 증가와 침착을 가져온다. 호산구의 증가는 만성천식과 같은 만성 알레르기성 염증을 일으킨다. 호염기구는 비만세포와 유사한 과립을 가지고 있다. 호염기구는 호산구와 마찬가지로 IgE에 의한 매개반응이 일어날 수 있지만, 정상적인 순환혈구 숫자가 매우 적어서 아직까지 그 기능을 자세하게 알지 못한다.

2) 아토피(atopy)

즉시과민반응은 알레르기라는 단어 이외에 아토피라고도 한다. 아토피는 IgE와 연관성이 있다. 과민반응에서 특히 IgE의 반응이 더 강하게 나타나는 사람들이 있는데, 이러한 사람들은 높은 IgE와 호산구 수치를 보이며 아토피 환자라고 한다. 아토피는 유전적 근거로 5번과 11번 염색체에 있는 유전자들과 관련이 있다. 11번 염색체에는 FcϵRI, 5번염색체에는 인터루킨(IL-3, IL-4, IL-5, IL-9, IL-13)과 GM-CSF 유전자가 관련 있는 것으로 추정된다.

과민반응 환자 중에는 IgE가 높지 않은 사람들이 있는데 이를 비아토피(non-atopy) 환자라고 말한다.

3) 임상적 양상

제1형 알레르기의 질환은 염증 발생기관에 따라서 질병이 다양하게 나타난다. 호흡기 계통에 작용하여 콧물과 호흡곤란을 유발하는 알레르기코염(allergic rhinitis)과 천식(allergic asthma)이 있으며, 눈의 안결막에 영향을 주어서 나타나는 알레르기결막염(allergic conjunctivitis), 위장관에 작용하여 나타나는 설사와 구토를 동반하는 알레르기위장염이 있다. 피부에 과민반응이 일어나면 아토피피부염(atopic dermatitis) 또는 습진(eczema)이라는 피부의 발진과 고름을 동반하는 가려움증을 일으킨다. 혈류를 통하여 알레르기항원이 들어오는 경우에 혈관에 관련된 결체조직의 비만세포들이 활성화가 되어서 전신적인 아나필락시스를 일으커서 사망할 수도 있다.

알레르기 반응은 즉각적인 반응과 이후에 나타나는 후기반응으로 이루어진다. 일반 알레르기항원을 피부에 주입하였을 때 수 분 내에 주입된 부위에서 팽진발적(wheal and flare)이라는 특징적인 염증반응이 일어난다. 이러한 반응을 즉시반응(immediate reaction)이라고 한다. 즉시반응은 IgE에 의해서 매개된 비만세포의 탈과립에 의한 직접적인 결과이다. 분비된 히스타민과 다른 염증매개체들은 혈관투과성을 국소적으로 증가시킨다. 이로 인하여 혈장은 수 분 안에 혈관 외 조직으로 이동해서 국소적인 종창(swelling)과 부종(edema)을 일으킨다. 증가된 혈류량은 피부에서는 피부를 붉게 하고, 폐에서는 기도를 막히게 하는 원인

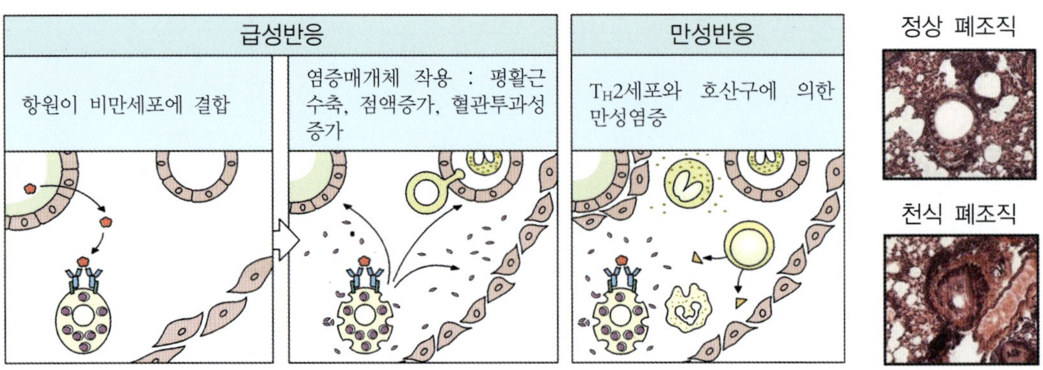

▲ 그림 9-4. 천식의 급성과 만성반응. 오른쪽 그림은 폐조직을 헤모톡실린과 에오신(hematoxylin and eosin)으로 염색한 것이다. 천식 폐조직에서는 염증으로 인하여 기도가 좁아져 있다.

이 된다. 즉시형 반응이 가라앉고, 6~8시간 후에 이차반응인 지연형 반응이 나타난다. 이는 IgE에 의해 활성화된 비만세포에서 새로이 합성된 류코트리엔, 케모카인, 사이토카인에 의해 유도된다. 호산구, T_H2세포들이 반응부위로 지속적으로 모이고, 특이적인 T_H2세포들은 호산구와 IgE 생산을 촉진해서 조직손상을 일으킨다. 이러한 작용의 결과로 만성 염증반응으로 쉽게 전환이 되고, 만성으로 가면 제4형 과민반응이 된다(그림 9-4).

3. 제2형 과민반응(type 2 hypersensitivity)

1) 발병기전

제2형 과민반응의 알레르기항원이 되는 것은 세포막의 항원 또는 세포막에 결합한 합텐으로서 알레르기항원에 대해 IgG 또는 IgM 항체가 생산된다. 이들 항체는 세포막 표면의 항원이나 합텐에 결합한다. 여기에 보체가 결합하면 세포막 손상이 일어나는데 이것이 세포용해반응이다. 보체활성화 과정에서 C3까지 일어난 경우에는 호중구나 호산구 등의 포식능력이 촉진되어 이들의 세포에 의해서 세포용해가 일어난다. IgG와 IgM은 자연살해세포의 항체의존세포매개세포독성과 옵소닌 매개포식작용의 역할을 한다(그림 9-5).

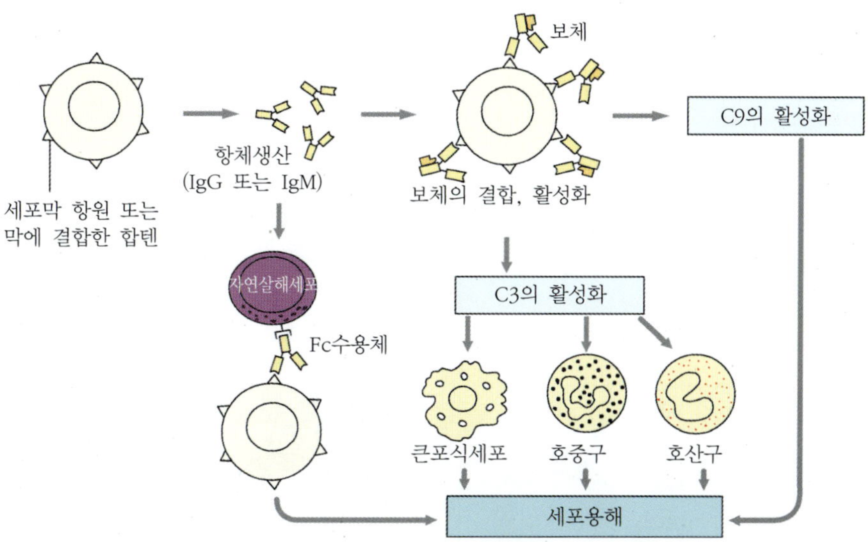

▲ 그림 9-5. 제2형 과민반응의 기전.

2) 임상적 양상

페니실린과 같은 약물투여 후 나타나는 약제 알레르기는 페니실린이 합텐이지만 세포표면에 결합하여 일어난다. 자가면역은 자가항원을 외부의 항원인 것처럼 인식하여 생기는 것으로 신장 세포막에 항원을 일으키는 굿파스쳐(Goodpasture) 증후군, 신경근 접합부의 아세틸콜린 수용체에 대한 항체가 생기는 중증근무력증이 있다(10장 참조).

4. 제3형 과민반응(type 3 hypersensitivity)

1) 발병기전

항원-항체 복합체가 보체를 활성화시키면 다양한 생리작용이나 혈소판응집을 통하여 조직에 손상을 일으킨다. 면역복합체가 형성됨에 따라서 나타나는 과민반응을 제3형 과민반응이라고 하며, 면역복합체에 의해서 질병이 나타나기 때문에 제3형 알레르기 질환을 면역복합체 질환(immune complex disease)이라고 한다. 제3형 알레르기 질환은 수용성 항원이 유발인자로 작용하며, IgG와 IgM이 관여한다(그림 9-6).

아르튜스반응(Arthus reaction)은 제3형 과민반응을 잘 나타낸다. 감작동물의 피내에 항원을 주사하면 1~2시간 후에 피부에 발적과 종창이 나타나고 3~6시간이 되면 최고치에 도달하고 6~12시간 후면 소실된다. 조직에는 호중구의 침윤이 일어나고 단핵구나 호산구로 교체되며 병소에는 조직의 출혈, 괴사(necrosis)가 나타난다. 이 반응은 항원과 항체가 복합

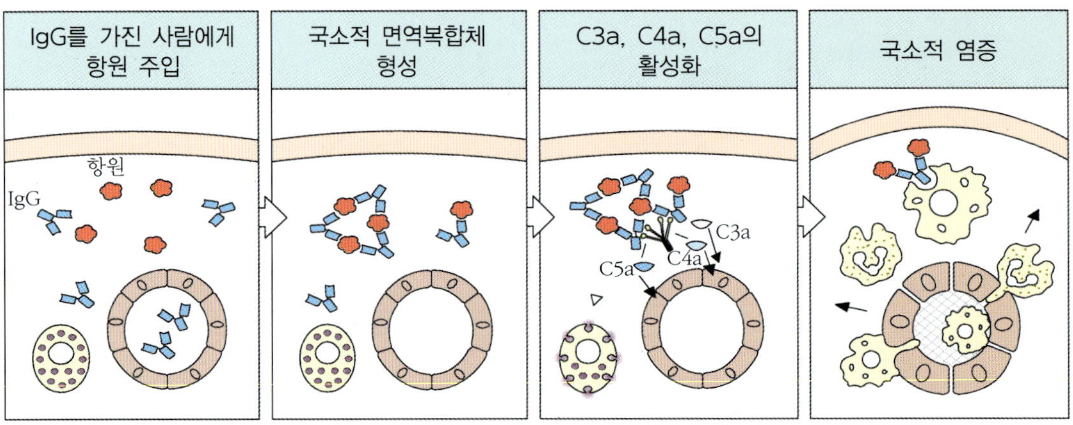

▲ 그림 9-6. 제3형 과민반응의 기전.

체를 만들고 여기에 보체가 결합하면서 보체 활성화가 일어난다. 보체 활성화 경로에 의해서 만들어진 아나필라톡신은 히스타민의 방출을 일으킨다. 히스타민의 방출은 다형핵 백혈구의 침윤, 조직의 파괴, 출혈을 발생시킨다.

2) 임상적 양상

제3형 과민반응은 혈청병(serum sickness), 급성사구체신염(acute glomerulonephritis), 농부폐질환(farmer's disease), 전신홍반루푸스가 있다.혈청병은 여러가지 치료 목적으로 이종혈청을 투여한 후 3~21일 사이에 일어나는 질환으로 발열, 전신권태증, 두드러기 상태나 홍반모양의 발진, 관절염, 림프절 종창, 비장종대 등의 증상이 나타난다. 용혈성연쇄구균 감염 후에 나타나는 사구체 신염은 신장에 면역복합체가 축적되어 나타나는 신장질환이다. 농부폐질환은 호열성 방성균(thermophilic Actinomyces species)에 오염된 풀이나 잔디에 노출된 농부에게서 일어나는 알레르기 폐질환이다. 전신홍반루푸스는 수용성 자가항원과 자가항체가 결합한 후에 생기는 면역복합체에 의해서 나타난다. 면역복합체는 여러 조직에 축적되어 조직의 기능부전(failure)을 일으키기 때문에, 전신홍반루푸스는 전신자가면역질환에 속한다.

5. 제4형 과민반응(type 4 hypersensitivity)

1) 발병기전

항원에 특이적인 효과 T세포에 의해 매개되는 지연과민반응이다. 항원제시세포에 의한 도움 T세포의 활성화는 초기자극이다. 활성화된 T_H1세포는 큰포식세포를 비롯한 염증세포의 침윤을 일으키며 염증반응을 일으킨다(그림 9-7). 다른 도움 세포인 T_H2세포는 호산구 활성화를 일으켜서 다른 형태의 질환을 일으킨다. 항원제시가 MHC class I에 의해서 이루어지는 경우는 세포독성 T세포가 활성화되어서 세포를 제거한다. 결국 T세포를 매개로 하는 2가지 기전 (1) 도움 T세포에 의해서 나타나는 염증세포들의 조직손상과 (2) 세포독성 T세포가 활성화되어 직접 세포를 제거하는 것이다.

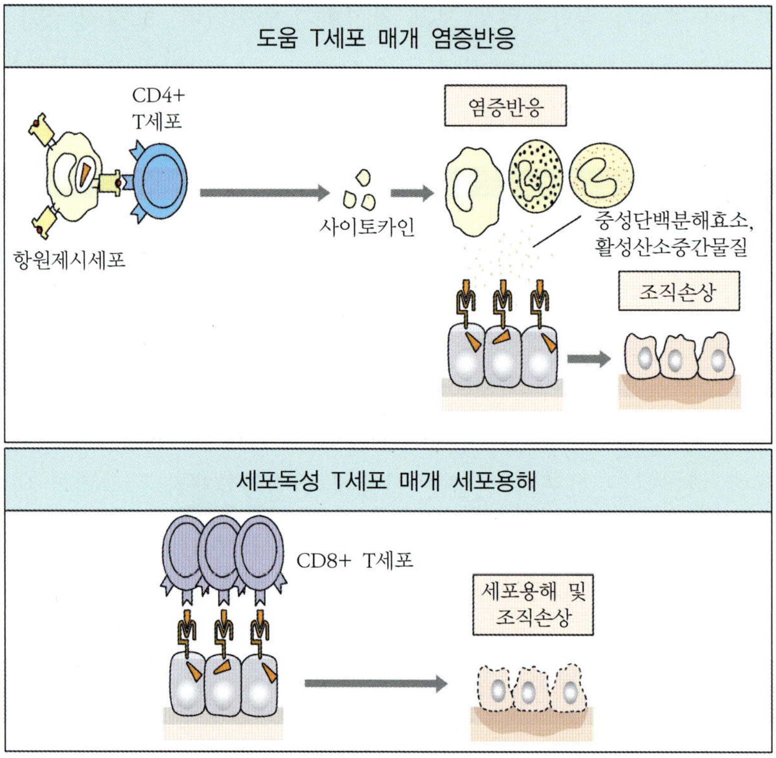

▲ 그림 9-7. 제4형 과민반응의 기전.

2) 임상적 양상

지연형 알레르기에 의해 일어나는 반응과 질환은 접촉피부염(contact dermatitis)과 튜버쿨린 반응이 있다.

접촉피부염

덩굴 옻나무 피부염(poison ivy dermatitis)은 대표적인 접촉민감성 피부질환이다. 덩굴 옻나무 식물에서 분비된 지질과 유사한 펜타데카카테콜(pentadecacatechol)이 피부에 침입해서 일어나는 반응이다. 재차 항원에 노출된 후에 기억 T_H1세포는 활성화되고, T_H1 사이토카인을 분비하여 큰포식세포를 활성화시킨다. 펜타데카카테콜이 피부에 침투하면 세포 내 단백질들을 변형시키고 이러한 변형된 단백질을 제시하면 세포독성 T세포에 의해서 제거된다. 이러한 반응은 피부발진과 물집으로 나타난다. 접촉민감성 반응은 여러 가지 금속반응에서도 일어날 수 있다. 금속들은 합텐으로 작용하여 운반체와 결합하지 않으면 반응이 일어나지 않는다.

튜버큘린 반응

결핵균의 감염여부를 진단하기 위한 튜버큘린형 검사로서 이전의 감작 여부를 판단하는 진단검사이다. 튜버큘린형 검사에서는 결핵균에서 추출된 소량의 단백질이 피하조직에 주입된다. 결핵균에 감염되어 있거나 이전에 감염되어서 면역을 가진 사람들은 주사한지 24~72시간이 지난 후에 주사한 장소 부위에서 염증반응을 나타내는데, 큰포식세포와 수지상세포와 같은 항원제시세포에 의하여 결핵균 펩티드가 제시되고, 이로 인하여 혈관에서 조직으로 들어온 기억 T세포들을 우선 자극한다. 이후에 활성화된 T_H1세포를 매개로 하여 일어나는 염증반응이 일어난다.

6. 알레르기의 진단과 치료

1) 생체 내(in vivo) 진단

알레르기 환자의 혈청을 정상인 피부에 주사하고 다시 그 부위에 항원을 주사한다. 수 분이나 수 십분 후에 발적, 종창 등의 국소 아나필락시스 피부반응이 나타나는데 이것을 Prausnitz-Kustner반응(P-K 반응)이라고 한다. 현재는 Prausnitz-Kustner반응보다 더 안전한 피부단자검사(skin prick test)를 시행한다. 피부단자검사는 의심스러운 알레르기항원을 피부에 주사침으로 가볍게 찔러 상처를 낸 다음 알레르기항원을 넣는다. 이외에도 피내검사(intradermal test)와 첩포검사(patch test)가 있다. 피부반응이 나타나는지의 여부로 알레르기의 유무를 판정한다.

2) 생체 외(in vitro) 진단

생체 외 진단법으로는 방사알레르기항원흡수검사법(radioallergosorbent test ; RAST)이 있는데, 이것은 특정한 알레르기항원에 대응하는 IgE를 정량하게 된다. 이 방법은 알레르기항원을 종이디스크(paper disc)와 같은 고체상에 결합시키고 환자 혈청의 IgE와 반응시킨 다음 동위원소로 표지한 항 IgE 항체를 가하여 방사활성을 측정한다. 다른 진단방법으로는 효소면역측정법과 면역형광측정법이 있다. 방사선면역측정법과 같은 원리를 이용하지만, 동위원소 대신 효소나 형광물질이 붙은 이차 항체를 사용한다. 검사 시 다양한 알레르기항원을 한 번에 검사하는 다중알레르기항원동시검사법(multiiple allergen simultaneous test,

MAST)과 ImmunoCAP과 같은 특이적인 알레르기항원을 검사하는 방법이 알레르기질환의 진단에 유용하다.

3) 치료

환자들의 생활양식과 환경을 변화시켜서 알레르기항원과의 접촉을 피하는 것이다. 알레르기항원이 포함된 음식이나 주변을 깨끗이 하여 집먼지진드기, 애완동물의 털 등을 접촉하지 못하게 하는 것이다. 두 번째 방법은 면역학적인 과민반응을 억제시키는 약물을 쓰는 것이다. 예를 들어 히스타민 수용체를 차단하는 항히스타민제, 백혈구의 기능을 억제하는 코르티코스테로이드(corticosteroid)는 염증을 억제하는 작용을 한다. 비만세포와 호산구의 탈과립을 억제하는 크로몰린 소디움(cromolyn sodium)이 있다. 에피네프린은 급성 아나필락시스를 치료하는데 사용된다. 세 번째 방법은 과민반응이 선진국에서 주로 나타나기 때문에 오히려 너무 청결해서 질병이 발생한다는 위생이론(hygiene theory)을 바탕으로 한다. 알레르기항원을 소량으로 주입하여 점차 높은 양을 환자에게 주사하는 것이다. 이를 통하여 IgE에 의한 면역반응이 IgG로 전환되는, 즉 탈감작(desensitization)을 유도하는 치료방법이다.

핵심 용어

- **과민반응(hypersensitivity)/알레르기(allergy)** : 무해한 물질을 항원으로 인식하여 과도하게 일어나는 면역반응.
- **아토피(atopy)** : 알레르기항원에 의한 IgE 증가가 나타나는 즉시과민반응.
- **알레르기항원(allergen)** : 과민반응 또는 알레르기를 일으키는 항원.

핵심문제

문제 1 과민반응(hypersensitivity)을 일으키는 물질은?

① 면역원(immunogen)
② 병원체(pathogen)
③ 초항원(superantigen)
④ 알레르기항원(allergen)
⑤ 아나필락시스(anaphylaxis)

문제 2 제1형 과민반응(type I hypersensitivity)과 관련이 없는 것은?

① 비만세포
② 호산구
③ 호염기구
④ FcγRI
⑤ FcεRI

문제 3 즉시과민반응(immediate hypersensitivity)에 작용하는 항체는?

① IgA
② IgD
③ IgE
④ IgG
⑤ IgM

문제 4 아르튜스반응(Arthus reaction)과 관련있는 과민반응의 종류는?

① 제1형 과민반응
② 제2형 과민반응
③ 제3형 과민반응
④ 제4형 과민반응
⑤ 제5형 과민반응

문제 5 지연과민반응에 해당하는 질병은?

① 아르튜스반응(Arthus reaction)
② 전신아나필락시스(systemic anaphylaxis)
③ 접촉피부염(contact dermatitis)
④ 페니실린 알레르기(penicillin allergy)
⑤ 혈청병(serum sickness)

문제 6 **만성천식에서 중요한 면역세포는?**

① B림프구
② T_H1 세포
③ T_H2 세포
④ 호중구
⑤ 호산구

문제 7 **팽진발적(wheal and flare)과 관련이 있는 과민반응의 종류는?**

① 제1형 과민반응
② 제2형 과민반응
③ 제3형 과민반응
④ 제4형 과민반응
⑤ 제5형 과민반응

문제 8 **아토피의 원인인 알레르기항원 특이 IgE의 측정방법은?**

① CRP
② IEP
③ RAST
④ RIST
⑤ SLE

문제 9 **페니실린 치료 후에 환자가 호흡곤란을 일으켰다면 원인이 되는 항체는?** 실력

① IgA
② IgD
③ IgE
④ IgG
⑤ IgM

해설 | 페닐실린에 의하여 나타나는 호흡곤란은 즉시과민반응에 속한다. 관련항체는 IgE이다.

문제 10 **혈액수혈에 의한 아나필락시스의 원인이 되는 항체는?** 실력

① IgA
② IgD
③ IgE
④ IgG
⑤ IgM

해설 | IgA에 의하여 일어나며, 대부분 선택적 IgA 결핍증(selective IgA deficiency) 환자에게서 나타난다.

정답 1. ④ 2. ④ 3. ③ 4. ③ 5. ③ 6. ③ 7. ① 8. ③ 9. ③ 10. ①

함께 생각하고, 토론해봅시다.

토론 1 제1형 과민반응은 즉시과민반응이지만, 발병의 주요인자는 IgE 항체입니다. 일반적으로 항원에 감염되면 짧은 시간에 일어나는 것은 선천면역이고, 이후에 항체가 관련된 후천면역이 나타납니다. 어떻게 설명해야 할까요?

point▸ 알레르기항원과 처음 접했을 때, 과민반응은 나타나지 않습니다.

토론 2 알레르기코염을 가진 환자가 한의원에 갔습니다. 한의원에서는 환자의 면역력이 떨어져서 면역을 튼튼하게 키워야 한다고 합니다. 알레르기코염은 면역반응이 과도하게 일어나서 나타나는 질환인데, 어떠한 설명이 옳은 것인가요?

point▸ 일반용어와 전문용어가 다를 수 있으며, 전문용어도 분야별로 약간씩 차이가 있을 수 있습니다. 알레르기는 면역학적인 과민면역질환이 맞습니다. 일반적으로 면역력이 떨어진다는 표현은 우리 몸의 면역반응이 균형을 잃었다는 뜻일 수도 있겠지요. 동양의학과 서양의학의 학문적인 배경의 차이도 생각해봅시다.

토론 3 알레르기 질환을 치료하기 위하여 알레르기 항원을 피하는 방법이 이용되었습니다. 최근에는 알레르기 항원을 주입하는 치료방법이 사용되고 있는데, 이전과 전혀 다른 이 치료방법을 어떻게 이해해야 할까요?

point▸ 알레르겐 특이면역요법(allergen-specific immunotherapy)은 소량의 알레르기 항원을 반복적으로 투여하는 치료법입니다. 이 방법은 알레르기 환자에게서 면역학적 관용을 유도합니다. 국내에서도 Der p 38이라는 새로운 성분 알레르기 항원을 세계 최초로 규명하여 알레르기 진단과 치료에 이용하려는 연구가 진행 중입니다.

10 자가면역질환 (Autoimmune diseases)

학습목표 **자가면역질환의 발병기전과 특징을 이해한다.**

1. 면역관용의 종류 및 역할을 이해한다.
2. 면역관용의 소실에 의한 자가면역질환의 발병원인에 대하여 이해한다.
3. 자가면역질환의 발병원인인 유전인자와 환경인자들에 대하여 이해한다.
4. 자가항체의 작용기전에 따른 임상증상의 차이를 이해한다.
5. 발병원인에 의한 자가면역질환의 분류와 기관별 발생하는 자가면역질환의 종류를 이해한다.

1. 자가면역질환의 정의

면역계의 중요한 반응 중의 하나는 자기의 단백질이 항원으로 인식되는 자가항원(autoantigen)과 비자가항원을 감별하여 인식하는 능력이다. 일반적으로 미성숙 림프구는 항원과 만나면 활성화되지만, 자가항원과는 반응하지 않는다(그림 10-1). 이러한 상태를 면역관용(immunologic tolerance)이 성립되었다고 할 수 있다. 정상적인 림프구 성숙과정에서도 자가항원을 인식할 수 있는 림프구는 계속 만들어지지만, 자가항원을 만났을 때 무력화되는 중앙관용(central tolerance)이 일어나고, 자가항원을 말초조직에서 만났을 때는 말초관용(peripheral tolerance)이 일어난다(그림 10-2). 가슴샘에서 T세포가 가슴샘 안에 있는 자가항원을 높은 친화력으로 인식하면, 음성선택에 의해서 이 림프구는 세포자멸사 과정을 통하여 죽게 된다. B세포는 골수에서 음성선택이 이루어지며 T세포는 가슴샘에서 이루어진다. 발달과정에서 일어나는 면역제어과정은 중앙관용에서 중요한 기전이다. 말초관용에서는 무력증(anergy) 현상이 일어나는데 T세포 활성화에 필요한 공동자극신호(costimulatory signal)가 충분한 수준에 도달하지 않은 상태에서 림프구가 항원을 인식할 때 일어난다. 정

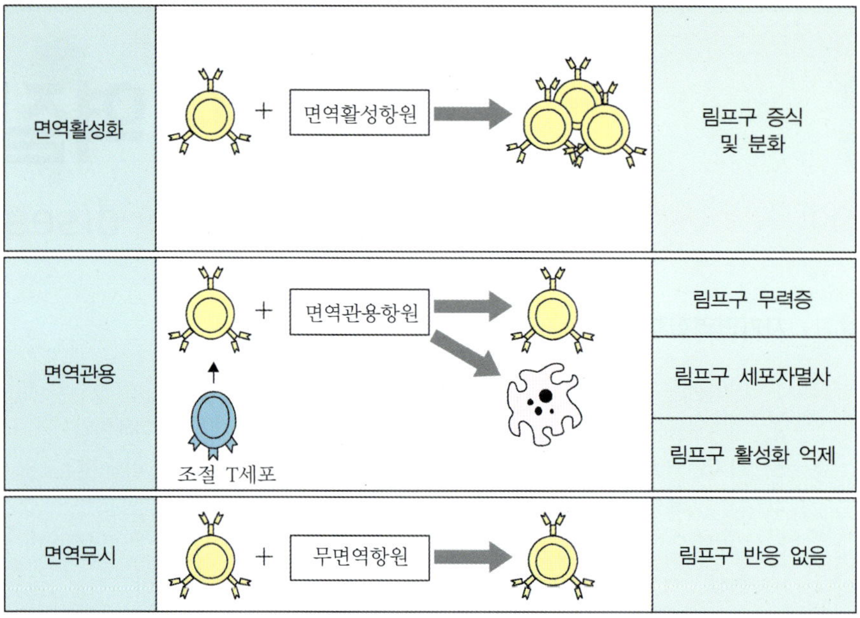

▲그림 10-1. 항원에 따른 림프구의 반응. 미성숙 림프구들은 항원에 의하여 활성화되어서 증식하고 분화한다. 자가항원은 기능적 무력증(anergy)이나 세포자멸사를 일으켜서 면역관용을 일으킨다. 일부 항원은 림프구에 어떠한 반응도 일으키지 않는다.

상적으로 조직이나 말초 림프기관의 항원제시세포는 휴지기에 있으며, B7 단백질과 같은 공동자극분자는 거의 발현되지 않는다. 또한 조절 T세포(regulatory T cell)는 사이토카인 발현을 통하여 말초관용에 관여하는 것으로 알려져 있다.

자가면역질환은 자가항원을 구별할 수 있는 면역관용이 다양한 원인에 의해서 작동하지 않을 때 일어나는 질환이라고 할 수 있다.

2. 자가면역질환의 발병기전

1) 유전인자(Genetic factor)

여러 유전자들이 자가면역질병의 발생에 관여하며, 이 중 가장 중요한 것은 주조직적합복합체 유전자이다. 많은 자가면역질환들은 특정 주조직적합복합체(MHC) 또는 사람백혈구항원(human leukocyte antigen ; HLA) 대립유전자들과 연관되어 있다. 자가면역질환은 일

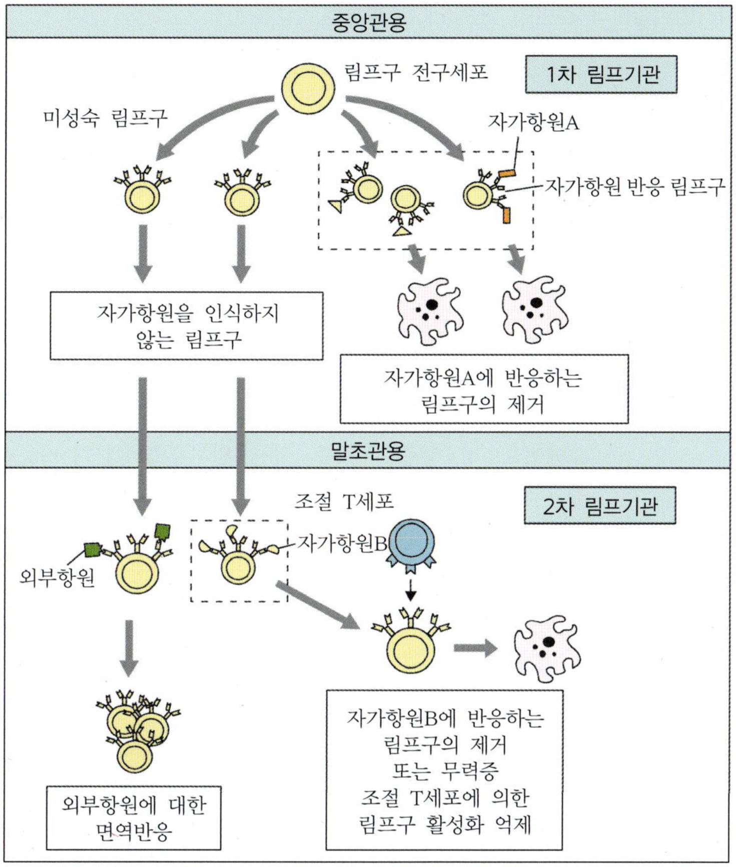

▲그림 10-2. 자가항원에 의한 중앙관용과 말초관용. 자가항원에 반응하는 미성숙 림프구는 1차 림프 기관에서 자가항원들과 만나면 제거된다(중앙관용). 성숙한 림프구는 말초조직에서 다른 자가항원을 만나면 불활성화되고, 이후에 세포자멸사한다(말초관용).

반집단에 비하여 특정 사람백혈구항원 대립유전자를 물려받은 사람들 중에서 빈도가 크게 나타난다. 이러한 빈도의 증가를 사람백혈구항원 대립유전자와 질병 관련성의 비교위험(relative risk)이라고 부른다. 사람백혈구항원 대립유전자 자체가 질병의 원인은 아니다. 하지만, 대립유전자에 의해 발현된 주조직적합복합체가 T세포의 음성선택에 의해 제거되지 않는 경우 또는 펩티드 항원이 조절 T세포를 제대로 자극하지 못하는 경우에 의해서 질병이 일어날 것으로 생각되고 있다(표 10-1).

표 10-1. 자가면역질환과 관련이 있는 HLA 동종형

HLA 동종형	질 환
B8	중증근무력증, 복강질환
B27	강직척추염
DQ2	복강질환
DQ6	다발경화증
DQ8	복강질환
DR2	전신홍반루푸스
DR3	그레이브즈병, 중증근무력증, 전신홍반루푸스, 제1형 당뇨병, 쇠그렌증후군
DR4	류마티스관절염, 제1형 당뇨병, 보통천포창
DR15	다발경화증

2) 환경인자(Environmental factor)

감염은 자가반응 림프구를 활성화시켜서 자가면역질환이 일어나게 할 수 있다. 감염은 국소적 선천면역반응을 일으키고, 이로써 항원제시세포는 공동자극분자와 사이토카인의 발현을 증가시킨다. 그 결과 활성화된 조직 항원제시세포는 자가항원과 반응하는 T세포를 자극할 수 있다. 감염은 T세포의 무력증 상태를 파괴해서 자가반응 림프구의 생존 및 활성화를 촉진할 수 있다.

3) 면역발병기전

분자모방, 항원결정인자 확산, 면역억제 기능의 상실, 격리된 항원의 노출 등 다양한 면역기전이 관련할 것으로 추정되지만, 아직까지 정확한 기전은 밝혀지지 않았다.

분자모방(Molecular mimicry)

미생물 및 바이러스의 항원은 우리 몸에 있는 단백질과 유사한 경우가 있다. 이러한 항원분자에 대한 항체는 유사한 자가단백질을 인식해서 교차면역반응을 일으킨다. 항원에 대한 면역반응이 자가항원에 대한 공격으로 이어지기 때문에, 이를 분자모방(molecular mimicry)이라고 명명한다. 화농성 세균(*Streptococcus pyogenes*)의 협막에 존재하는 M

단백질은 심장의 판막에 있는 분자와 유사한 구조를 가지고 있다. 화농성 세균의 감염 시 M 단백질에 의해 생성된 항체는 심장의 손상 및 심장 기능저하를 유도한다. M단백질에 대한 항체는 심장이외에도 신장과 관절에 있는 분자와도 교차반응을 한다. 콕사키바이러스(Coxsackie virus)와 거대세포바이러스(cytomegalovirus) 유래의 특정 펩티드도 글루타민산 탈카르복실효소(glutamate decarboxylase)와 유사하여 이에 대한 항체가 제1형 당뇨병(Type 1 diabetes)의 원인으로 생각된다.

항원결정인자 확산(Epitope spreading)

하나의 항원결정인자에 특이적인 B세포는 같은 단백질이나 단백질복합체에서 유래된 다른 항원결정인자에 특이적인 T세포들을 자극한다. 또한 하나의 항원결정인자에 특이적인 도움 T세포는 같은 단백질이나 단백질복합체에서 유래된 여러 가지 다른 항원결정인자에 특이적인 B세포들을 자극한다. 이를 항원결정인자가 확산된다고 표현한다. 예를 들어서, 전신홍반루프스 환자의 B세포들은 거대 복합체(DNA, 히스톤, 핵단백질)를 인식하는 B세포 수용체를 가진다. DNA와 결합하는 B세포 수용체를 가진 B세포, 히스톤과 결합하는 B세포 수용체를 가진 B세포, 핵단백질과 결합하는 B세포 수용체를 가진 B세포는 모두 거대 복합체를 인식할 수 있다. 각 B세포들은 다양한 항원(DNA, 히스톤, 핵단백질)에 대한 항원결정인자들을 주조직적합복합체를 통해서 T세포에게 제시할 수 있다. 이 때, 하나의 B세포가 각각의 항원결정인자를 표면에 모두 제시하면 각각에 대한 항원결정인자에 특이적인 T세포들을 활성화시킨다. 또한 하나의 항원결정인자를 인식하는 T세포는 그 항원결정인자를 인식하는 B세포를 활성화시킬 수가 있는데, 이 세포들은 다양한 항원결정인자를 인식하는 B세포일 수 있다(그림 10-3).

격리된 항원의 노출(Exposure of sequestered antigen)

자가단백질들 중 일부는 격리되어 있어서 면역세포가 인식할 수가 없다. 수술, 부상 등 여러 가지 이유로 자가단백질이 노출된다면 이에 대한 항체가 생산되어 면역반응을 일으킨다. 예를 들어, 정조세포(spermatogonia) 및 정자(sperm)와 관련된 단백질은 배아 발생초기에 주위의 버팀세포(Sertoli cell)에 의해 격리되어 있다. 하지만, 이러한 단백질에 대한 자가항체가 일부 남성에서 발견되고, 남성불임의 원인으로 추정된다.

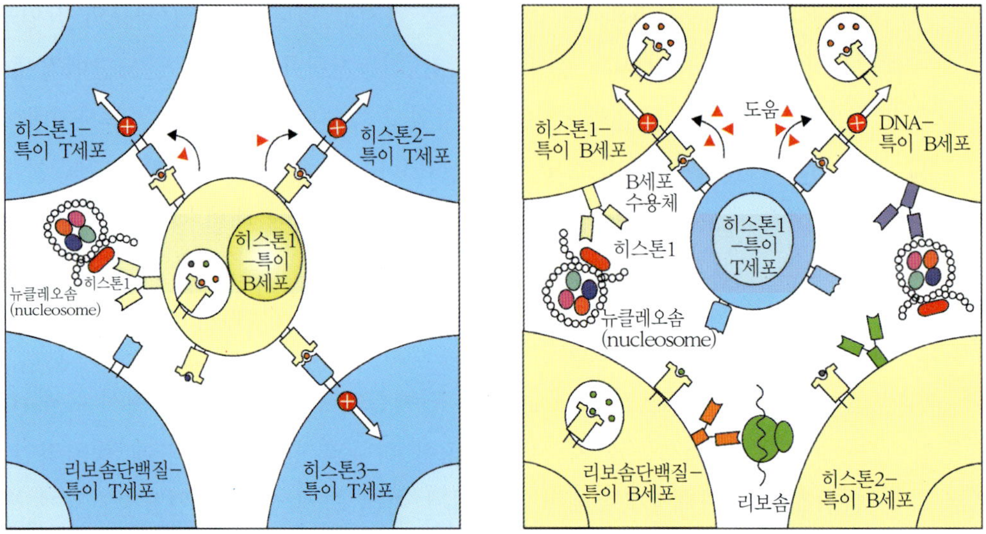

▲그림 10-3. 항원결정인자 확산에 의한 자가면역질환의 발병기전. 하나의 항원결정인자에 특이적인 B세포는 같은 단백질이나 단백질복합체에서 유래된 다른 항원결정인자에 특이적인 T세포들을 자극한다(왼쪽 그림). 하나의 항원결정인자에 특이적인 도움 T세포는 같은 단백질이나 단백질복합체에서 유래된 다양한 항원결정인자에 특이적인 B세포들을 자극한다(오른쪽 그림).

면역억제 기능의 상실(Loss of immune supression)

조절 T세포와 같은 면역반응에 대한 억제세포는 말초관용을 유지하는 역할을 한다. 이러한 억제세포가 자신의 기능을 하지 못할 때 자가면역질환이 발생할 것으로 추정된다.

3. 자가면역질환의 종류

기관에 대하여 특이적 작용이 일어나는 기관특이자가면역질환과 기관 하나가 아닌 몸 전체에서 일어나는 전신자가면역질환으로 분류된다(표 10-2). 발병원인에 따라서는 아래와 같이 표면 단백질에 대한 항체, 면역복합체, T세포에 의한 매개질환으로 구분할 수 있다.

표 10-2. 자가면역질환의 종류 및 증상

자가면역질환의 종류		자가항원	임상증상
기관특이 자가면역질환	그레이브즈병	갑상샘자극호르몬 수용체	갑상샘기능항진증
	하시모토병	갑상샘자극호르몬 수용체, 갑상샘 과산화효소, 티로글로빈	갑상샘기능 저하증
	중증근무력증	골격근, 심근, 아세틸콜린 수용체	근력저하, 안검하수
	다발경화증	미엘린	운동장애, 지각이상, 복시, 시력장애, 보행장애
	굿파스쳐증후군	신사구체, 폐기저막	신우신염, 폐렴, 관절염
	보통천포창	표피세포 사이의 데스모솜	피부와 점막에 수포형성
	애디슨병	부신겉질세포	부신기능 장애
	자가면역용혈빈혈	적혈구	용혈빈혈
	자가면역 혈소판감소자색반	혈소판과 거핵구의 당단백질 Ⅱb-Ⅲa, 당단백질 Ⅰb-Ⅸ	비강출혈, 치육출혈, 기타 각 부위의 출혈
	제1형 당뇨병	췌도세포의 단백질	당뇨, 시력장애, 신경장애, 신장장애, 심장장애
	제2형 당뇨병	인슐린수용체	당뇨, 시력장애, 신경장애, 신장장애, 심장장애
전신 자가면역질환	류마티스열	심근, 신기저막	심근염, 심장질환, 관절염, 피부, 신장장애
	전신홍반루푸스	핵, DNA, 스미스항원	신경장해, 안저이상, 신장장애, 발열근염, 관절염, 발진
	결절다발동맥염	원인을 알 수 없음	심장, 소화관, 근육장해, 신장장애, 고혈압
	류마티스관절염	항체(IgG)	폐, 심막, 흉막, 공막에 염증

1) 세포표면 단백질에 대한 항체 질환

(1) 자가항체의 작용제(agonist) 기능

그레이브즈병(Grave's disease)

T_3과 T_4 갑상샘 호르몬이 과다하게 분비되어서 중독증상을 나타내는 질환으로 림프선종대, 안구돌출, 가슴샘비대, 비종, 빈맥, 수족의 떨림 등 갑상샘기능항진증(hyperthyroidism)을 보인다. 갑상샘자극호르몬(thyroid-stimulating hormone ; TSH) 수용체에 대한

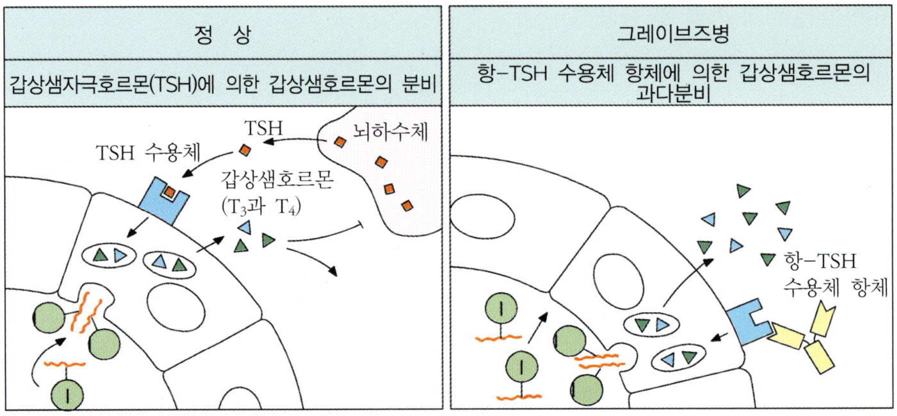

▲ 그림 10-4. 그레이브즈병의 발병기전.

자가항체가 장기작용갑상샘자극제(long acting thyroid stimulator ; LATS)로 작용하여 갑상샘 기능을 항진시키는 것이 원인이 된다(그림 10-4).

(2) 자가항체의 대항제(antagonist) 기능

제2형 당뇨병(Type 2 diabetes)

당뇨병에는 제1형 당뇨병(type 1 diabetes)인 인슐린의존당뇨병(insulin-dependent diabetes)과 제2형 당뇨병인 인슐린비의존당뇨병(insulin-independent diabetes)이 있다. 자가면역질환과 관련이 있는 당뇨병은 제2형 당뇨병으로서, 대부분 성인에서 발생한다. 제2형 당뇨병의 발병원인은 인슐린수용체에 대한 자가항체의 생성인데, 생성된 자가항체가 인슐린과 인슐린수용체 대한 결합을 방해한다. 인슐린에 의한 혈중 당조절이 이루어지지 않아서 발병한다.

중증근무력증(Myasthenia gravis)

중증근무력증은 골격근의 근력저하와 쉽게 피로를 느끼는 신경근육질환이다. 후시냅스 신경근육접합부(post-synaptic neuromuscular junction)에서는 분비된 아세틸콜린과 아세틸콜린 수용체 결합에 의하여 정상적으로 신경신호가 전달된다. 이 질환에서는 아세틸콜린 수용체에 대한 항체가 생산되어서 아세틸콜린 수용체의 발현을 저해한다. 콜린에스터라제 억제제(cholinesterase inhibitor)나 면역억제제로 치료하며 백만명당 200~400명이 발생하는 희귀 자가면역질환이다(그림 10-5).

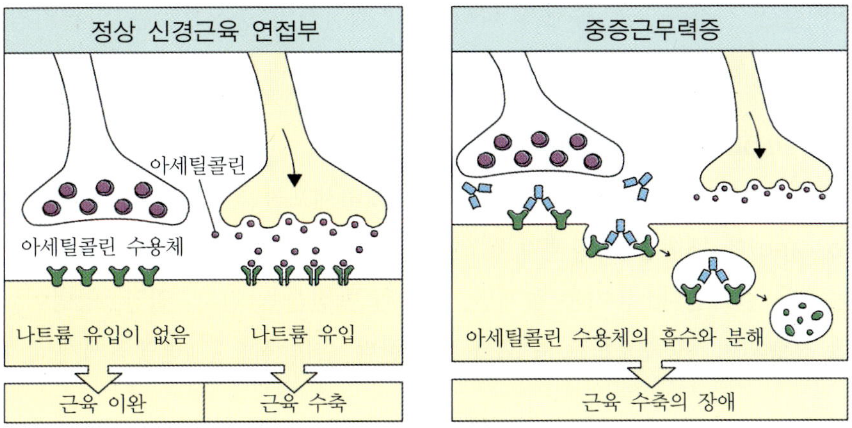

▲ 그림 10-5. 중증근무력증의 발병기전.

(3) 자가항체에 의한 세포의 파괴

류마티스열(Rheumatoid fever)

류마티스열은 A군(group A) 사슬알균(*Streptococcus*)에 의한 인두질환이 치료가 안 될 경우에 나타나며, 동맥주위 결합조직에 관련된 전신자가면역질환이다. A군 사슬알균의 감염이 있을 때 M 단백질을 포함하는 세포벽 단백질에 대한 항체가 생성된다. 생성된 항체는 심장판막의 당단백질, 심근미오신 단백질, 동맥근육세포, 혈관주변 결합조직에 대하여 교차반응(cross-reactivity)을 나타낸다. 급성기에는 심장층에 범심장염증(pancarditis)이라는 병변이 발생하고, 피브린유사 괴사가 일어난다. 아스코프체(aschoff body)를 가진 육아종 형성으로 이행되며 심내막에서는 류마티스심장내막염(rheumatic endocarditis)으로 판막에 피브린(fibrin) 침착 및 괴사가 나타난다. 만성시기에는 결합조직 증식으로 바뀌어가고 판막에 변화가 많아서 판막협착증이나 판막부전증을 일으키기도 한다. 왼쪽 심장판막을 따라서 사마귀형성이 일어난다. 만성심장질환의 경우는 반복되는 염증과 심장판막이 두꺼워지는 등의 해부학적 변화가 일어난다.

굿파스쳐증후군(Goodpasture's syndrome)

사구체신염과 폐출혈이 나타나는 사구체기저막 질환이다. 신장과 폐에 있는 항원, 즉 굿파스쳐항원으로 알려져 있는 단백질에 대한 면역반응에 의해서 나타난다. 1919년 병리학자인 Ernest Goodpasture에 의해서 알려져 있다. 신장질환의 증상으로는 사구체신염으로 인한 신장기능의 감소로 인하여 식욕부진과 피로감을 느끼고, 병이 더 진행이 되면 고혈압,

부종, 혈뇨와 같은 신장증후군 증세가 나타난다. 폐질환의 증상으로는 마른기침, 호흡곤란 등이 있다.

보통천포창(Pemphigus vulgaris)

피부와 점막이 갈라지는 자가면역질환으로서, 표피세포들을 연결해주는 부착분자인 데스모솜(desmosome)에 대한 자가항체가 생성된다. 피부와 점막에 많은 이완성 수포를 생성하고 파열되는 것을 반복한다. 흉터는 없지만, 착색된 반점을 남긴다. 입안, 엉덩이, 얼굴, 겨드랑이 등으로 진행되며, 지속적으로 수포가 발생한다. 일반적으로 면역억제제로 치료한다.

애디슨병(Addison's disease)

부신겉질의 단백질에 대하여 자가항체가 나타나는 자가면역질환이다. 부신겉질(adrenal cortex)에 있는 21-hydroxylase에 대한 항체가 많이 생산되며, 부신조직이 파괴되고, 분비되는 코르티코스테로이드 호르몬이 부족해진다. 코르티코이드 호르몬이 담당하는 대사, 혈압, 염분, 수분조절에 이상을 가져온다.

자가면역용혈빈혈(Autoimmune hemolytic anemia)

적혈구에 대한 자가항체가 원인이 되는 질병으로 적혈구 분해가 일어나는 용혈빈혈의 한 유형이다. 세포의 파괴는 큰포식세포에 의한 포식작용과 보체에 의한 직접적인 세포파괴에 의하여 일어난다. 혈관 외 용혈은 항체의 결합에 의한 큰포식세포의 포식작용에 의해서 일어나고, 혈관 내 용혈은 적혈구 표면에서 일어나는 보체활성화에 의해서 직접적으로 분해된다. 온난자가면역용혈빈혈(warm autoimmune hemolytic anemia), 한냉응집소용혈빈혈(cold agglutinin hemolytic anemia), 발작한냉혈색소뇨가 포함된다. 자가항체는 직접쿰스검사(direct Coomb's test)와 간접쿰스검사(indirect Coomb's test)에 의하여 진단한다.

자가면역혈소판감소자색반(Autoimmune thrombocytopenia purpura)

혈소판 막에 있는 당단백질(glycoprotein) Ⅱb-Ⅲa 또는 Ib-IX에 대한 자가항체가 생성된다. 큰포식세포에 의하여 혈소판 제거가 일어나고, 혈소판 전구체인 거대핵세포(megakaryocyte)에도 작용하여 말초혈액의 혈소판 수가 감소한다. 혈소판의 감소는 혈소판의 주요 기능인 응고기전이 정상적으로 작용하지 않고, 이로 인하여 자색반(purpura)과 점상출혈(petechia)이 일어난다. 중등도 혈소판 감소 또는 중증 감소에서는 구강 또는 다른 점막 부위에 혈종이 생성되고, 거미막밑(subarachnoid) 또는 뇌내출혈, 위장출혈이 일어난다. B세포를 제거하기 위하여 CD20에 대한 항체인 리턱시머브(rituximab)를 치료제로 사용할 수 있다.

2) 면역복합체 질환

전신홍반루푸스(Systemic lupus erythematosus ; SLE)

세포가 가지고 있는 세포표면, 세포질, 핵의 구성물질에 대하여 자가항체가 생성되는 전신적 자가면역질환이다. 세포표면에 대한 항체결합은 세포를 파괴하고, 여기서 나오는 항원에 대한 자가항체의 결합은 면역복합체를 형성하게 된다. 이 복합체가 혈관, 피부, 신장, 관절과 같은 조직에 침윤되면서 중증의 염증반응을 발생시킨다. 이 질환은 젊은 여성에서 많이 볼 수 있는데, 증상은 발열, 발진, 안면의 접형홍반(butterfly rash), 관절염, 근염, 다발성장막염, 폐렴, 신장장애, 신경장애 등의 다양한 증상이 나타난다. 진단은 홍반성루푸스체(LE body), 항핵항체, 항 DNA 항체, 항스미스단백질(anti-Smith) 항체, 보체(C_3)가의 저하, 신사구체 기저막의 면역글로불린 검출을 통하여 이루어진다.

3) T세포 매개질환

결절다발동맥염(Polyarteritis nodosa)

1866년 Kussmaul과 Maier에 의해 보고된 것으로 결절동맥주위염(periarteritis nodosa)이라고도 한다. 이 질환은 전신동맥의 계통적인 괴사성 혈관염으로 침범하는 장기와 병변의 정도에 따라 다양한 증상을 나타내는데 특히 피부, 심장, 신장, 신경계에 전신적 허혈(ischemia) 손상을 일으킨다. 결절성동맥주위염은 전신홍반루푸스나 류마티스관절염과 같은 자가면역질환과 합병증을 나타내거나 이행하는 경우가 빈번하다. 하지만, 자가면역질환에서 나타나는 항핵항체, 홍반루푸스인자(LE factor), 류마티스인자 등과 같은 자가항체는 나타나지 않는다. 결절다발동맥염은 B형 감염 바이러스(hepatitis B virius) 환자에게서 더 많이 나타나기 때문에 이 바이러스에 대한 항체가 원인일 것으로 추정된다.

다발경화증(Multiple sclerosis)

전신경화증 또는 뇌척수염으로 알려져 있으며, 중추신경계에 대한 자가면역의 결과로 발생한다. 십만명당 2명에서 150명이 발생하며, 1860년 Jean-Martin Charcot에 의해서 알려졌다. 신경세포는 활동전위라는 전기신호를 액손(axon)을 따라서 전달하며 서로 연락을 한다. 액손은 미엘린(myelin)이라는 절연체로 둘러싸여서 효과적으로 전기신호를 전달한다. 이 질환은 면역체계가 미엘린을 공격하여 제거하면서 신경전달에 문제를 일으킨다. 주로 미엘린으로 이루어져 있는 뇌와 척수의 백질(white matter)에서 손상이 나타난다. 유전인자, 감염, 환경인자와 같은 다른 유발인자가 있는 것으로 알려져 있다.

류마티스관절염(Rheumatoid arthritis ; RA)

다양한 조직과 기관에 영향을 주는 만성적 전신염증질환이다. 활막염(synovitis)에 의한 연골파괴가 주요증상으로 나타나며, 폐, 심막, 흉막, 공막에 염증질환을 나타낸다. 활막염에서는 관절 윤활막에 백혈구의 침윤이 나타나며, 형질세포는 류마티스인자(rheumatic factor ; RF)를 생산한다. 염증세포들에 의한 염증인자의 분비와 효소에 의한 직접적인 파괴가 일어난다. 활성화된 자가면역 CD4+ T세포에 의한 큰포식세포의 활성화로 TNF-α, IL-1, IL-6, IL-7과 같은 염증인자의 분비가 증가하여 증상이 심해진다. 관절에 있는 염증세포에 의하여 연골, 건, 인대 파괴가 일어나고 최종적으로 뼈의 파괴가 일어난다. 혈청 속에 류마티스인자가 주로 나타나고 항핵항체나 항갑상샘항체와 같은 자가항체도 나타난다. 류마티스인자는 IgG의 Fc 부분에 대한 IgM 또는 IgG로서, 항체를 항원으로 인식하여 생긴 자가항체이다. 치료는 인플릭시머브(infliximab)라는 항 TNF-α 항체나 리턱시머브가 사용된다.

제1형 당뇨병(Type 1 diabetes)

제1형 당뇨병은 인슐린의존당뇨병으로서 유년기에 주로 발병하고 방치하면 급격하게 당뇨병성 혼수상태에 빠질 수가 있다. 이 질환은 인슐린을 분비하는 췌도세포(islet cell)에 대한 자가면역반응으로 인하여 췌도세포가 파괴된다. 자가반응 도움 T세포와 세포독성 T세포의 증가가 일어나고, 자가항체가 나타나며, 선천면역계의 활성화가 일어난다. 제1형 당뇨병은 인슐린 분비가 저하되기 때문에 치료를 위하여 인슐린을 투여한다.

하시모토병(Hashimoto's disease)

1912년에 일본의 하시모토에 의해 발견된 것으로 만성갑상샘염(chronic thyroiditis)이라고 부른다. 이 질환은 여성에게 많은 질환으로 딱딱한 비만성의 갑상샘 비대를 보이고 조직병리학적으로는 소림프구의 침윤, 림프소포의 형성, 갑상샘여포상피의 변성, 간질의 섬유증과 같은 네 가지의 기본적인 특징을 갖고 있다. 갑상샘자극호르몬 수용체, 갑상샘 과산화효소(thyroid peroxidase), 티로글로빈(thyroglobulin)에 대한 자가항체의 생성이 나타난다. 갑상샘 파괴의 주원인은 갑상샘항원에 대한 T_H1 효과세포가 생산되어 갑상샘으로 유입되면서 일어나는 것으로 생각된다. 임상적 증상으로 갑상샘기능저하증(hypothyroidism)을 나타낸다.

4) 기타질환

복강질환(Celiac disease)

곡식에 들어있는 글리아딘(gliadin), 호다인(hordein), 시칼린(secalin)과 같은 글루텐 단백질(gluten protein)이 체내에 들어오면 트랜스글루타미나아제(transglutaminase)에 의해서 단백질이 변형된다. 변형된 단백질을 장관련림프조직에 있는 도움 T세포가 인지하여 큰포식세포를 활성화시킨다. 활성화된 큰포식세포는 염증사이토카인을 분비하여, 과도한 염증반응을 일으킨다. 이 반응에 의하여 자가면역질환인 복강질환이 나타나게 된다. 트랜스글루타미나아제에 대한 자가항체가 나타나며, 비열대스프루(non-tropical sprue) 질환 또는 글루텐 장질환(gluten enteropathy)으로 알려져 있다. 최근에는 자가항원에 대한 면역반응이 아니라 글루텐 단백질에 의한 것이므로, 음식에 대한 과민반응으로 생각되고 있다. 소장의 융모위축과 염증으로 인하여 영양분 흡수 및 소화장애가 일어난다. 임상증상으로는 설사, 변비, 체중감소, 만성피로 등이 있다.

쇠그렌증후군(Sjogren's syndrome)

눈물과 침을 생산하는 외분비선을 면역세포가 공격하면서 나타나는 기관특이자가면역질환이다. 하지만, 임상 및 혈청학적 양상은 전신자가면역질환과 관련이 있다. 류마티스질환 다음으로 가장 많은 자가면역질환으로서 정확한 원인을 알지 못한다. 대부분의 환자가 여성이며, 특히 중년 여성에게서 많이 발생한다. 점액질 분비샘과 침샘, 눈물샘이 손상되면서, 피로감, 미열, 몸살, 침샘의 염증, 안구건조, 피부건조와 같은 임상적 증상이 나타난다. 신장, 혈관, 뇌와 같은 다른 기관에도 영향을 준다. Ro항원으로서 알려진 Sjogren's sydrome antigen(SSA)에 대한 자가항체(항 SSA항체)와 La항원으로서 알려진 SSB에 대한 자가항체(항 SSB항체)가 진단표지자로 사용된다.

악성빈혈(Pernicious anemia)

비타민 B_{12}와 결합해서 흡수를 도와주는 내인자가 존재하는데, 이에 대한 자가항체가 악성빈혈의 원인이다. 내인자에 대한 자가항체의 결합은 위액 중의 내인자(intrinsic factor)를 저하 또는 결핍시킨다. 이로 인하여 비타민 B_{12}가 장관 내에서 흡수되지 않고, 체내 비타민 B_{12}의 결핍을 일으킨다. 비타민 B_{12}의 결핍에 의해 신경증상을 수반하는 큰적혈구빈혈(macrocytic anemia)과 거대적혈모세포(megaloblast)를 특징으로 하는 빈혈이 나타난다. 아직까지 원인을 알 수 없지만, 내인자 자가항체에 비하여 더 많은 빈도로 위의 벽세포(parietal cells)에 대한 자가항체가 검출된다.

핵심 용어

- **말초관용(peripheral tolerance)** : 말초조직에서 자가항원을 만나면 무력증 상태가 되는 과정.
- **면역관용(immunologic tolerance)** : 자가항원과 반응하지 않는 면역반응.
- **분자모방(molecular mimicry)** : 자가항원과 교차반응하는 미생물 항원에 의하여 자기조직을 파괴하는 면역반응.
- **중앙관용(central tolerance)** : 림프구 발달과정에서 자가항원을 인식하는 림프구의 제거과정.
- **항원결정인자 확산(epitope spreading)** : 하나의 항원결정인자에 특이적인 B세포는 같은 단백질이나 단백질복합체에서 유래된 다른 항원결정인자에 특이적인 T세포들을 자극한다. 또한 하나의 항원결정인자에 특이적인 도움 T세포는 같은 단백질이나 단백질복합체에서 유래된 여러 가지 다른 항원결정인자에 특이적인 B세포들을 자극한다. 이러한 면역반응을 지칭하는 용어.

핵심문제

문제 1 체내에서는 자신의 항원과 비자가항원을 감별하여 자가항원에 대한 면역반응을 일으키지 않는다. 면역반응의 명칭은?

① 면역과민 ② 면역관용
③ 면역기억 ④ 면역분화
⑤ 면역활성화

문제 2 강직척추염(ankylosing spondylitis)의 증상을 예측할 수 있는 사람백혈구항원(HLA)의 종류는?

① HLA B27 ② HLA DQ6
③ HLA Cw6 ④ HLA DR4
⑤ HLA DR8

문제 3 면역복합체 질환에 속하는 질환은?

① 굿파스쳐증후군(Goodpasture's syndrome)
② 그레이브즈병(Grave's disease)
③ 전신홍반루푸스(systemic lupus erythematosus ; SLE)
④ 제2형 당뇨병(type 2 diabetes)
⑤ 중증근무력증(myasthenia gravis)

문제 4 T세포 매개질환으로 옳지 않은 것은?

① 굿파스쳐증후군(Goodpasture's syndrome)
② 다발경화증(multiple sclerosis)
③ 류마티스관절염(rheumatoid arthritis)
④ 제1형 당뇨병(type 1 diabetes)
⑤ 하시모토병(Hashimoto's disease)

문제 5 신생아의 자가용혈질환과 관련있는 항체는?

① IgA ② IgD
③ IgE ④ IgG
⑤ IgM

문제 6 **복강질병(celiac disease)의 위험인자로 옳은 것은?**

① HLA B27
② HLA Cw6
③ HLA DQ2
④ HLA DQ6
⑤ HLA DR8

문제 7 **전신자가면역질환으로 옳은 것은?**

① 굿파스쳐증후군(Goodpasture's syndrome)
② 다발경화증(multiple sclerosis)
③ 전신홍반루푸스(systemic lupus erythematosus)
④ 제1형 당뇨병(type 1 diabetes)
⑤ 하시모토병(Hashimoto's disease)

문제 8 **자가항원과 자가면역질환에 대한 연결로 옳은 것은?**

① 굿파스쳐증후군(Goodpasture's syndrome) – 사구체 기저막
② 그레이브즈병(Grave's disease) – 아세틸콜린 수용체
③ 다발경화증(multiple sclerosis) – 갑상샘자극호르몬 수용체
④ 제1형 당뇨병(type 1 diabetes) – 인슐린 수용체
⑤ 중증근무력증(myasthenia gravis) – 미엘린

문제 9 **다음 보기가 설명하는 질환은?**

> 1) 여성에게 많으며, 만성갑상샘염이 나타난다.
> 2) 소림프구의 침윤, 림프소포의 형성, 갑상샘여포상피의 변성, 간질의 섬유증이 나타난다.
> 3) 갑상샘 파괴의 주원인은 갑상샘항원에 대한 TH1 효과세포가 갑상샘으로 유입되는 것이다.

① 굿파스쳐증후군(Goodpasture's syndrome)
② 다발경화증(multiple sclerosis)
③ 류마티스관절염(rheumatoid arthritis)
④ 제1형 당뇨병(type 1 diabetes)
⑤ 하시모토병(Hashimoto's disease)

문제 10 **다음 보기가 설명하는 질환은?**

> 1) A군 사슬알균에 의한 인두질환이 치료가 안되는 경우 나타난다.
> 2) 동맥주위 결합조직과 관련된 자가면역질환이다.
> 3) 심장판막의 당단백질, 심근미오신 단백질, 동맥근육세포, 혈관주변 결합조직에 대한 자가항체가 나타난다.
> 4) 급성기에는 심장층에 범심장염증이라는 병변이 발생하며, 피브린유사 괴사가 일어난다.

① 그레이브증(Grave's disease)
② 류마티스열(rheumatoid fever)
③ 보통천포창(pemphigus vulgaris)
④ 애디슨병(Addison's disease)
⑤ 제2형 당뇨병(type 2 diabetes)

문제 11 **류마티스열의 면역학적 발병기전은?**

① 말초관용
② 면역관용
③ 무력증
④ 분자모방
⑤ 중앙관용

문제 12 **자가면역의 발병기전에 대한 설명으로 가장 타당한 것은?**

① 큰포식세포의 활성화 촉진
② B세포의 활성화 억제
③ 도움 T세포의 부재
④ 자기관용의 극대화
⑤ 자가항원에 대한 항체생성

문제 13 **자가면역질환과 동종형의 연결이 옳은 것은?**

① B8 - 복강질환
② B27 - 다발경화증
③ DQ6 - 강직척추염
④ DQ8 - 전신홍반루푸스
⑤ DR15 - 제1형 당뇨병

문제 14 **자가면역질환과 생성되는 자가항체의 항원으로 옳은 것은?**

① 에디슨병 - 적혈구의 혈액형 항원
② 전신홍반루푸스 - 핵의 구성물질
③ 보통천포창 - 부신겉질세포의 단백질
④ 다발경화증 - 혈소판의 당단백질
⑤ 굿파스쳐증후군 - 신경근육 말단부위 단백질

문제 15 **아래 그림에 대한 설명으로 옳은 것은?** 실력

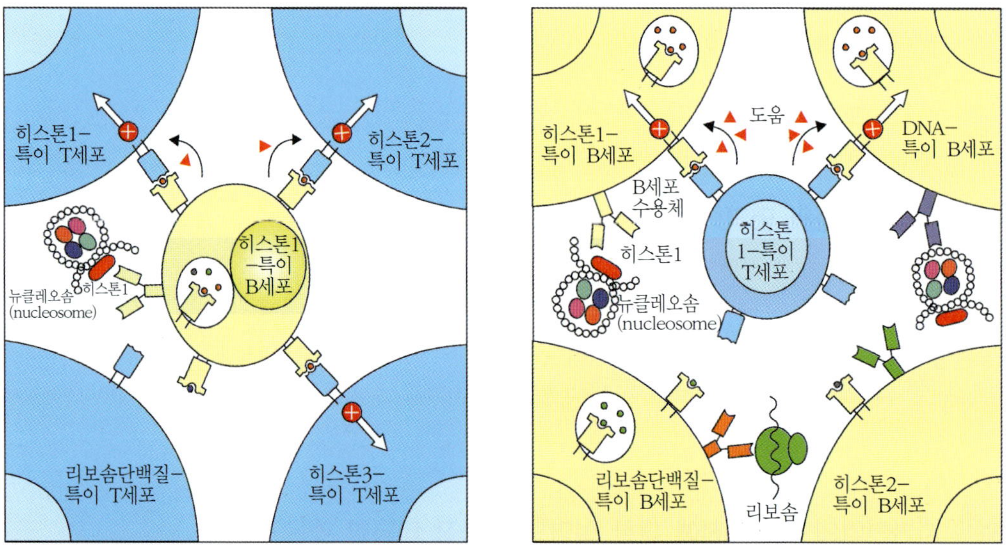

① 격리된 항원의 노출이 있을 경우 나타난다.
② 전신홍반루푸스에서 나타나는 다양한 자가항체의 생성을 설명한다.
③ 미생물 또는 바이러스 항원이 우리 몸에 있는 단백질과 유사할 때 나타난다.
④ 하나의 항원결정인자에 특이적인 T세포는 같은 힝원결정인자를 인식하는 T세포를 자극한다.
⑤ 하나의 항원결정인자에 특이적인 B세포는 같은 힝원결정인자를 인식하는 B세포를 자극한다.

정답 1. ② 2. ① 3. ③ 4. ① 5. ④ 6. ③ 7. ③ 8. ① 9. ⑤ 10. ② 11. ④ 12. ⑤ 13. ① 14. ② 15. ②

함께 생각하고, 토론해봅시다.

토론 1 최근에는 면역학자들이 자가면역질환을 과민면역질환의 시각으로 봅니다. 이 관점에 대하여 자신의 의견을 생각해보세요.

point▸ 자가면역질환과 과민면역질환의 정확한 정의를 이해하고, 자가항원에 대한 자가면역반응이 과민반응으로 판단할 수 있는지 생각합니다.

토론 2 자가면역질환의 가능성 있는 발병기전을 생각해봅시다.

point▸ 본문에 있는 분자모방, 항원결정인자 확산, 격리된 항원의 노출, 면역억제 기능의 상실 이외에도 T세포 우회, T세포와 B세포의 부조화(T cell-B cell discordance), 수지상세포 자멸사(dendritic cell apoptosis), 이형 교차반응(idiotype cross-reaction) 등의 가설을 찾아보세요.

11 면역결핍질환

(Immunodeficiency diseases)

학습목표 **면역결핍의 원인 및 관련 질환을 이해한다.**

1. 선천면역결핍질환과 후천면역결핍질환의 차이를 이해한다.
2. B세포의 이상에 의한 면역질환의 종류 및 임상증상을 이해한다.
3. T세포의 이상에 의한 면역질환의 종류 및 임상증상을 이해한다.
4. B세포와 T세포의 결함에 의한 면역질환의 종류 및 임상증상을 이해한다.
5. 포식세포의 포식작용 이상으로 나타나는 면역질환의 종류 및 임상증상을 이해한다.
6. 보체단백질의 결함에 의한 면역질환의 종류 및 임상증상을 이해한다.
7. 후천면역결핍질환의 발병기전 및 임상증상을 이해한다.

1. 면역결핍질환의 개요

면역결핍질환은 어떤 감염원에 의하여 숙주의 저항능력이 감소되어 일어나거나, 숙주의 면역체계에 관여하는 유전자의 결함에 의해서 발생한다. 면역계 결함과 관련된 인자로는 면역조절 단백질의 결핍, 면역세포의 수 또는 세포기능 감소가 포함된다. 유전적 이상에 의한 질병을 선천 또는 1차 면역결핍질환(primary immunodeficiency disorder)이라고 하며, 감염, 영양결핍, 노화와 같은 후천요인에 의한 질환을 후천 또는 2차 면역결핍질환(secondary immunodeficiency disorder)이라고 한다. 일부의 선천면역질환에서는 출생초기부터 감염에 대한 감수성(susceptibility)이 크게 증가하여, 면역의 결함이 교정되지 않는 한 치명적인 결과가 나타날 수 있다. 포괄적인 1차 면역결핍의 상대적인 발생빈도는 B세포(50%), T세포(10%) T세포와 B세포의 혼합된 결함(10~20%), 식세포(20%), 보체(2~4%) 순이다. 일부 선천면역결핍증에서는 가벼운 감염만이 나타나며, 성인이 된 후에 발견되기도 한다.

2. 선천면역결핍질환

1) B세포의 면역결핍질환(B cell immunodeficiency disease)

선택IgA결핍증(Selective IgA deficiency)

혈청에서 IgA의 생산이 현저히 저하하는 것을 볼 수 있는데, 선택적인 IgA 결핍에 대한 유전적 결함은 알려지지 않았다. HLA-A1, HLA-B8, DW3 등의 사람백혈구항원 유전자에서 질환이 많이 나타나므로, 사람백혈구항원 유전자에 대한 연관성이 있을 것으로 추정하고 있다. 증상은 재발성부비강염, 폐렴, 아토피질환, 위장장애, 궤양대장염(ulcerative colitis), 자가면역질환을 수반한다. 진단은 혈중 IgA 농도가 5 mg/dl 이하인가의 여부나 세포면역능력은 정상으로 유지되고 있는가에 따라 진단되며 치료는 감마글로불린의 투여로 치료한다.

X연관고IgM증후군(X-linked hyper-IgM syndrome)

X연관고IgM증후군은 B세포의 중쇄 동형전환의 결함이 특징인데, 이로 인해 혈청항체 중 IgM의 양이 가장 많아지며, 세포 내 미생물에 대한 세포매개면역에 심각한 결핍이 나타난다. 이 질병은 CD40L의 돌연변이가 원인인데, CD40L은 도움 T세포의 단백질로서 B세포 및 큰포식세포 표면의 CD40과 결합하여 T세포에 의존하는 면역세포의 활성화를 매개한다(그림 7-5 참조). 따라서 제대로 기능하는 CD40와 그 리간드를 발현하지 못하면 T세포의존성 B세포반응의 결핍이 초래되어, 가슴샘의존항원에 대한 특이항체가 생성되지 않는다. IgG, IgA, IgE가 매우 낮으며, IgM은 비정상적으로 매우 높다. 특히, 화농성세균에 매우 민감하다.

X연관무감마글로불린혈증(X-linked agammaglobulinemia ; XLA) 또는 브루튼 무감마글로불린혈증(Bruton agammaglobulinemia)

B세포 티로신키나아제인 Btk 유전자의 돌연변이로 인해 Btk의 생산이나 기능에 결함이 생김으로써 발병한다. B세포 성숙과정에서 Btk의 역할에 대해서는 정확히 알려져 있지 않지만, 이 효소는 전 B세포(pre-B cell)에서 발현되는 전 B세포 수용체(pre-B cell receptor)에 의해서 활성화되며, 세포의 성숙과정을 촉진하는 생화학적 신호를 전달하는 데 참여한다. Btk 유전자는 X염색체상에 있다. B세포 성숙과정이 차단됨으로써 일어나는 가장 일반적인 임상증상은 X연관무감마글로불린혈증(agammaglobulinemia)이다. 이 질환에서는 골수의 B세포가 전 B세포단계 이상으로 성숙하지 못하며, 결과적으로 성숙 B림프구와

혈청 면역글로불린이 심하게 감소되거나 전혀 존재하지 않게 된다. 따라서 두 X염색체 중 하나에 돌연변이 Btk유전자를 갖고 있는 여성은 이 질병의 보인자(carrier)이며, 비정상 X 염색체를 물려받은 남자아이에서 질병이 나타난다. 모순된 일이기는 하지만 X연관 무감마글로불린혈증 환자의 약 4분의 1에서 자가면역질환, 특히 관절염이 생긴다. 왜 면역결핍이 오히려 과도하거나 조절되지 않는 면역반응을 일으키는지는 알려지지 않았다. B세포의 완전한 결핍을 볼 수 있으며, 소아에게서 재발성중이염, 기관지염, 폐렴, 수막염, 피부염, 관절염, 흡수불량 등의 임상적 양상이 나타난다.

기타

선택IgM결핍증(selective IgM deficiency), 선택IgG아형결핍증(selective deficiency of IgG subclass), X연관림프구증식증후군(X-linked lymphoproliferative syndrome) 등이 있다.

2) T세포의 면역결핍질환(T cell immunodeficiency disease)

디조지증후군(DiGeorge's syndrome)

선천성 가슴샘무형성(congenital thymic aplasia)의 대표적인 질환으로서, 염색체 22번의 돌연변이 또는 결손과 관련이 있다. 주로 가슴샘, 부갑상샘, 심장에 영향을 주는 저칼슘증, T세포 결핍 등의 증상으로 인해 감염 증상이 반복적으로 나타난다. 가슴샘 발달미숙, 면역결핍, 심장질환, 작은 아래 턱과 같은 안면기형, 언어장애, 경련, 근육강직, 저신장의 증상이 나타난다.

베어림프구증후군(Bare lymphocyte syndrome)

T림프구 활성화의 결함은 주조직적합복합체 분자의 발현결핍에 기인할 수 있다. 베어림프구증후군은 MHC class I 또는 II가 발현되지 않아 생기는 질병이다. MHC class I의 결핍은 항원처리전달체(TAP) 유전자의 결함에 의해서 나타나고, MHC class II의 결핍은 전사에 관련된 인자의 결핍이 주요 원인이다. T세포 발달과정에서 MHC class I이 부족한 경우에 CD4+ T세포가 나타날 수가 없고, MHC class II가 부족한 경우 CD8+ T세포가 나타나지 않는다(5장 참조). 펩티드 항원의 제시기능이 부족하며, 이를 인식하는 T세포의 성숙과 활성화에 문제가 생긴다.

3) B세포와 T세포의 복합형 면역결핍질환(Combined B cell and T cell immunodeficiency disease)

모세관확장실조(Ataxia-telangiectasia)

걸음거리가 이상해지며(ataxia), 혈관기형(telangiectasia) 및 면역결핍이 나타나는 특징을 갖는다. 이 질병은 DNA 복구(DNA repair)와 관련이 있는 단백질 유전자의 돌연변이로 인해 발생한다. 복구 관련 단백질의 결함은 디옥시리보핵산 복구에 이상을 초래하여 항원수용체 유전자재조합이 일어나는 림프구의 성숙과정에 결함을 발생시킨다.

위스콧알드리치 증후군(Wiskott-Aldrich syndrome)

위스콧-알드리치 증후군은 유전성의 면역장애 질환의 일종으로 남성에게 발병한다. 혈소판 부족과 반복적인 세균성 감염을 동반하기 때문에 치명적인 출혈(hemorrhage)이나 감염으로 이어질 위험이 크다. 그 원인은 위스콧-알드리치 증후군 단백질(Wiskott-Aldrich syndrome protein ; WASP)의 결핍에 있고, 항다당질 항체 결핍과 T세포의 활성화반응이 소실된다.

중증복합면역결핍질환(Severe combined immunodeficiency disease ; SCID)

B세포와 T세포 모두에 영향을 주는 면역결핍이상을 중증복합면역결핍질환이라고 하며, X연관림프구감소저감마글로블린혈증, 무감마글로블린혈증이 나타난다. 환자의 50%는 X염색체와 연관되어서 남자아이에서만 나타난다. 대표적인 유전자 돌연변이의 예는 사이토카인 수용체(IL-2, IL-4. IL-7, IL-9, IL-15의 수용체) 내에서 공통적으로 발견되는 공통 γ_c사슬의 유전적 결함이다. 림프구의 증폭과 분화에 관련된 사이토카인의 수용체가 정상적인 기능을 수행하지 못해서 발병한다. γ사슬은 최초 IL-2수용체의 세 사슬 중 하나로서 발견되었기 때문에, 흔히 IL-2Rγ사슬로도 불린다. γ_c사슬이 기능을 하지 않으면 전구 T세포(pro-T세포) 및 전구 B세포(pro-B세포) 단계에 있는 미성숙 림프구들의 주요 성장인자인 IL-7에 반응하지 못함으로 인해 증식하지 못한다. 즉, IL-7에 대한 반응에 결함이 생기면 림프구 전구세포들의 생존과 성숙이 감소하는 결과가 초래된다. 사람에서는 이 결함이 주로 T세포 성숙과정에 영향을 미친다. 성숙과정이 차단됨으로 인해 성숙 T세포의 수가 크게 감소하고, 세포매개면역의 결함이 발생한다. B세포는 거의 정상적으로 성숙함에도 불구하고 T세포 도움의 부재로 인해 체액면역에도 결함이 나타난다.

중증복합면역결핍질환의 절반가량은 상염색체(autosome) 특성을 지니며 아데노신 탈아민효소(adenosine deaminase ; ADA)의 돌연변이 때문에 일어난다. 이 효소는 퓨린(purine)의 분해에 관여하는 효소이다. 아데노신 탈아민효소의 결핍은 DNA를 활발하게 합성하는, 즉 증식하는 세포 내에 독성 퓨린 대사물질의 축적을 초래하게 된다. 독성대사물질의 축적으로 인해 성숙과정 동안 활발하게 증식하는 림프구는 손상을 입게 된다. 아데노신 탈아민효소의 결핍은 B세포에 비해 T세포의 성숙에 더 큰 영향을 미치며, 체액면역의 결핍이 나타나는 것은 주로 T세포의 도움기능이 부재한 결과이다.

재조합 활성유전자-1 또는 -2(RAG-1 또는 RAG-2) 유전자의 돌연변이가 중증복합면역결핍질환의 원인이 되는 경우도 있다. 재조합 활성유전자들은 면역글로불린 및 T세포 수용체(TCR) 유전자의 재조합과 림프구의 성숙에 필요한 림프구-특이 VDJ 제조합효소의 유전자이다(**4장 참조**).

중증복합면역결핍질환은 환자의 면역계통이 재건되지 않는 한, 출생초기부터 치명적으로 작용한다. 중증복합면역결핍질환에 가장 널리 사용되는 치료법은 골수이식인데, 이 시술에는 심각한 이식대숙주질환(graft-versus-host disease)이 따를 수 있으며, 이를 피하려면 공여자(donor)와 수여자(recipient) 간의 유전자 일치가 요구된다. B세포에 국한된 결함의 경우, 건강한 사람으로부터 분리한 항체를 환자에게 투여하는 수동면역이 가능하다. 면역글로불린 투여요법은 X연관무감마글로불린혈증 환자에게 중요한 치료법이다. 모든 선천적 면역결핍의 이상적인 치료법은 바로 유전자를 복원시키는 유전자치료(gene therapy)가 있다. 이 치료법은 대다수의 질병에서 아직까지 미완성 치료법이다. 유전자요법이 성공적으로 시행되어 깊은 인상을 심어준 X연관중증복합면역결핍질환 환자들의 사례가 있다. 하지만, 아직까지는 극소수의 환자들만이 이 방법으로 치료를 받았으며, 장기간 효과도 아직은 알 수 없다. 현재 중증복합면역결핍질환이 있는 환자들은 항생제로 감염을 치료한다. 진단방법으로는 T세포 및 B세포 관련유전자의 완전결손, T세포면역과 가슴샘의 결손, 식물적혈구응집소(phytohemagglutin ; PHA)에 의한 피내반응의 결핍, 저감마글로불린혈증, B세포의 감소 또는 결핍의 측정이 있다.

4) 포식세포의 면역결핍질환

만성육아종질환(Chronic granulomatous disease)

선천면역의 구성요소들 중 포식세포와 보체계통의 이상은 면역결핍의 중요한 원인이 된다. 만성육아종질환은 포식세포의 NADPH 산화효소(oxidase)의 돌연변이로 인해 발생하는데, 이 효소는 용해소체(lysosome) 내에서 미생물을 죽이는 반응성 산소 중간물질의 생산을 촉매한다(8장 참조). NADPH 산화효소의 결핍으로 인하여 미생물을 포식한 호중구와 큰포식세포들이 스스로 포식한 미생물들을 죽이지 못한다. 면역계통은 이 결함을 보상하기 위하여 점점 더 많은 큰포식세포를 불러 모으게 되고 계속해서 T세포를 활성화시키는데, 이로서 더욱 더 많은 포식세포들이 몰려들고 활성화된다. 포식세포가 군집하여 감염부위를 에워싸기는 하지만, 미생물을 효과적으로 파괴하지는 못한다. 이러한 포식세포의 군집은 모양이 육아종과 유사해서, 질병에 만성육아종이라는 이름이 붙게 되었다. 감염조직에는 결핵병소와 비슷한 육아종을 형성하며 그 외에도 림프절염, 간비종, 폐염, 골수염, 농양 등을 수반하기도 하는데 진단은 NBT 환원시험(nitroblue tetrazolium reduction test)으로 진단한다.

백혈구부착결핍증(leukocyte adhesion deficiency)

질환의 발병원인은 인테그린과 셀렉틴 리간드의 발현관련 유전자의 돌연변이에 있다. 인테그린과 셀렉틴 리간드는 백혈구가 다른 세포에 부착하는데 관여한다(8장 참조). 이 유전자 돌연변이에 의해서 혈액 내 백혈구는 혈관내피세포에 결합하지 못하고, 감염부위로 이동하지 못한다.

체디악히가시증후군(Chediak-Higashi syndrome)

백혈구의 용해소체 과립이 정상적으로 역할을 하지 못하는 면역결핍질병이다. 면역결함은 포식세포와 자연살해세포의 독성에 영향을 미치며, 세균감염에 취약하다. 재발성감염증, 간비종, 중추신경장애, 림프망내계 악성질환을 수반한다. 말초혈액 백혈구 중에는 거대세포질 내 과립상 봉입체가 발견되고 식균능력의 저하를 볼 수 있는 것도 특징이다.

5) 보체관련 이상질환

(1) C1 억제제(C1 inhibitor ; C1INH)의 결핍

C1은 C-반응단백질과 항체를 포함하는 면역복합체와 결합한 후에 보체의 고전경로를 활성화시킨다(3장 참조). C1 억제제는 C1과 결합하여 C1의 활동을 조절하는 단백질이다. C1

억제제가 결핍된 사람은 C1의 활성도를 조절할 수가 없기 때문에 C2와 C4의 활성화가 계속 일어난다. C2의 절단에 의해서 나타나는 C2a는 더 조각이 나서 C2 키닌(kinin)이 된다. C2 키닌은 혈관투과성을 증가시킨다. C1 억제제는 칼리크레인(kallekrein)의 활성을 억제한다는 사실도 관찰되어 왔다. 칼리크레인은 키니노젠을 분해하여 혈관투과율을 증가시키는 브라디키닌(bradykinin)을 만든다. 이와 같은 작용 때문에 C1 억제제의 결핍은 조직에 있는 액체의 축적과 혈관투과성을 증가시켜서, 유전혈관신경부종(hereditary angioneurotic edema)을 나타낸다.

(2) C1, C2, C4의 결핍

고전경로의 성분인 C1, C2, C4의 결핍은 면역결핍증을 일으키지는 않는다. 면역복합체가 매개하는 전신홍반루푸스와 같은 질병과 관련이 있다. 보체의 결핍과 전신홍반루푸스 유사질병 사이의 연관성은 체액면역반응 동안에 끊임없이 생성되는 면역복합체를 제거하는데, 고전경로가 관여한다는 사실로 설명할 수 있다. 면역복합체가 제거되지 않으면 조직에 축적되어 면역복합체 질병이 발생한다. C2와 C4의 결핍에도 불구하고 감염이 더 쉽게 일어나지 않는다는 사실은 대체경로만으로도 충분히 숙주방어가 가능함을 보여준다.

(3) C3의 결핍

C3는 보체경로에 의하여 C3b로 분해되면서 큰포식세포와 호중구의 세균 포식작용을 증진(옵소닌화)시키는데 중요한 역할을 한다. 결핍된 사람은 폐렴균(*Streptococcus pneumoniae*)과 인플루엔자균(*Haemophilus influenzae*)과 같은 피막이 있는 세균에 대해서 감수성을 나타낸다.

(4) C5, C6, C7, C8, C9의 결핍

보체의 대체경로와 고전경로의 후기에 작용하는 보체로서 막공격복합체를 형성한다. 이러한 보체단백질의 결핍은 *Neisseria* 감염에 민감한 것으로 알려져 있다.

표 11-1은 선천면역결핍질환의 종류 및 취약한 감염질환을 요약하였다.

(5) 붕괴촉진인자(CD55)와 반응용해막억제제(CD59)의 결핍

CD55와 CD59는 자기세포의 표면에서 보체가 활성화 되는 것을 막는 역할을 한다. CD55와 CD59가 세포표면에 발현되기 위해서는 당인산이노시톨(glycosylphosphatidylinositol ; GPI)이 필요하다. 당인산이노시톨은 인산이노시톨 글리칸 A(phosphati-

표 11-1. 선천면역결핍질환의 종류

분류	질환명	비정상유전자	취약한 감염질환
B세포 결핍질환	X연관무감마글로불린 혈증	Btk 티로신 키나아제	세포 외 세균, 바이러스
	X연관고IgM증후군	CD40 리간드	세포 외 세균, 폐 및 작은와포자충
	선택IgA결핍증	미발견	호흡기감염
T세포 결핍질환	디조지증후군	가슴샘 무형성 관련유전자	일반 세균
	베어림프구증후군	MHC class Ⅰ, MHC class Ⅱ	일반 세균
B세포와 T세포의 복합형 결핍질환	중증복합면역결핍질환	아데노신 탈아민효소, 퓨린 인산화효소, X연관 scid γ_c 사슬, DNA 복구 관련 유전자	일반 세균
	위스콧알드리치 증후군	위스콧-알드리치 증후군 단백질(WASP)	피막세균
	모세관확장실조	ATM protein	호흡기 감염
포식세포 이상질환	만성육아종질환	NADPH 산화효소	만성적 세균과 진균감염
	백혈구부착결핍증	CD18	피막세균
	체디악히가시증후군	소포융합 관련유전자	반복적, 지속적 일반 세균감염
보체의 이상질환	C3결핍증	C3	피막세균
	C5-C9결핍증	C5, C6, C7, C8, C9	*Neisseria* 감염
	D인자	D인자	*Neisseria* 감염

dylinositol glycan A ; PIGA) 효소가 있어야 만들어지는데, 이 효소가 유전적 결함이 있을 경우 CD55와 CD59는 세포막 표면에 발현하지 못하고, 결국 자기세포에서 일어나는 보체활성화를 억제하지 못한다. 대표적으로 혈액에서 가장 많은 혈구인 적혈구의 용해(용혈)가 두드러지게 나타난다. 자가면역질환과 같은 임상양상을 보이며, 적혈구 파괴가 일어나는 발작야간혈색소뇨증을 나타낸다.

3. 후천면역결핍질환

후천면역결핍의 원인으로는 감염, 약물중독, 방사선치료, 면역억제제 투여가 있으며, 다른 질환에 의한 면역결핍은 백혈병(leukemia)과 같은 악성혈액종양이 있다. 이 질병에서는 T세포 수의 감소, 호중구의 기능저하, 큰포식세포의 기능이상이 일어나면서 면역기능이 현저히 저하된다.

1) 후천면역결핍증후군(Acquired immunodeficiency syndrome ; AIDS)

후천면역결핍증후군은 사람면역결핍바이러스(human immunodeficiency virus ; HIV)에 의한 감염으로 일어난다. 사람면역결핍바이러스가 유행하기 시작한 때는 정확히 말할 수 없지만, 침팬지에서 발견되는 원숭이면역결핍바이러스(Simian immunodeficiency virus)에서 유래된 것으로 보고 있다. 중앙 아프리카 원주민들이 원숭이면역결핍바이러스를 보유하고 있는 침팬지와 접촉한 후에 사람의 면역체계를 약화시키는 변종 바이러스인 사람면역결핍바이러스가 생겨난 것으로 추정한다. 현재까지 2천 8백만명 이상이 후천면역결핍증후군으로 사망했을 것으로 추정한다. 사람면역결핍바이러스의 감염은 전 세계적으로, 특히 아프리카와 아시아에서 지속적으로 퍼져나가고 있으며, 아프리카의 몇몇 나라에서는 인구의 25%가 이미 사람면역결핍바이러스에 감염되었다.

(1) 사람면역결핍바이러스

사람면역결핍바이러스는 주로 CD4+ T세포를 비롯하여 면역계통의 여러 세포를 감염시킨다. 레트로바이러스(retrovirus)에 속하는 바이러스로서, 세포 안에서 증식하고 결국에는 세포를 파괴한다. 감염성 사람면역결핍바이러스 입자는 두 가닥의 RNA를 담고 있는 단백질 속(protein core)과 이 전체를 감싸는 지질 외피(lipid envelope)로 이루어져 있다. 바이러스 RNA는 구조단백질, 여러 가지 효소, 바이러스 유전자 및 생활주기를 조절하는 단백질 유전자를 갖고 있다(그림 11-1).

사람면역결핍바이러스의 생활주기는 세포감염, 바이러스 DNA의 생산, 숙주 유전체 안으로의 통합(integration), 바이러스 유전자의 발현, 바이러스 입자의 생산단계로 이루어진다(그림 11-2). 사람면역결핍바이러스가 사람세포에 부착하기 위해서는 바이러스의 외피 당단백질인 gp120과 사람세포의 CD4 및 특정 케모카인 수용체(CXCR4와 CCR5)가 있어야 한다. 사람면역결핍바이러스에 의해 감염될 수 있는 세포는 주로 CD4+ T림프구이지만, 큰포

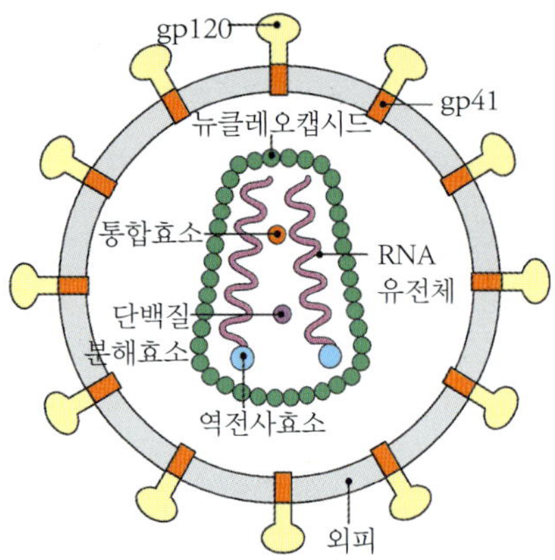

▲그림 11-1. 사람면역결핍바이러스의 구조.

식세포와 수지상세포도 이 바이러스에 의해 감염된다. 숙주세포의 수용체에 부착한 후 바이러스의 외피는 숙주세포의 세포막과 융합하게 되고, 바이러스는 세포질 내로 들어간다. 세포질 내에서 바이러스는 자신의 단백분해효소를 이용하여 단백질속(core)을 벗고 RNA를 방출한다. 바이러스의 역전사효소에 의해 바이러스 RNA가 DNA로 만들어지면 통합효소(integrase)의 작용으로 숙주세포의 DNA 내로 들어가게 된다. 사람유전체에 통합된 바이러스 DNA를 프로바이러스(provirus)라고 부른다. 감염세포가 다른 미생물 감염 등 외부자극에 의해 활성화되면, 이에 대한 반응으로 감염된 세포는 자신의 여러 유전자의 전사를 개시하고, 사이토카인을 생산한다. 세포활성화 과정은 프로바이러스를 활성화시켜서, 바이러스의 RNA가 전사되고 이로부터 바이러스 단백질이 생산된다. 완전한 바이러스 입자가 완성되려면, 세포막으로 이동하여 숙주세포로부터 지질 외피를 획득해야 한다. 그 후 감염성 바이러스입자가 되고, 체내에

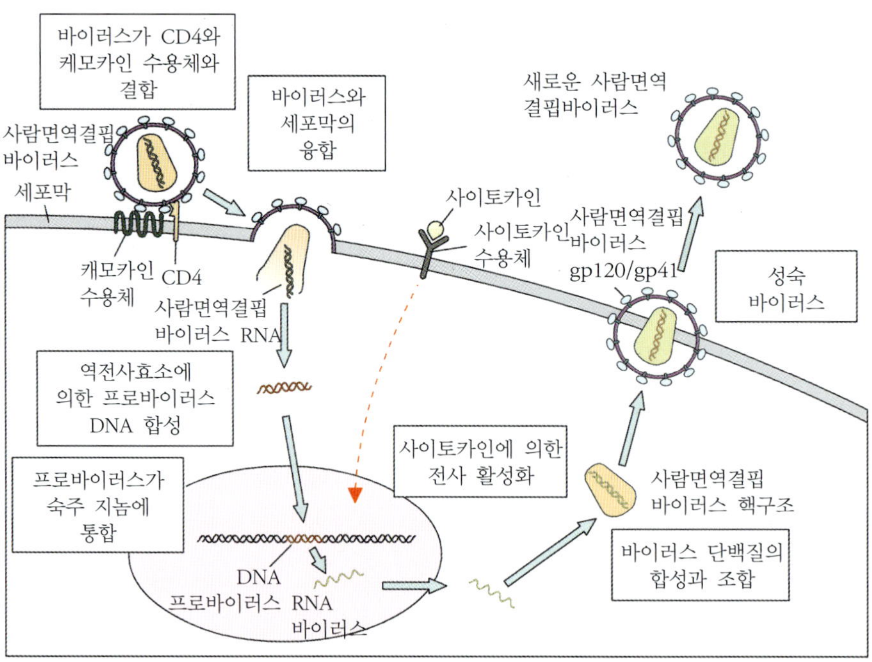

▲그림 11-2. 사람면역결핍바이러스의 생활주기.

흩어져 다른 세포를 감염시키게 된다. 숙주 유전체에 편입된 프로바이러스는 감염세포 안에서 수 개월 혹은 수 년 동안 잠복할 수 있으며, 이 기간 동안에는 환자의 면역계에 나타나지 않는다.

(2) 후천면역결핍증후군의 발병기전

사람면역결핍바이러스는 면역세포 안에서 잠복감염의 형태로 있으며, 이후에 활성화되어 감염성 바이러스를 생산한다. 바이러스의 생산은 림프구의 죽음으로 이어지고, 이에 따른 면역결핍으로 인하여 후천면역결핍증후군이 발병한다. 감염 후에는 급성 바이러스혈증(viremia)이 나타나며, 숙주는 일반적인 가벼운 바이러스 감염을 받았을 때처럼 반응한다. 사람면역결핍바이러스는 CD4+ T세포, 큰포식세포, 수지상세포를 감염시키는데, 이는 혈액, 림프절과 같은 림프계기관 내에서 일어난다. 수지상세포는 바이러스가 상피를 통과해 들어올 때 이를 포획하여 2차 림프기관으로 이동시킨다. 이러한 과정을 통하여, T세포의 감염이 일어난다. 감염된 바이러스는 앞에서 보았던 생활주기를 거치게 되고, CD4+ T세포의 파괴가 일어난다. 병이 진행되는 동안 T세포의 손실은 감염된 세포의 수보다 더 많이 일어나는데, 이는 다른 미생물 감염과 같은 자극에 의하여 T세포의 세포자멸사가 원인이라고 생각된다. 수지상세포나 큰포식세포와 같은 다른 감염된 세포도 죽게 되며, 이에 따라 림프계 기관의 구조가 파괴된다(그림 11-3).

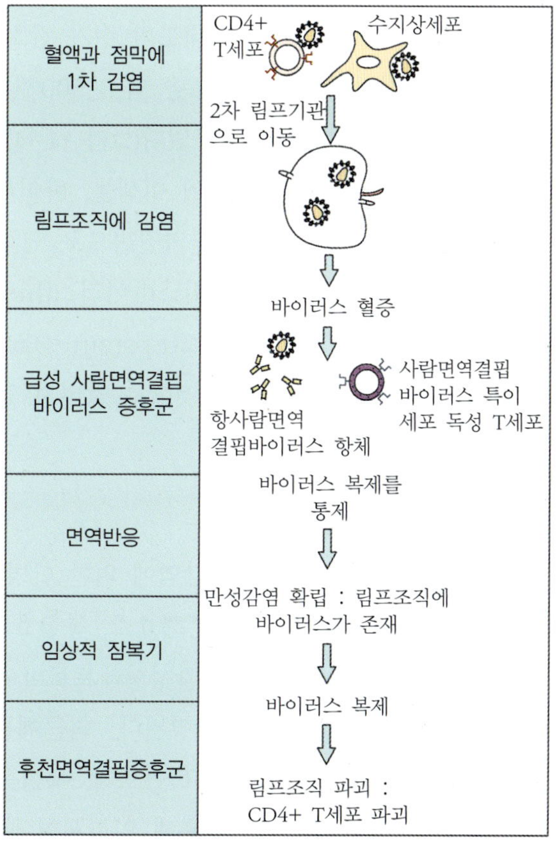

▲그림 11-3. 사람면역결핍바이러스의 발병과정.

(3) 전파경로 및 임상증상

후천면역결핍증후군은 성교, 약물정맥주사에 이용되는 오염된 바늘, 태반을 통한 전달, 감염된 혈액이나 혈액산물의 체내주입에 의해서 일어난다. 감염초기에는 환자가 열과 권태감을 동반하는 가벼운 임상증상을 나타내며, 이 증상은 초기 바이러스혈증과 연관성이 있다. 증

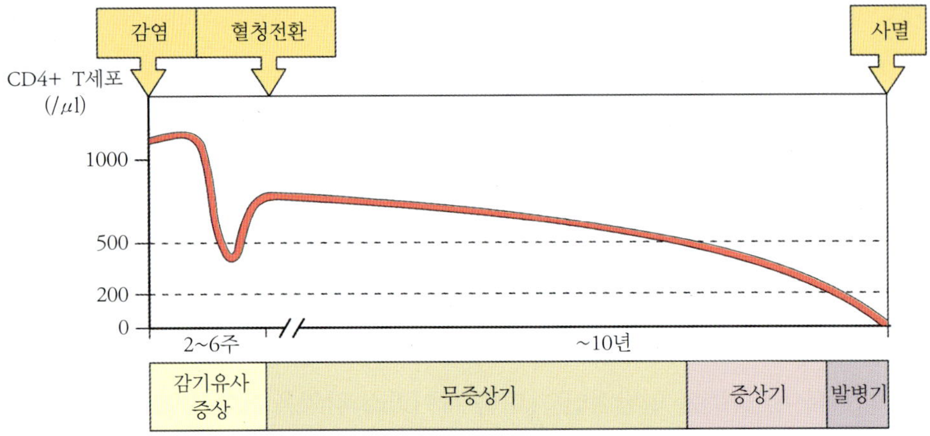

▲ 그림 11-4. CD4+ T세포의 감소와 후천면역결핍증후군의 관계.

상이 나타난 후 수 일 내에 가라앉으며, 질병은 임상적 잠복기에 들어간다. 잠복기 동안에 림프계 조직 내에서는 CD4+ T세포가 점진적으로 소실되며 림프계 조직의 파괴가 시작된다. 마침내 혈액 내 CD4+ T세포의 수가 감소하기 시작하여, 그 수가 mm^3 당 200개 이하로 떨어지면(정상수치는 mm^3 당 약 1,500개) 환자는 감염에 매우 취약해지고, 후천면역결핍증후군이 발병했다고 할 수 있다(그림 11-4). 임상증상은 면역계의 정상적인 기능의 부재가 1차 원인으로서 이로 인하여 미생물, 바이러스, 진균, 기생충의 감염이 일어난다. 정상적일 때에는 일어나지 않지만, 면역결핍으로 인하여 일어나는 감염을 기회감염(opportunistic infection)이라고 한다. 헤르피스바이러스(herpes virus)가 일으키는 카포시육종(Kaposi's sarcoma), 엡스타인바바이러스(Epstein-Barr virus ; EBV)가 일으키는 B세포 림프종과 같은 암의 발병을 증가시키는 것으로 알려져 있다. 발열, 오한, 체중감소와 같은 일반적인 증상이 자주 나타난다.

(4) 치료법과 백신개발 전략

바이러스의 복제와 질병의 감염에 의한 합병증을 막는 데 목표를 두고 있다. 감염초기에는 바이러스의 역전사효소, 단백분해효소, 통합효소에 대한 활성차단 약물들을 혼합투여하여 치료를 한다. 이 치료법은 고활성항레트로바이러스 치료법(highly active antiretroviral therapy ; HAART)이라고 명명된다. 최근에는 바이러스의 세포 내 침입을 차단하는 항체 및 화합물의 개발이 이루어지고 있으며, 독성을 없앤 사람면역결핍바이러스의 사백신(killed whole virus vaccine)을 활용해 임상시험에 적용하고 있다.

2) 약물 및 생활환경

장기이식의 경우 환자가 외래조직을 받을 때 숙주면역계가 외래에서 제공된 조직을 파괴 또는 거부하지 않게 하기 위해서 환자는 면역계를 약하게 하는 면역억제(immunosuppression) 약물을 받아야한다. 이러한 비특이성 면역억제 방법의 부작용은 일반적인 면역억제를 가져온다. 영양실조와 영양소의 결핍은 면역전반의 약화를 가져오며, 알코올 질환, 당뇨병을 앓는 환자들도 면역이 취약한 편이다. 또한 임신, 노화와 같은 생리적인 변화는 감염원의 변화 및 호르몬에 의한 면역반응의 변화를 가져온다.

핵심 용어

- **1차 면역결핍질환(primary immunodeficiency disorder)** : 면역반응 관련 유전자의 이상으로 인한 선천 면역결핍질환.
- **2차 면역결핍질환(secondary immunodeficiency disorder)** : 후천요인으로 인한 면역결핍질환.
- **후천면역결핍증후군(acquired immunodeficiency syndrome)** : 사람면역결핍바이러스에 의하여 나타나는 면역결핍질환.

핵심문제

문제 1 **B세포의 면역결핍질환으로 옳지 않은 것은?**

① 베어림프구증후군(Bare lymphocyte syndrome)
② 선택IgA결핍증(selective IgA deficiency)
③ 선택IgM결핍증(selective IgM deficiency)
④ X연관고IgM증후군(X-linked hyper-IgM syndrome)
⑤ X연관무감마글로불린혈증(X-linked agammaglobulinemia)

문제 2 **디조지증후군(DiGeorge's syndrome)에서 알 수 있는 T세포의 성숙과 발달에 중요한 기관은?**

① 가슴샘
② 골수
③ 림프절
④ 비장
⑤ 점막

문제 3 **중증복합면역결핍질환(severe combined immunodeficiency disease ; SCID)에 대한 설명으로 옳은 것은?**

① 혈청에서 IgA의 생산이 현저히 저하된다.
② 혈청 항체 중 IgM의 양이 가장 많아진다.
③ 선천가슴샘무형성(congenital thymic aplasia) 질환이다.
④ B세포와 T세포 모두에 영향을 주는 면역결핍이상 질환이다.
⑤ B세포의 티로신 키나아제인 Btk 유전자의 돌연변이로 인하여 발병한다.

문제 4 **유아의 X연관무감마글로불린혈증으로 알려져 있는 질환은?**

① 브루튼 무감마글로불린혈증(Bruton agammaglobulinemia)
② 선택IgA결핍증(selective IgA deficiency)
③ 선택IgM결핍증(selective IgM deficiency)
④ X연관고IgM증후군(X-linked hyper-IgM syndrome)
⑤ X연관림프구증식증후군(X-linked lymphoproliferative syndrome)

문제 5 **선택IgA결핍증에 대한 설명으로 옳은 것은?**

① 점막 IgA의 분비가 증가한다.
② 혈청 IgG와 IgM의 양이 증가한다.
③ 가장 많은 체액면역결핍질환이다.
④ 감소된 자가면역질환과 연관성이 있다.
⑤ T세포 수용체 유전자와 연관성이 있다.

문제 6 **혈소판감소로 인하여 출혈을 동반하며, 면역결핍으로 인한 세균감염의 재발이 일어나는 질환은?**

① 만성육아종질환(chronic granulomatous disease)
② 모세관확장실조(ataxia-telangiectasia)
③ 선택IgA결핍증(selective IgA deficiency)
④ 위스콧알드리치 증후군(Wiskott-Aldrich syndrome)
⑤ X연관 무감마글로불린혈증(X-linked agammaglobulinemia)

문제 7 **C1, C2, C4의 결핍과 관련있는 질환은?**

① 임질
② 폐렴
③ 발작야간혈색소뇨증
④ 유전혈관신경부종
⑤ 전신홍반루푸스

문제 8 **협막화세균에 취약한 보체결핍증은?**

① C1
② C3
③ C5
④ C7
⑤ C9

문제 9 **C5-C9의 결핍과 관련있는 질환은?**

① 임질
② 폐렴
③ 발작야간혈색소뇨증
④ 유전혈관신경부종
⑤ 전신홍반루푸스

문제 10 **포식세포의 면역결핍질환은?**

① 만성육아종질환
② 베어림프군증후군
③ 선택IgA결핍증
④ 위스콧알드리치 증후군
⑤ 중증복합면역결핍질환

문제 11 사람면역결핍바이러스에 감염되는 세포는?

① B림프구
② T림프구
③ 자연살해세포
④ 호중구
⑤ 호산구

문제 12 후천면역결핍증후군에서 감소하는 면역세포는?

① B세포
② 도움 T세포
③ 세포독성 T세포
④ 호중구
⑤ 큰포식세포

문제 13 사람면역결핍바이러스 질환에 대한 설명이다. 옳은 것은?

① 보체의 유전적 결함을 동반한다.
② CD4+ T세포는 증가한다.
③ T세포 면역체계의 과도한 증진을 나타낸다.
④ DNA 바이러스에 의해서 발병한다.
⑤ CD4+ T세포와 CD8+ T세포의 비율을 진단에 이용한다.

문제 14 사람면역결핍바이러스가 면역세포를 감염시키는데 이용하는 수용체는? 실력

① CCR1
② CCR2
③ CCR3
④ CCR4
⑤ CCR5

문제 15 사람면역결핍질환의 치료법으로 옳지 않은 것은? 실력

① 프로바이러스 형성을 차단한다.
② 바이러스의 역전사효소를 파괴한다.
③ 항체의 과도한 중화작용을 막는다.
④ 사람면역결핍바이러스의 사백신을 활용한다.
⑤ gp120과 CCR5의 결합능력을 차단한다.

정답 1. ① 2. ① 3. ④ 4. ① 5. ③ 6. ④ 7. ⑤ 8. ② 9. ① 10. ① 11. ② 12. ② 13. ⑤ 14. ⑤ 15. ③

함께 생각하고, 토론해봅시다.

토론 1 X연관무감마글로불린혈증은 태어나서 10개월 후부터 병의 증세가 악화됩니다. 어떠한 이유가 있을까요?

point▸ 태아와 영아의 항체생산 능력에 대하여 생각합니다.

토론 2 X연관고IgM증후군 환자는 혈액형 A와 B항원에 대한 항체는 만들지만, 장티푸스(typhoid O), 사슬알균용혈소(streptolysin)에 대해서는 항체를 만들지 못합니다. 다르게 반응하는 이유는 무엇일까요?

point▸ X연관고IgM 증후군 환자의 발병원인과 가슴샘의존항원과 가슴샘비의존항원에 대하여 생각합니다.

12 종양면역 (Tumor immunology)

학습목표 **종양에 대한 면역반응과 면역치료제의 활용원리를 이해한다.**

1. 종양의 종류 및 원인을 이해한다.
2. 종양특이항원과 종양연관항원의 차이를 이해한다.
3. 종양면역반응에 작용하는 세포를 이해한다.
4. 종양세포의 면역반응에 대한 회피기전을 이해한다.
5. 종양치료에 대한 면역학적 접근방법 및 면역치료제의 종류를 이해한다.

1. 종양면역의 개요

1) 종양의 종류

정상세포는 세포증식이 제한된 상태에서 조절되는데, 유전자 돌연변이로 인하여 세포증식이 계속해서 일어나는 세포를 종양세포라고 한다. 비정상적인 세포증식이 있는 조직을 종양(tumor)이라고 한다. 종양은 세포의 성장속도, 피막형성, 세포분화에 따라서 양성종양(benign tumor)과 악성종양(malignant tumor)으로 분류된다. 양성종양은 비교적 느리고 분화가 잘 되어 있으며, 피막이 있어서 주위조직으로 전이(metastasis)가 잘 되지 않는다. 하지만, 악성종양은 분화가 잘 되어 있지 않으며, 증식속도가 빨라서 세포가 급속하게 성장한다. 피막형성이 이루어지지 않아서 전이가 잘 일어난다. 세포의 종류에 따라서는 다음과 같이 나누어진다. 상피세포의 종양은 암종(carcinoma)이라고 하며, 다른 세포유형의 종양은 육종(sarcoma)이라고 한다. 말초혈액 면역세포의 종양은 백혈병(leukemia)이며, 림프조직의 종양은 림프종(lymphoma)이라고 한다. 골수에 있는 종양 형질세포의 존재는 골수종(myeloma)이라고 명명한다.

2) 종양의 원인

(1) 종양유전자(oncogene)와 종양억제유전자(tumor suppressor gene)

정상적으로 세포분열에 관여하는 유전자는 전암유전자(proto-oncogene)라고 하는데, 돌연변이가 생겨서 과발현되거나, 활성화된 단백질 형태로 발현되는 경우 종양유전자라고 명명한다. 세포주기를 억제하여 세포분열을 막는 유전자는 종양억제유전자라고 한다. 종양유전자의 발생과 종양억제유전자의 돌연변이에 의하여 종양이 발생하며, 하나가 아닌 여러 개의 변이에 의해서 세포증식이 변화할 때 발병한다.

(2) 발암바이러스

바이러스의 발암작용은 표적세포의 핵 내에 바이러스 기원성 DNA가 삽입되어 돌연변이를 일으키는 것으로 설명된다. 발암바이러스에는 DNA와 RNA바이러스가 있다. 이들의 기본적인 발암작용은 돌연변이 세포를 만드는데 있지만, 그 과정에서 약간에 차이가 있다. 발암성 RNA바이러스는 대표적으로 레트로바이러스가 있으며 역전사효소(reverse transcriptase)를 가지고 있다. 역전사효소가 바이러스 RNA를 바이러스 특이 DNA로 역전사를 시킨다. 이 과정으로 형성된 DNA는 DNA바이러스의 감염 때와 같이 직접 숙주 핵 내에 삽입된다.

DNA 바이러스

인체유두종바이러스(Human Papilloma Virus ; HPV)

피부에 발생하는 사마귀의 원인으로 입증된 최초의 바이러스이다. 자궁경부의 이형성증(dysplasia)과 편평세포암종과 밀접한 관계가 있다.

엡스타인바바이러스(Epstein-Bar Virus ; EBV)

중앙아프리카에서 유행하는 버키트림프종(Burkitt's lymphoma)과 동아시아 지역에 흔한 비인두암종(nasopharyngeal carcinoma)은 엡스타인바바이러스의 감염과 밀접한 관계가 있다.

파종단순헤르페스바이러스(Herpes Simplex Virus ; HSV)

자궁경부의 편평세포암종 환자의 혈청 내에서 항체가 검출되고 암조직에서 바이러스가 반복 검출된다.

RNA 바이러스

인체T세포 백혈병바이러스(Human T-cell Leukemia Virus ; HTLV)

일본 규슈 지방과 중미 대서양 연안 지방에 흔한 T세포 백혈병을 유발하는 원인 바이러스로 입증되었다.

사람면역결핍바이러스 (11장 참조)

(3) 발암화학물질

화학물질에 의한 암의 발생은 2단계로 진행된다. 1단계는 자극단계로 발암물질(carcinogen)이 처음으로 작용하는 시기이다. 발암성 화학물질의 대사산물이 표적세포의 DNA에 결합하게 되고, 영구히 손상된 DNA를 만들어서 돌연변이 세포를 형성한다. 발암물질의 작용을 받은 세포는 형태학적으로 정상세포와 아무런 차이가 없다. 2단계는 촉진단계이며, 자극받은 세포에 클로로포름(chloroform)과 같은 촉진제가 작용해서 항원제시세포를 변형세포로 만드는 시기이다. 변형된 세포의 병변은 형태학적으로 정상세포와 구별되고, 흔히 우리가 경험하는 이형성(dysplasia) 또는 비정형증식(atypical hyperplasia)이라고 부르는 병변이 여기에 속한다. 이 때 촉진제를 계속 작용시키지 않으면 정상으로 서서히 복귀한다. 촉진제에 계속 노출이 되면 침윤성암으로 진행하고, 나아가 다른 장기에 전이된다.

(4) 물리적 발암물질

최근 방사성 에너지의 노출에 의한 암의 빈도가 높아가고 있다. 방사성 에너지는 태양광선의 자외선, 이온화된 전자식 방사능조사(electromagnetic radiation), 입자방사능조사(particulate radiation)가 될 수 있으며 결과적으로 모든 항원제시세포를 변형세포로 만들 수 있고, 종양을 유발할 수 있다. 방사능조사는 정상세포의 DNA 대사에 장애를 초래하여 돌연변이를 유발할 수 있는 능력을 가진다. 특히, 방사능 조사는 정상 염색체(chromosome)를 분리시키고, 분리된 염색체들이 임의로 융합해서 결과적으로 종양세포를 만든다.

3) 종양면역의 정의

종양면역은 원래 생체 내 정상세포가 환경적 요인, 바이러스 감염, 유전적 요인, 만성 자극 및 돌연변이 등에 의하여 생긴 종양세포에 대한 면역반응을 의미한다. 세균이나 바이러스의 감염증과 같이 비자기(non-self)에 의해서 유발되는 면역반응과는 다르다. 종양세포는 정상세포에서 볼 수 없는 특이한 항원단백질을 발현하는데 이러한 항원이 비자기 물질로서 생체에 인식되고, 생체는 면역반응을 일으킨다. 종양세포에 대한 면역은 항체나 림프구에 의해 종양세포의 증식이 억제되거나 파괴되기도 해서 종양세포를 체외로 배출시킨다, 이 반응에 관여하는 기구를 면역감시기구(immunological surveillance)라고 한다.

2. 종양항원

종양에 대한 면역반응을 유발하기 위해서는 종양세포에 있는 종양항원을 인식해야 한다. 종양항원은 정상세포에는 존재하지 않고, 종양세포에만 발현하는 종양특이항원(tumor-specific antigen)과 작은 양이지만 정상세포에도 존재하는 종양연관항원(tumor-associated antigen)으로 분류된다(그림 12-1). 종양특이항원은 종양치료에 특이적으로 사용이 가능하며, 종양연관항원은 정상세포에 비하여 과발현되거나 분화단계가 다를 때 나타난다.

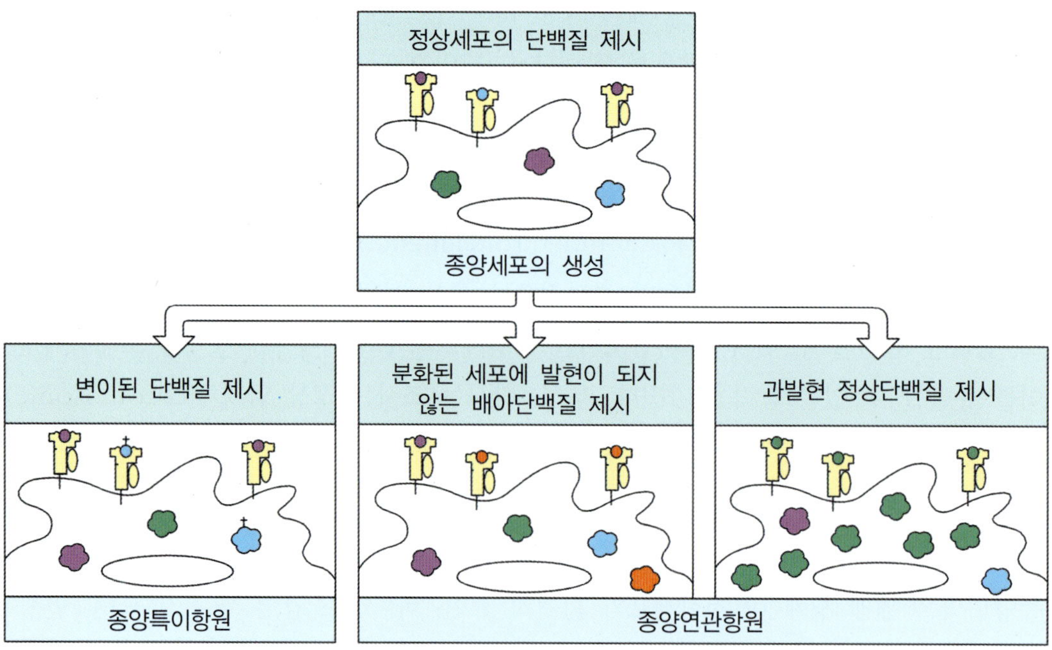

▲그림 12-1. 종양특이항원과 종양연관항원.

1) 종양특이항원

종양특이항원의 발현에 대한 기전은 다음과 같이 제시되었다. (1) 돌연변이 펩티드를 야기하는 점돌연변이(point mutation)가 있다. 흑색종의 MART2, 폐암의 ME1, 두경부암의 p53, 만성골수백혈병의 BCR-ABL 단백질은 정상과는 다른 아미노산을 가지고 있거나, 융합되어서 나타나는 새로운 단백질이다. (2) 항원결정인자의 노출을 허락하는 단백질 구조의 변화를 포함한다. 단백질이 프로티아좀(proteasome)에 분해된 후에 새로운 항원결정인자가 제시된다. (3) 새로운 단백질의 합성을 가져오는 잠재성 유전자의 활성이다. 이러한 항원의 생성은 결국 MHC class I에 의해 제시되고 CD8+ T세포에 의해서 제거된다.

2) 종양연관항원

종양연관항원은 정상세포보다 많은 양이 종양세포에 나타나거나 다른 분화단계에서 나타나는 항원을 지칭한다. 종양연관항원의 발현은 발달과정에서 표현된 단백질의 이상 발현이 알려져 있다. 대표적인 것이 태아에서는 높게 나타나지만, 정상 성인에서 아주 낮은 농도로만 발견되는 종양태아항원(oncofetal antigen ; OFA)이다. 종양태아항원은 치료제 개발을 목표로 하는 단백질로는 유용하지 않으나, 종양치료를 진단하고 경과를 관찰하는데 중요하다.

(1) 알파태아단백질(alpha-fetoprotein ; AFP)

알파태아단백질은 태아의 발달동안에 정상적으로 분비되지만, 성인에서는 매우 낮은 종양태아항원이다. 태아의 혈청에서 높은 농도로 존재하지만, 성인에서는 정상농도가 1~20 ng/mL로서 매우 낮다. 간과 생식세포 종양에서 5배 이상 증가하고 위암, 췌장암, 일부 다른 암에서도 증가할 수 있다. 알코올성 경변과 일부 다른 질환은 알파태아단백질의 혈청 값을 증가시킬 수도 있다.

(2) 암배아항원(carcinoembryonic antigen ; CEA)

암배아항원은 세포막 단백질이지만, 분비된 형태가 혈청에서 2.5 ng/mL 정도로 존재한다. 결장종양에서 증가하며, 그 외에 폐, 유방, 위의 종양에서 증가한다. 또한 흡연자들과 알코올성 간경변이 있는 사람들에게도 높게 나타나기 때문에 결장 악성종양의 특이 표지자(marker)로 사용될 수는 없다. 그러나, 암배아항원의 혈청 값은 베타사람융모막 고나도트로핀처럼 초기 종양의 재발이나 전이를 관찰하는데 유용하다.

(3) 베타사람융모막 고나도트로핀(beta-human chorionic gonodotrophin ; β-HCG)

베타사람융모막 고나도트로핀은 당단백호르몬으로서 난소의 황체제거를 막고, 프로게스테론(progesterone)의 생산을 증가시킨다. 일반적으로 여성의 임신기간 동안에 증가하며, 난소암, 췌장암, 위암을 포함한 많은 암에서 검출된다. 임신하지 않은 여성이나 남성에게서 상승된 베타사람융모막 고나도트로핀은 종양의 존재를 강하게 암시한다. 종양의 진단 및 종양 재발과 치료를 관찰하는 데 중요한 표지자이다.

(4) 암고환항원(cancer testis antigen ; CT)

90개가 넘는 유전자의 종류가 알려져 있으며, 생식과 태아발달에 중요한 역할을 한다. 흑색종항원유전자(melanoma antigen gene ; MAGE), B 흑색종항원유전자(B melanoma antigen gene ; BAGE) 등이 이에 속한다. 흑색종항원유전자는 흑색종에서 처음 발견된 이후 위암, 식도암, 대장암, 폐암, 유방암, 간암 등 많은 암에서 발현되고 있음이 밝혀져 왔으며, B 흑색종항원유전자는 흑색종, 유방암에서 발현된다.

(5) 전립선특이항원(prostate-specific antigen ; PSA)

전립선세포에서 생산되는 세린단백분해효소로서 정자가 자유롭게 움직이고, 자궁점막에 들어 갈 수 있도록 도와주는 단백질이다. 정상인의 혈청에서는 소량 존재하지만, 전립선암과 전립선질환(전립선감염, 전립선과증식)에서 수치가 높게 올라간다.

3. 종양에 대한 면역반응

체내에서 발암물질 및 바이러스 등의 작용으로 정상세포의 변형은 일어나지만, 전부가 성장하는 것은 아니다. 변이세포를 인지하여 제거하는 면역감시기전이 무너졌을 때 암으로 성장하는 것이다. 정상세포에서 암세포로 변형될 때, 새로 획득한 종양특이항원이 주조직적합복합체에 의해 제시되면서 면역반응은 일어난다. 종양세포의 증식억제나 파괴를 유도하는 면역세포가 작용하기 위해서는 다양한 사이토카인들이 필요하다. 관련 세포는 다음과 같다.

1) 자연살해세포

종양세포에 대한 IgG 항체의 결합은 자연살해세포의 FcγR을 통해서 인지된다. 이 과정은 항체의존세포매개세포독성으로 이어져서 자연살해세포가 종양세포를 제거할 수 있다. 종양세포의 파괴기전은 바이러스 감염세포의 제거기전과 같다. 또한 바이러스 감염세포와 마찬가지로 MHC class I의 발현이 적은 종양세포를 공격할 수 있다. 자연살해세포는 제1형 인터페론에 의해서 활성화된다.

2) 큰포식세포

활성화된 큰포식세포는 시험관 내 종양세포를 파괴하지만 정상적인 건강한 세포는 파괴하지 않는다. 종양세포가 파괴되는 기전은 감염에 대한 면역대응 방법과 같다고 생각된다. IgG가 결합된 종양세포는 옵소닌 매개포식작용을 촉진할 수 있다. 활성화된 큰포식세포는 종양괴사인자를 분비하여 일부 종양에 세포자살을 일으키기도 한다.

3) B세포와 항체

B세포는 형질세포로 분화한 후에 항체를 분비한다. 분비된 항체는 앞에서 언급한 것처럼 옵소닌으로서 작용하여 자연살해세포의 면역반응을 도와준다. IgM과 IgG는 보체의 고전경로를 활성화시켜서 막공격복합체를 형성하고 이를 통하여 직접적으로 종양세포를 제거할 수 있다.

4) T세포

세포독성 T세포가 결핍된 마우스에서는 종양이 간단히 이식되고, 발암제에 의해서 쉽게 종양이 발생하는 실험을 통해서 T세포의 중요성을 알 수 있다. 종양 특이 CD8+ T세포는 암환자의 말초혈액 또는 절제된 종양 덩어리에서 분리될 수 있다. 활성화된 CD8+ T세포는 종양세포의 용해를 일으킨다. 종양세포를 용해시킬 미자극 CD8+ T세포의 성숙 CD8+ T세포로의 분화는 활성화된 CD4+ T세포로부터 파생된 IL-2와 IFN-γ를 요구한다. 미자극 CD8+ T세포로부터 성숙 CD8+ T세포로 분화는 일반적으로 CD4+ T세포의 부재에서는 나타나지 않는다.

4. 종양의 면역회피기전

여러 환자에게서 진행성 종양이 발생하는 것은 종양세포가 면역감시를 피할 수 있는 기전이 존재하기 때문이다. 종양에 따라서 회피기전은 조금씩 다르게 나타나는데, 관련분자 및 세포에 따라서 (1) 종양항원, (2) MHC class Ⅰ, (3) T세포 연관성 세 가지로 분류할 수 있다.

1) 종양항원의 연관성

종양항원은 변이된 항원결정인자가 주조직적합복합체에 의해서 표면에 제시된다. 종양세포들은 세포표면에 복합 탄수화물을 나타내서, 세포표면 위에 나타난 종양항원이 면역세포에 의해 탐지되지 않도록 한다. 일부의 종양항원은 수용성 종양항원이 되어서 항체와 함께 복합체를 형성시킨다. 이를 통하여 세포 표면에 항체가 결합하는 것을 저해한다. 앞에서 설명한 회피기전을 통하여 종양세포는 항체에 의한 옵소닌화 저해작용을 하고, 결국 자연살해세포나 포식세포에 의한 파괴를 피할 수 있다.

2) 주조직적합복합체의 연관성

주조직적합복합체는 T세포에 항원펩티드를 제공하는 분자로서, MHC class I과 MHC class II가 존재한다. (1) 종양 펩티드 복합체 형성을 가능하게 하기 위해서 고유한 주조직복합체 대립유전자가 있어야 하는데, 이것이 없다면 펩티드-주조직복합체는 존재하지 않는다. 이 현상을 결정인자 선택(determinant selection)이라고 한다. (2) 세포독성 T세포에 의한 종양세포의 제거를 위해서는 MHC class I이 중요하다. 종양세포는 MHC class I의 발현을 방해함으로서 항원펩티드와 주조직적합복합체의 세포표면 발현을 현저하게 감소시킨다. 이를 통하여 세포독성 T세포는 인지할 수 없게 된다. 하지만, 자연살해세포는 MHC class I이 낮게 발현된 세포를 공격할 수 있다.

3) T세포 관련과정

종양세포는 면역반응을 조절함으로서 면역반응을 회피한다. (1) 염증반응이 없는 상태에서 B7이 부족한 수지상세포가 종양항원을 T세포에게 제시한다면, T세포는 무력증 상태로 불활성화된다(그림 6-5 참조). (2) 종양세포는 PD-L1이라는 분자를 표면에 발현한다. 이 분자는 T세포

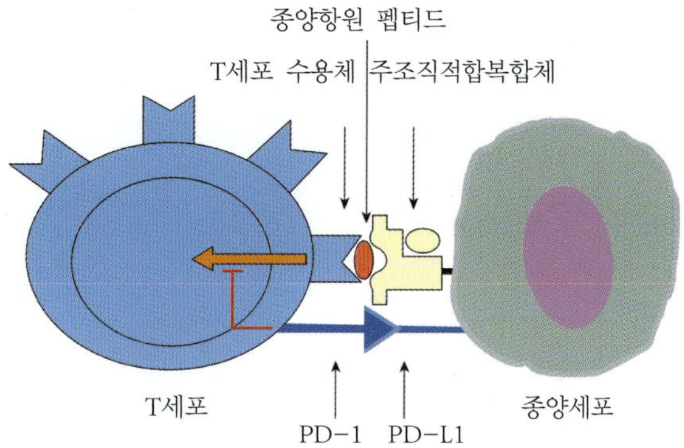

▲ 그림 12-2. PD-1과 PD-L1 결합에 의한 T세포의 활성화 억제

의 PD-1과 결합하여 T세포의 활성화를 직접적으로 억제시킨다(그림 12-2). (3) 일부의 종양세포는 전이성장인자-β (transforming growth factor-β; TGF-β)를 분비해서 조절 T세포의 활성화를 일으키고, 도움 T세포와 세포독성 T세포의 활성을 억제시킨다(그림 12-3). (4) 상피세포는 형질전환이 된 경우에 MIC 단백질 발현이 증가한다. 증가된 단백질은 이에 대한 수용체인 NKG2D를 가지고 있는 세포독성 T세포, $\gamma\delta$ T세포, 자연살해세포를 활성화시켜서 세포가 제거된다. 하지만 상피종양세포는 단백질 분해효소를 분비하여 MIC 단백질을 가수분해시킨다. 분해된 MIC 단백질은 NKG2D와 결합하여 수용체매개세포이입과정(receptor-mediated endocytosis)을 통해서 수용체 발현을 낮춘다. MIC 단백질의 제거와 그 수용체 발현의 감소를 통하여 T림프구의 활성화를 막는다(그림 12-4).

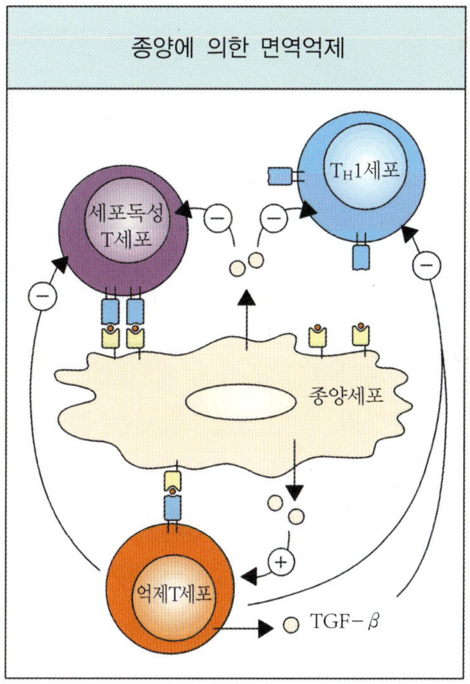

▲ 그림 12-3. 전이성장인자-β(TGF-β)에 의한 종양세포의 T세포 억제기전. +는 활성화를 나타내며, -는 억제기능을 나타낸다.

5. 종양면역치료

면역학적 감시기구의 기능을 높여서 암을 치료하는 것이 면역요법(immunotherapy)이다. 항종양 효과를 가지며, 면역작용을 높이는 물질을 생물학적 반응변환제(biological response modifier)라고 한다. 자연살해세포와 같은 면역세포를 직접 이용하는 세포치료(cell therapy)도 면역치료법의 하나이다. 아직까지 면역학적 감시기구의 활성만으로 암을 완전히 치료한다는 것은 어렵다. 종양의 원인들이 아주 다양하고, 종양 내에 형성된 서로 다른 종양

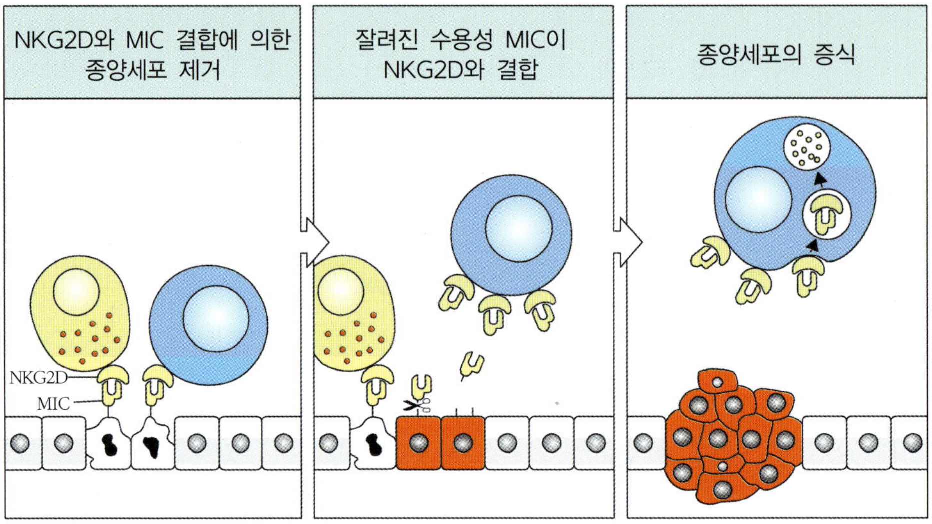

▲그림 12-4. 종양세포의 MIC 발현제거에 의한 면역회피기전.

면역미세환경들도 종양 치료에 영향을 주기 때문이다. 현재에는 면역요법, 화학요법, 외과적인 요법, 방사선요법을 이용한 다양한 치료법을 병용하여 암을 치료하고 있다.

1) 항체치료제

(1) 종양항원 특이 항체치료제

종양항원 특이 단클론항체는 종양항원에 결합하여 종양세포를 제거하는데 이용된다. 항체의 작용기전은 옵소닌의 역할을 통한 포식세포의 활성화, 보체에 의한 고전경로의 활성화, 직접적인 세포자멸사 신호전달을 통하여 종양세포를 제거할 수 있다(그림 12-5). 단점은 종양연관항원에 대한 항체는 정상세포에 작용하여 부작용을 나타낼 수 있고, 종양특이항원의 경우에는 환자마다 맞춤형 항체를 제작해야 한다는 것이다. 진단과 치료의 목적을 높이기 위해서 치료항체에 독소와 동위원소를 결합시켜서 사용한다. 독소와 항체가 결합한 복합체를 면역독소(immunotoxin)라고 하며, 면역독소는 종양세포 내로 들어가서 세포를 죽인다. 동위원소는 항체가 종양세포에 결합하면 작용하여 주위의 종양세포도 제거할 수 있다(그림 12-6). 다양한 항체치료제는 표 12-1에 있다.

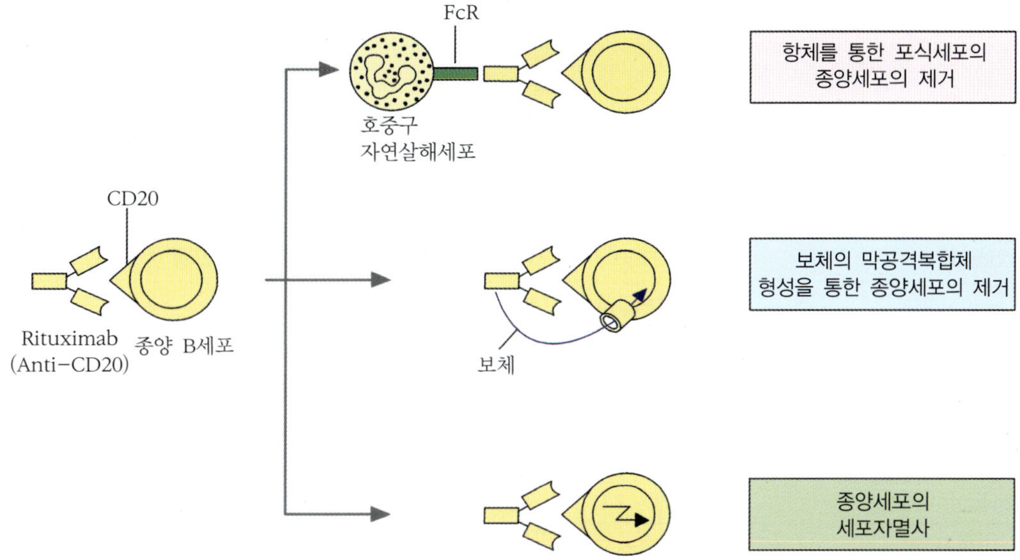

▲ 그림 12-5. 단클론항체의 종양제거기전. 종양 B세포의 치료제인 Rituximab는 CD20에 대한 항체이다. 항체와 수용체의 결합은 종양세포를 제거할 수 있다.

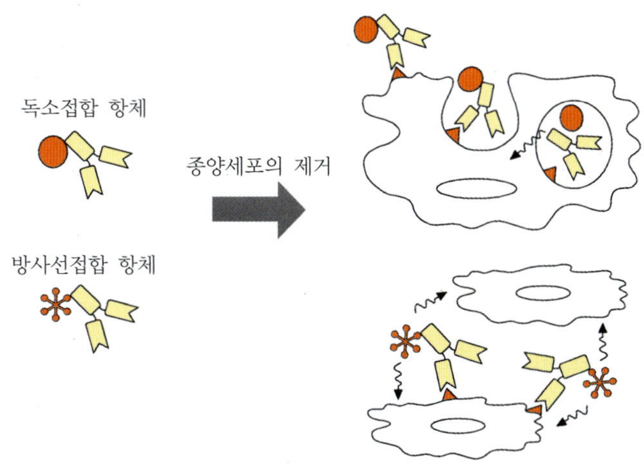

▲ 그림 12-6. 독소와 동위원소가 부착된 항체를 이용한 종양세포의 제거.

표 12-1. 종양치료를 위한 단클론항체

항 체	항 원	치료질병
Alemtuzumab	CD52	만성림프구백혈병
Cetruximab	표피성장인자수용체(EGFR)	결직장암, 두경부암
Panitumumab	표피성장인자수용체	결직장암
Rituximab	CD20	비호지킨림프종
Trastuzumab	HER/neu 단백질	유방암
Bevacizumab	혈관내피성장인자(VEGF)	결직장암, 비소세포폐암
Gemtuzumab(ozogamicin 접합)	CD33	급성골수백혈병
Ipilimumab	CTLA-4	흑색종
Atezolizumab	PD-L1	비소세포폐암, 요로상피암

(2) T세포 억제분자에 대한 항체치료제

T세포의 활성이 억제되는 종양질환의 경우 이를 회복시키기 위한 치료제로 항체가 이용된다. 항-CTLA 항체는 CTLA와 B7의 결합을 막아서 CD28과 B7의 결합을 촉진시킨다. 또 다른 항체치료제로는 PD-1과 PD-L1에 대한 항체이다. 그림 12-2와 같이 일어나는 T세포 활성화 억제과정을 각각의 항체가 작용하여 억제시킨다. T세포 억제 분자에 대한 항체치료제는 면역관문억제제(immune checkpoint inhibitor)로 명명되며, T세포의 활성을 지속적으로 유지시키는 역할을 한다.

2) 백신

암백신은 일반백신의 원리와 유사하다. 종양항원을 주사하여 면역계의 활성을 미리 유도하여 준비하는 것이다. 흑색종 환자에서 암고환항원을 이용한 백신은 실질적으로 항원특이 세포독성 T세포의 활성화를 유도하였다. 하지만, 실질적인 효과는 아직까지 미비한 상태다. 최근에는 항원제시세포를 이용한 백신연구가 진행되고 있다. 혈액에서 수지상세포의 전구세포를 분리한 후에 분화 및 증식시켜서 성숙한 수지상세포로 만든다. 이후에 종양세포나 종양항원에 노출시켜서 종양에 감작된 수지상세포를 주입하는 것이다.

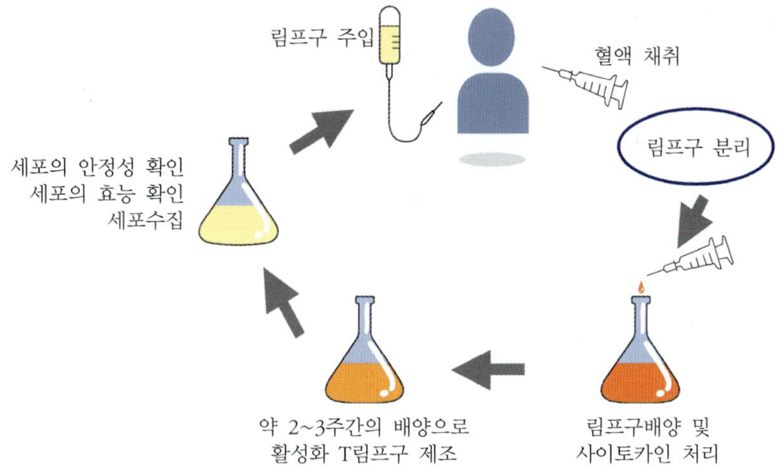

▲ 그림 12-7. 면역세포치료제의 제조 및 치료.

3) 세포치료제

1세대 치료법이 수술, 2세대와 3세대가 방사선과 화학항암치료였다면 이제는 암을 치료하는 새로운 4세대 치료법으로 면역세포치료제가 이용되고 있다. 면역세포치료제는 수지상세포, 자연살해세포와 같은 환자 자신의 면역세포가 사용된다. 면역세포를 체외에서 특수배양하여 증식시키고, 면역기능을 활성화시킨다. 면역기능이 높아진 세포를 환자의 정맥에 주입해서 암을 치료한다(그림 12-7). 기존의 치료법과는 달리 환자 자신의 세포를 이용하기 때문에 부작용이나 거부반응이 거의 없다.

핵심 용어

- **골수종(myeloma)** : 형질세포에 의한 종양.
- **림프종(lymphoma)** : 림프조직의 종양.
- **면역감시기구(immunological surveillance)** : 종양세포에 대한 면역체계.
- **백혈병(leukemia)** : 말초혈액 면역세포의 종양.
- **악성종양(malignant tumor)** : 암세포의 증식이 빠르고, 피막형성이 없어서 전이가 일어날 수 있는 종양.
- **암종(carcinoma)** : 상피세포의 종양.

- **양성종양(benign tumor)** : 암세포의 성장이 느리고, 피막이 있어서 국소적인 종양.
- **육종(sarcoma)** : 비상피세포의 종양.
- **전암유전자(proto-oncogene)** : 정상적으로 세포분열에 관여하는 유전자.
- **종양(tumor)** : 비정상적인 세포증식이 있는 조직.
- **종양억제유전자(tumor suppressor gene)** : 세포분열을 억제하는 유전자.
- **종양유전자(oncogene)** : 전암유전자에 돌연변이가 생겨서 종양을 일으키는 유전자.
- **종양특이항원(tumor-specific antigen)** : 정상세포에는 존재하지 않고, 종양세포에만 발현하는 항원.
- **종양연관항원(tumor-associated antigen)** : 정상세포에도 존재하는 종양항원.

핵심문제

문제 1 **종양에 대한 설명으로 옳지 않은 것은?**

① 유전자 돌연변이로 인하여 세포증식이 일어난다.
② 양성종양(benign tumor)과 악성종양(malignant tumor)으로 구분한다.
③ 양성종양은 전이(metastasis)가 빈번하게 일어난다.
④ 상피세포의 종양은 암종(carcinoma)이라고 한다.
⑤ 림프조직의 종양은 림프종(lymphoma)이라고 한다.

문제 2 **종양특이항원에 속하는 것은?**

① 베타사람융모막 고나도트로핀(beta-human chorionic gonodotrophin ; β-HCG)
② 변형 p53 단백질(modified p53 protein)
③ 알파태아단백질(alpha-fetoprotein ; AFP)
④ 암고환항원(cancer testis antigen ; CT)
⑤ 암배아항원(carcinoembryonic antigen ; CEA)

문제 3 **다음 보기에서 설명하는 종양항원은?**

> 1) 90개가 넘는 유전자 종류가 알려져 있다.
> 2) 생식과 태아발달에 중요한 역할을 한다.
> 3) 관련된 유전자 종류로는 흑색종항원유전자, B 흑색종항원유전자가 있다.
> 4) 흑색종에서 처음 발견된 이후로 위암, 식도암, 대장암, 폐암에서도 발견된다.

① 베타사람융모막 고나도트로핀(beta-human chorionic gonodotrophin ; β-HCG)
② 변형 p53 단백질(modified p53 protein)
③ 알파태아단백질(alpha-fetoprotein ; AFP)
④ 암고환항원(cancer testis antigen ; CT)
⑤ 암배아항원(carcinoembryonic antigen ; CEA)

문제 4 **종양연관항원에 속하지 않는 것은?**

① 베타사람융모막 고나도트로핀(beta-human chorionic gonodotrophin ; β-HCG)
② 변형 p53 단백질(modified p53 protein)
③ 알파태아단백질(alpha-fetoprotein ; AFP)
④ 암고환항원(cancer testis antigen ; CT)
⑤ 암배아항원(carcinoembryonic antigen ; CEA)

문제 5 **종양의 면역회피기전으로 옳지 않은 것은?**

① T세포의 무력증을 유도한다.
② 수용성 종양항원을 분비하여 항체와 결합한다.
③ 제1형 주조직적합복합체의 발현을 증가시킨다.
④ 자연살해세포의 NKG2D의 발현을 감소시킨다.
⑤ 전이성장인자(TGF-β)를 분비하여 T세포의 활성을 억제시킨다.

문제 6 **보기의 설명에 해당하는 면역요법은?**

> 1) 직접적인 세포자멸사 유도
> 2) 보체에 의한 고전경로의 활성화
> 3) 옵소닌의 역할을 통한 포식세포의 활성화

① 백신
② 골수이식
③ 면역억제제
④ 세포치료제
⑤ 항체치료제

문제 7 **종양치료제로 이용하는 단클론항체의 이름, 목표항원, 치료되는 질환을 연결한 것이다. 옳은 것은?**

① Alemtuzumab - 표피성장인자수용체(EGFR) - 만성림프구백혈병
② Cetruximab - CD52 - 두경부암
③ Gemtuzumab - HER/neu - 유방암
④ Rituximab - CD20 - 비호지킨림프종
⑤ Trastuzumab - CD33 - 급성골수백혈병

문제 8 **종양의 면역세포치료법에 대한 설명으로 옳은 것은?**

① 보체의 고전경로를 활성화에 시킨다.
② 세포자멸사 신호전달과정을 이용한다.
③ 종양항원을 주사하여 면역계의 활성을 유도한다.
④ 치료항체에 독소와 동위원소를 접합하여 사용한다.
⑤ 환자 자신의 세포를 이용하기 때문에 부작용이나 거부반응이 거의 없다.

문제 9 **종양명칭과 관련 면역세포의 연결이 옳은 것은?** 실력

① 골수종(myeloma) – 자연살해세포
② 급성림프구백혈병 – 큰포식세포
③ 만성골수백혈병 – 형질세포
④ 버킷림프종(Burkitt lymphoma) – 비만세포
⑤ 시저리증후군(Sézary syndrome) – T세포

문제 10 **실력 종양특이항원의 종류와 질환의 연결로 옳은 것은?** 실력

① MART2 – 흑색종
② p53 – 만성골수백혈병
③ 알파태아단백질 – 췌장암
④ 암배아항원 – 유방암
⑤ 암고환항원 – 전립선암

정답 1. ③ 2. ② 3. ④ 4. ② 5. ③ 6. ⑤ 7. ④ 8. ⑤ 9. ⑤ 10. ①

함께 생각하고, 토론해봅시다.

토론 1 자연살해세포를 이용한 세포치료제가 임상연구 중입니다. 세포치료와 더불어 어떠한 사이토카인을 넣어주면 종양치료에 도움이 될까요?

point▸ 자연살해세포의 면역기능과 종양제거 면역기전을 증가할 수 있는 방법을 생각합니다.

13 이식면역 (Transplantation immunology)

학습목표 **이식에 작용하는 면역학적 원리 및 임상적 응용을 이해한다.**

1. 이식의 종류 및 이식면역의 중요성을 이해한다.
2. 이식거부반응에 작용하는 항원 및 기전을 이해한다.
3. 이식거부반응에 사용하는 치료제의 작용기전을 이해한다.
4. 이식숙주편대질환을 이해한다.

1. 이식의 종류

장기를 이식(transplantation)할 경우에 생체가 이식한 장기에 대해 면역반응을 일으키는 경우가 있는데 이것을 이식면역(transplantation immunity)이라고 한다. 이 때 장기를 제공하는 자를 공여자(donor), 장기를 제공받는 자를 수여자(recipient)라고 부른다. 이식의 종류를 유전적 관계에 의해 분류해보면 자가이식(autograft), 동계이식(isograft), 동종이식(allograft), 이종이식(xenograft)으로 분류한다. 자가이식은 환자 자신의 조직을 자신에게 이식하는 것이고, 동계이식은 일란성 쌍생아와 같이 유전자 구성이 동일한 개체사이의 이식을 의미한다. 동종이식은 동일한 종에 속하는 동물끼리 다른 개체에 이식하는 것이고 이종이식은 종이 서로 다른 동물 사이에서 이루어지는 것이다. 장기이식은 이식된 장기의 정상적인 기능과 면역반응에 의한 이식거부반응이 중요한 성공의 관건이 된다.

2. 이식거부반응(transplantation rejection)

1) 이식거부의 정의

공여자와 수여자간의 유전자가 동일한 경우가 아닌 동종이식의 경우에는 항원성의 차이 때문에 이식거부를 위한 면역반응이 일어난다(**그림 13-1**). 주로 작용하는 항원은 항원제시에 중요한 분자로 알려져 있는 주조직적합복합체(major histocompatibility complex) 또는 사람백혈구항원(human leukocyte antigen)이다. 이 단백질의 이름은 이식에 관련된 단백질로서 그 어원을 통하여 알 수 있다. 동종 간에 유전자 구성이 같지 않아서 면역반응을 일으키는 항원을 동종항원(alloantigen)이라고 하며 동종항원에 의한 면역반응을 동종반응(alloreaction)이라고 한다. 이식거부반응의 주원인은 제1형 사람백혈구항원(HLA class I)과 제2형 사람백혈구항원(HLA class II)이기 때문에 HLA 일치여부검사(HLA matching test)를 시행한다. HLA-A, HLA-B, HLA-DR는 다형성이 크기 때문에 일치여부가 아주 중요하다(**표 4-4 참조**). 이 검사는 DNA분석과 혈청학적 검사를 통해서 이루어진다.

2) 혈액형 항원

혈액은 다른 조직의 이식에 비하여 시술이 어렵지 않기 때문에 생명을 구한 첫 번째 이식 사례는 바로 수혈(transfusion)이다. 수혈은 가장 빈번하게 행해지는 이식방법이다. 수혈 시

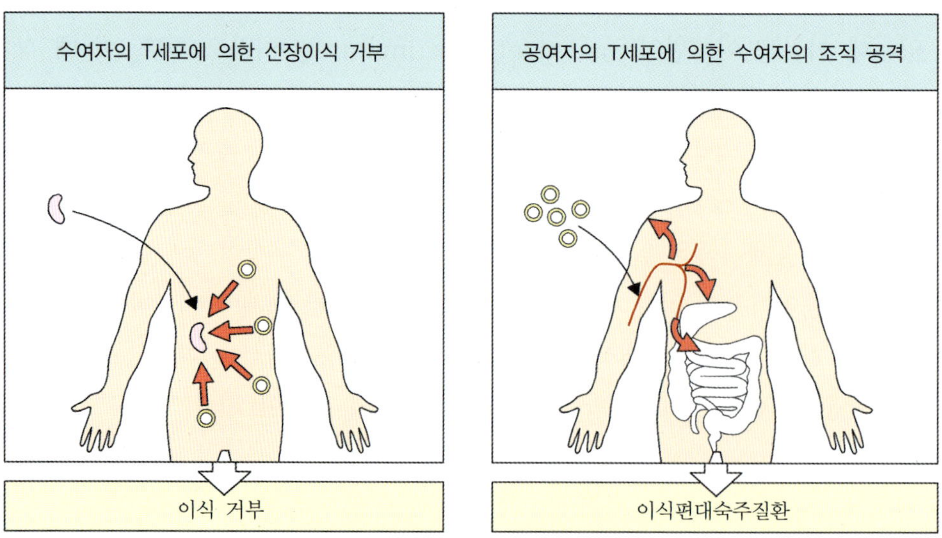

▲ 그림 13-1. 이식거부와 이식편대숙주반응.

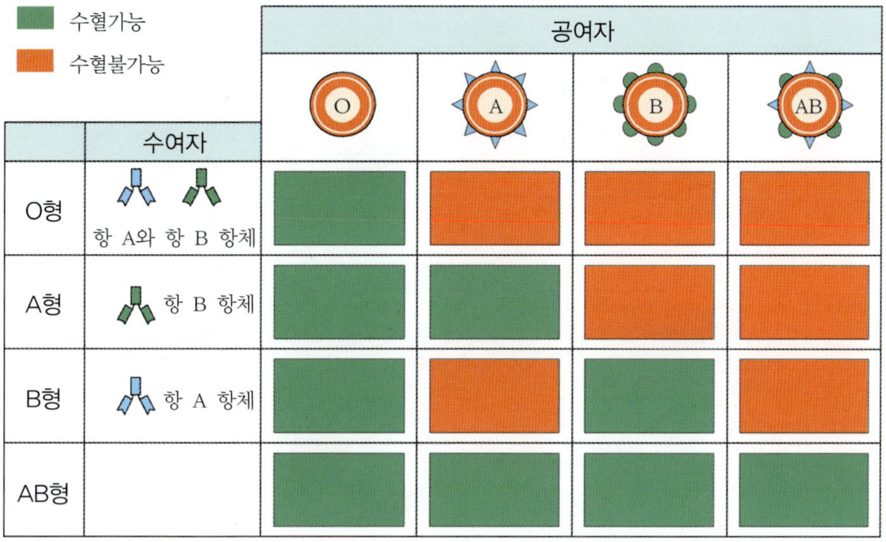

▲그림 13-2. 혈액형 항원 및 항체.

에는 이식거부반응을 막기 위하여 반드시 혈액형 검사를 한다. 수혈에 작용하는 항원은 혈액형이라고 부르는 적혈구 항원으로서 면역거부반응에 중요한 역할을 한다. 현재까지 밝혀진 사람의 혈액형은 23개로 분류할 수 있고 200개 이상의 항원이 알려지고 있으나, 그들의 대부분은 유전학적으로 중요하지만 임상적으로는 큰 의미를 갖지 않는다. 그 이유는 그들의 항원이 수혈거부반응을 모두 나타내지 않기 때문이다. 혈액형은 혈액형물질(blood group substance)의 항원성에 따라 결정되는데 사람의 ABO식 혈액형 물질은 탄수화물과 폴리펩티드로 구성된 당단백질로서, 적혈구의 막지질 성분인 세라미드에 결합해 있다. A형과 B형은 적혈구 표면에 A항원과 B항원이 있고, AB형은 두 항원 모두가 존재하며, O형은 존재하지 않는 것을 의미한다. A항원을 가지고 있는 경우에는 항B항원 항체가 존재하며, 반대로 B항원을 가지고 있는 경우에는 항A항원 항체를 가지고 있다(그림 13-2). ABO형 이외에 Rh 항원은 높은 면역원성을 가지고 있어서 이식거부반응에 중요하다.

3) 이식거부반응 기전

(1) 반응단계

이식거부반응은 임상 및 병리학적 상태와 면역반응이 나타나는 시기에 따라서 초급성거부반응(hyperacute rejection), 급성거부반응(acute rejection), 만성거부반응(chronic

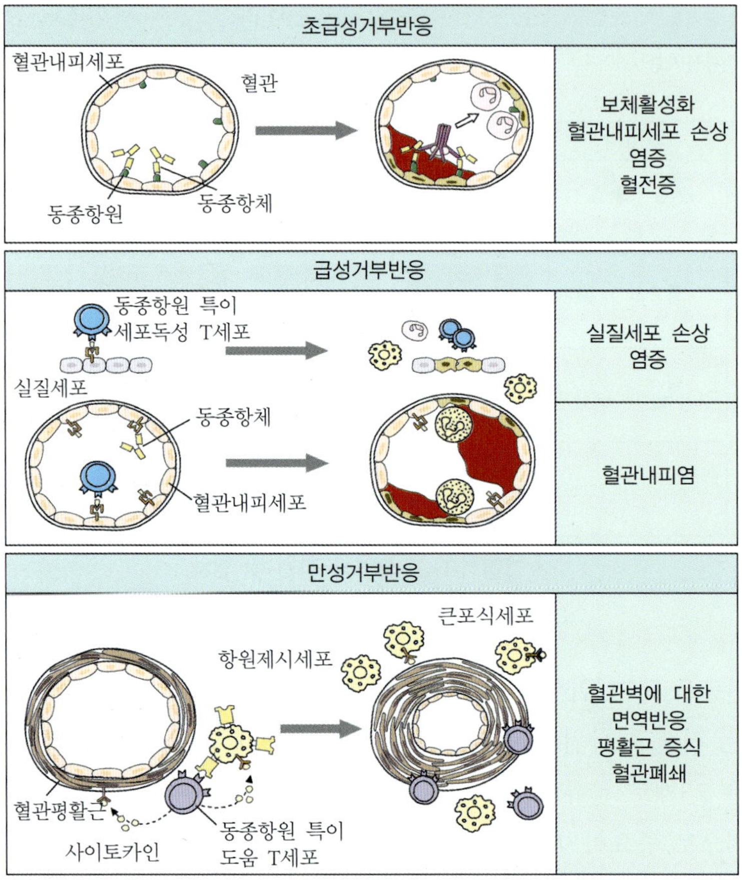

▲ 그림 13-3. 이식거부반응의 단계.

rejection)으로 나눌 수 있다(그림 13-3).

초급성거부반응

혈액형이 부적합할 때에 초급성거부반응이 일어날 수 있다. 예를 들어서, A형이 B형에게 장기를 주는 경우에 B형 수여자에 있는 항A 항체가 작용하여 이식편의 혈관에 빠르게 결합하고, 보체활성화를 통하여 거부반응이 일어난다. 주조직적합복합체가 일치하지 않을 때에도 반응이 일어난다. 이미 다른 주조직적합복합체에 감작되어 있는 수여자는 이에 대한 항체를 가지고 있다. 항체는 혈관내피세포의 사람백혈구항원에 결합하여 수 분만에 혈관을 폐쇄시키고, 이식편의 허혈(ischemia) 및 괴사(necrosis)를 일으킨다. 항사람백혈구항원 항체의 생성은 이전의 임신여부가 가장 중요한 원인이다. 부계에서 받은 태아의 사람백혈구항원이 모계와 다른 경우에 생긴다. 수혈과 이식을 이전에 받았을 경우에도 발생할 수 있다. ABO 혈액형이 같은 수혈이라도 사람백혈구항원이 다를 수 있다. 사람백혈구항원이 비슷한 조직이식을 받았을 때에도 일치하지 않는 사람백혈구항원에 대한 항체를 생산하게 한다. 진단방법으로는 선택되어진 개인의 림프구들을 모아서 패널을 만들고, 수여자의 혈청을 반응시키는 형별반응항체(panel reactive antibody ; PRA) 검사가 있다. 공여자에 대한 수여자의 특이동종항체를 검사하기 위하여 공여자의 림프구와 수여자의 혈청을 반응시켜서 검사한다.

급성거부반응

이식 후 7~21일에 나타나는 것으로 발열, 오한, 이식편의 염증을 동반한다. 동종인식(allorecognition)에는 직접적인 방법과 간접적인 과정에 의한 것이 있다. 직접적인 과정은 이식된 장기의 수지상세포가 림프조직으로 이동하여 항원을 제시한 후 수여자의 사람백혈구항원이 동종인식 T세포(도움 T세포와 세포독성 T세포)의 T세포 수용체를 활성화시키는 것이다. 활성화된 T_H1세포는 큰포식세포를 활성화시켜서 염증반응을 일으키고, 활성화된 세포독성 T세포는 이식된 조직의 세포를 제거한다. 간접적인 과정은 공여자의 수지상세포가 수여자의 면역계에 의하여 세포자멸사를 한다. 공여자의 수지상세포에서 나온 펩티드 조각들은 수여자의 수지상세포에 의해서 처리되어 제시되고 이 때, 공여자의 동종인식 도움 T세포가 인식한다. 활성화된 도움 T세포는 B세포의 형질세포 분화 및 항체생산을 자극한다(그림 13-4).

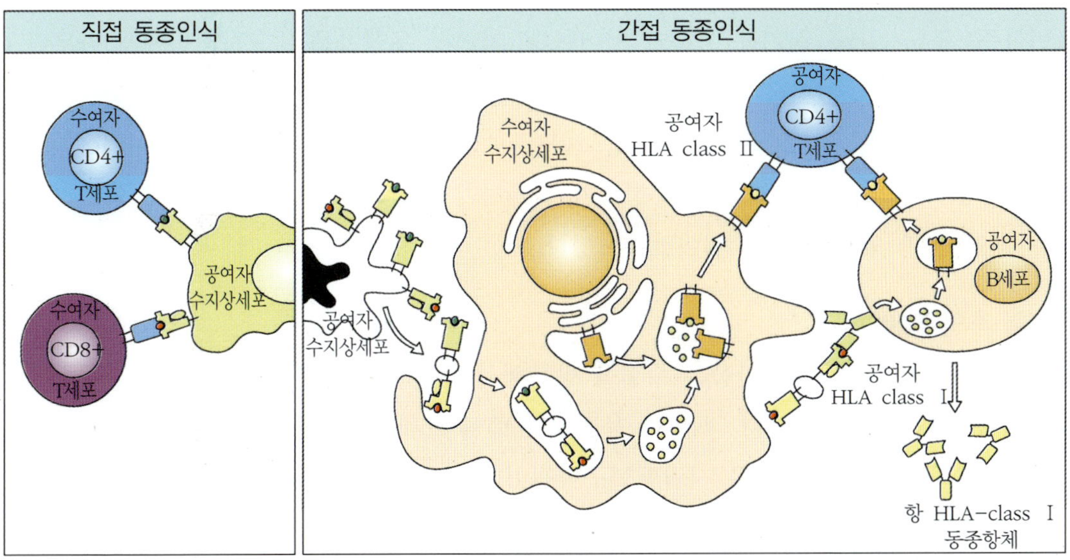

▲그림 13-4. 동종인식의 면역학적 기전.

만성거부반응

이식 후 수개월~수년 사이에 일어나면서 서서히 이식편이 기능을 상실한다. 도움 T세포에 의해 분비된 사이토카인이 이식편 내 섬유모세포 및 혈관평활근 세포의 증식을 유도하여 혈관폐쇄가 일어난다. 항사람백혈구항원 동종항체의 생성에 관여하는 B세포는 중요한 역할을 한다. 급성거부반응에서 나타나는 동종인식의 직접적 경로는 직접 이식된 장기에서 공여자의 수지상세포는 제거되고, 수여자의 수지상세포로 바뀌게 된다. 그러나, 동종인식 T세포는 감소하지 않고, 계속해서 증가함으로서 동종항체의 생산이 지속적으로 이루어진다.

(2) 수혈에 의한 부적합 반응

용혈반응(Hemolytic reaction)

수혈부작용의 원인이 용혈반응인데 용혈반응은 공여자의 혈청항체와 수여자의 혈구가 반응하여 일어나기 보다는 공여자의 혈구와 수여자의 혈청에 존재하는 항체와 반응하여 일어난다. 적혈구 항체에 의한 수혈부작용은 면역글로불린인 종류, 보체의 결합력, 체온, 세포 표면의 항원농도에 의해 다양한 형태로 일어날 수 있다. 특히, 항원과 항체에 의한 응집반응은 작은 혈관의 폐쇄를 초래한다. 공여자의 항원과 반응하는 수여자의 항체는 수혈 후 수 분에서 수 시간 이내에 수혈에 의한 용혈반응(hemolytic transfusion reaction ; HTR)을 일으킨다. 즉시형 반응은 보체활성항체에서 유래하는 것으로 항원 A나 B에 의해 일어나는 것이 일반적으로 많지만, 다른 혈액형 항원에 의해서도 일어난다. 다른 병리학적인 변화로서는 파종혈관내응고(disseminated intravascular coagulation ; DIC), 피브리노젠혈증, 헤모글로빈혈증, 혈뇨, 빈뇨, 신기능 저하가 일어난다. 지연형 용혈반응은 교차시험에서 아무런 이상이 없는 경우에도 일어날 수 있다. 수 일이나 일주일 이후에 적혈구 항원에 대한 완전항체나 불완전 항체가 생기고, 용혈, 빈혈, 헤모글로빈혈증, 황달이 일어난다. 여기에는 Rh, Kidd, Duffy계의 항원에 대한 동종항체가 관계하기도 한다. 면역학적 반응에 의한 용혈은 혈관 내와 혈관 외에서 모두 일어날 수 있다.

수혈 후의 발열반응

수혈 후에 일어나는 발열반응은 수혈을 반복해서 받는 환자나 임신으로 인해 적혈구가 감작된 부위에서 많이 일어난다. 백혈구 응집소나 백혈구 세포독소는 이와 같은 환자의 혈청에서 종종 나타난다. 발열반응은 사람백혈구항원이나 다른 백혈구 항원에 대한 항체반응의 결과로서 백혈구에서 나오는 내인성 발열물질에 의해서 일어난다.

수혈 후의 알레르기 반응

수혈환자의 약 1~3% 정도는 공여자의 혈장에 포함되어 있는 항원성분, 혈액 중의 약제, 음식 알레르기항원에 대한 알레르기 반응이 나타난다. 이 반응은 알레르기 경향이 있는 사람이나 반복해서 수혈을 받은 경험이 있는 환자에서 일어난다. IgA가 결핍되어 있는 사람은 IgA에 대한 자연항체성분을 만들기가 쉬우며, 혈액 또는 IgA를 포함한 혈액성분이 주입되었을 때 아나필락시스(anaphylaxis) 반응이 포함되는 알레르기 반응을 일으키기 쉽다.

4) 면역억제제(Immunosupperssive drug)

면역억제제는 이식거부반응을 막기 위한 치료약으로 사용되는 것으로서 3가지 종류가 있다. (1) T세포 활성화를 억제하는 미생물 유래 면역억제제, (2) 부신겉질에서 생산되는 글루코코르티코스테로이드(glucocorticosteroid)와 유사하게 항염증작용을 나타내는 부신겉질 스테로이드, (3) 일반적으로 DNA에 작용하여 세포독성을 나타내는 세포독성물질이 있다. 면역억제를 목적으로 하는 다른 치료의 경우는 방사선조사와 혈장교환이 있다. 방사선조사는 골수 이식의 전처치로서 행해지는데, 림프구의 감소를 일으킨다. 혈장교환은 굿파스쳐 증후군, 중증근무력증, 사구체신염, 류마티스관절염 치료에 사용되고 있다.

(1) 사이클로스포린 A(cyclosporine A), 타크로리무스(tacrolimus), 라파마이신(rapamycin)

사이클로스포린 A는 *Tolypocladium inflatum*이라는 토양진균에서 유래된 펩티드이다. T세포 수용체가 항원제시세포의 주조직적합복합체가 제시한 항원을 인식하면 T세포는 활성화된다. 칼슘의 세포 내 증가를 통하여 칼슘이 칼시뉴린(calcineurin)과 결합하여 활성화되면, NFAT를 활성화시킨다. NFAT은 전사인자이므로 IL-2와 면역반응을 일으키는 다양한 단백질을 발현시킨다. 사이클로스포린 A는 세포 내 사이클로스필린(cyclosphilin)과 결합하여 복합체를 형성한 후에 칼시뉴린과 결합하여 T세포 활성화기전을 저해한다. FK506이라고 불리는 타크로리무스는 *Streptomyces tsukabaensis*에서 추출된 것으로 세포 내 FK 결합 단백질(FK-binding protein ; FKBP)과 결합 후에 칼시뉴린을 억제한다(그림 13-5). 라파마이신은 시로리무스(sirolimus)라고도 불리우며, *Streptomyces hygroscopicus*에서 분리된 마크롤라이드이다. IL-2수용체에 의한 신호전달을 저해함으로서 T세포 활성화를 막는다.

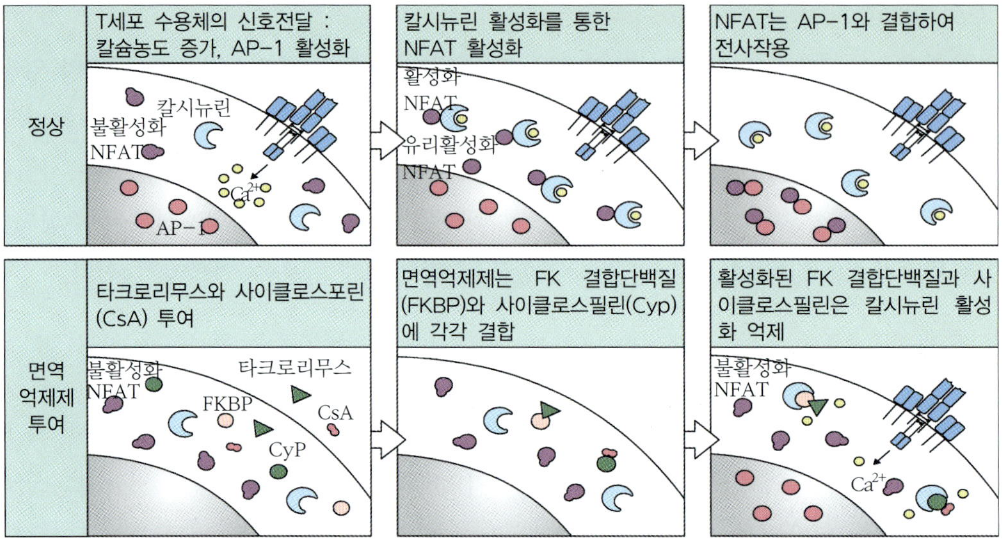

▲ 그림 13-5. 면역억제제(타크로리무스와 사이클로스포린)의 면역억제기전.

(2) 부신겉질스테로이드

부신겉질호르몬에서 항염증작용을 하는 주된 스테로이드는 코르티솔이라고 알려져 있는 하이드로코르티손(hydrocortisone)이다. 프레드니손(prednison)은 이식환자에게서 가장 많이 사용되는 스테로이드로서, 체내에서 프레드니솔론(prednisolone)으로 전환된 후에 면역억제 효과를 나타낸다. 하지만 억제효과가 크지 않아서, 세포독성약물과 함께 처방된다. 전사인자인 NF-κB는 사이토카인 분비와 면역세포 활성화에 역할을 하는데, 부신겉질스테로이드는 NF-κB를 억제하는 Iκ-Bα의 발현을 증가시켜서 면역억제 효과를 나타낸다.

(3) 아자티오프린(azathioprine), 메토트렉세이트(methotrexate), 사이클로포스파마이드(cyclophosphamide)

아자티오프린은 생체에서 6-머캅토퓨린(mercaptopurine), 6-티오이노시닉산(6-thioinosinic acid)으로 전환된 후에 아데닌과 구아닌 합성시 중간산물인 이노시닉산(inosinic acid)의 생성을 방해한다. 림프구의 증식을 위한 DNA의 합성을 억제하여 면역저해 효과를 나타낸다. 하지만, 분열을 하는 정상적인 세포에게도 손상을 주어 부작용을 보일 수 있다. 사이클로포스파마이드는 생체 내에서 포스포라미드머스터드(phosphoramid mustard)로 전환된 후에 디옥시리보핵산을 알킬화(alkylation)시켜서 교차결합(cross-linking)시킨다. 메토트렉세이트는 티민합성에 필수효소인 디히드로폴레이트환원효소

표 13-1. 이식거부 제어를 위한 면역억제제

면역억제제	작용기전
사이클로스포린 A	도움 T세포의 IL-2, IL-2 수용체, IL-3, IL-4, TNF-α 유전자 발현억제, 항원에 의한 B림프구의 증식억제, B세포의 세포자멸사 유도
타크로리무스	
라파마이신	T세포의 IL-2 수용체를 통한 신호전달 억제
프레드니손	미성숙림프구 용해, IL-1과 IL-2생산 억제, 자연살해세포 기능억제, 화학주성감소, 프로스타글란딘 생산억제
아자티오프린	퓨린유사체로 핵산합성억제를 통한 림프구의 증식억제
사이클로포스파마이드	DNA를 알킬화하여 림프구의 증식억제
메토트렉세이트	DNA 합성을 억제하여 림프구의 증식억제

(dihydrofolate reductase)를 억제함으로서 DNA합성을 억제시킨다. 세포독성물질은 주로 암세포에 효과적인 약물로 널리 알려져 있다.

3. 이식편대숙주질환(Graft-versus-host disease ; GVHD)

보통의 이식반응은 이식편(graft)에 대해 숙주(host)가 면역응답을 나타날 때 숙주대이식편반응(host versus graft reaction ; HVG)이라고 한다. 자신에게 면역을 일으킬 수 있는 조직(림프계조직)을 이식해주면 이식편속에 있는 면역세포가 숙주 조직자체를 항원으로 인식한다. 이식편 자신이 숙주에 대하여 면역반응을 일으키는 반응이 있는데, 이를 이식편대숙주반응(graft versus host reaction ; GVHR)이라고 한다. 이식편의 항원에 대해 숙주가 항체를 생산하여 이식편을 공격하는 것은 이식거부반응이다. 이식편대숙주반응은 이식거부반응과는 다르게 숙주가 항원이 되어 이식편의 면역공격을 받는 것이다(그림 13-1). 이식편대숙주반응이 일어나는 경우는 (1) 이식편에 면역담당세포(T세포)가 존재할 것, (2) 이식편과 숙주 사이의 주조직적합복합체(MHC)가 부적합일 것, (3) 숙주가 면역학적 기능부전이 있을 것의 세 가지 조건을 갖추어야 하고 이식편대숙주반응에 의하여 나타나는 질환을 이식편대숙주질환이라고 한다. 그러나, 숙주대이식편반응이 훨씬 강력하기 때문에 이로 인해 이식편은 거부당하고, 이식편대숙주반응은 일반적으로 잘 나타나지 않는다. 이식편대숙주질환은 골수이식의 경우에 주요 사망률의 원인이 되는 질병이다. 임상증상으로는 피부, 간, 위창자관의 변화에 따라서 4등급으로 나누어지며, 발진, 혈청 빌리루빈의 증가, 설사의 정도로 판단한다.

핵심 용어

- **동계이식(isograft)** : 유전자 구성이 동일한 개체사이의 이식.
- **동종이식(allograft)** : 동일한 종에 속하는 동물끼리 다른 개체에 이식.
- **숙주대이식편반응(host versus graft reaction ; HVG)** : 수여자의 면역세포가 공여자의 이식편을 공격하는 면역반응.
- **이식거부(transplantation rejection)** : 항원성의 차이 때문에 수여자의 면역작용이 일어나서 이식이 이루어지지 않음.
- **이식면역(transplantation immunity)** : 이식한 장기에 대해 면역반응.
- **이식편대숙주반응(Graft-versus-host reaction ; GVHR)** : 이식편에 있던 공여자의 면역세포가 수여자의 조직을 항원으로 인식하여 나타나는 면역반응.
- **이식편대숙주질환(Graft-versus-host disease ; GVHD)** : 이식편대숙주반응에 의해 나타나는 질환.
- **이종이식(xenograft)** : 종이 다른 동물사이의 이식.
- **자가이식(autograft)** : 환자 자신의 조직을 자신에게 이식.

핵심문제

문제 1 같은 종에 속하는 개체가 서로에게 이식하는 조직이식은?

① 동계이식(isograft)
② 동종이식(allograft)
③ 이종이식(xenograft)
④ 자가이식(autograft)
⑤ 제로이식(zerograft)

문제 2 일란성 쌍생아와 같이 유전자 구성이 동일한 개체사이의 조직이식은?

① 동계이식(isograft)
② 동종이식(allograft)
③ 이종이식(xenograft)
④ 자가이식(autograft)
⑤ 제로이식(zerograft)

문제 3 이식에서 부적합한 면역반응을 일으키는 중요한 분자는?

① 면역글로불린
② 사람백혈구항원
③ CD34
④ B세포 수용체
⑤ T세포 수용체

문제 4 골수이식에서 HLA 일치여부검사(HLA matching test)는 주요 진단검사방법이다. 이 중에서 HLA-A, HLA-B, HLA-DR의 일치여부는 더욱 더 중요한데, 가장 적합한 이유는?

① 항체형성 가능성이 크다.
② ABO 혈액형과 관련이 있다.
③ 수혈 후 발열반응에 관여한다.
④ HLA 분자 중에서 다형성이 크다.
⑤ 면역억제제 사용여부에 영향을 준다.

문제 5 미생물에서 유래된 면역억제제인 것은?

① 프레드니손(prednison)
② 프레드니솔론(prednisolone)
③ 메토트렉세이트(methotrexate)
④ 사이클로스포린 A(cyclosporine A)
⑤ 하이드로코르티손(hydrocortisone)

문제 6 **다음 보기에서 설명하는 면역억제제는?**

> *Tolypocladium inflatum* 균에서 유래한 펩티드이다.
> 사이클로스필린과 결합한 후에 칼시뉴린의 활성화를 억제한다.
> T세포의 활성화 기전을 억제한다.

① 프레드니손(prednison)
② 프레드니솔론(prednisolone)
③ 아자티오프린(azathioprine)
④ 사이클로스포린 A(cyclosporine A)
⑤ 사이클로포스파마이드(cyclophosphamide)

문제 7 **이식편에 있는 T세포가 숙주 조직을 항원으로 인식하여 일어나는 면역반응은?**

① 면역관용(immunological tolerance)
② 면역기억(immunological memory)
③ 숙주대이식편반응(host versus graft reaction ; HVG)
④ 이식거부반응(transplantation rejection)
⑤ 이식편대숙주반응(graft versus host reaction ; GVHR)

문제 8 **수여자의 T세포가 이식된 조직을 공격하여 일으키는 면역반응은?**

① 면역관용
② 면역기억
③ 숙주대이식편반응
④ 이식거부반응
⑤ 이식편대숙주반응

문제 9 **다양한 HLA 항체를 생산할 수 있는 개체는?** 실력

① 다산여성(multiparous woman)
② 불임여성(sterile woman)
③ 일란성쌍둥이(identical twin)
④ 이란성쌍둥이(dizygotic twin)
⑤ 유전동일형제(identical sibling)

문제 10 **줄기세포이식에서 HLA 일치여부검사(HLA matching test)는 중요한 진단검사방법이다. 다음 보기 중 다형성 측면에서 볼 때 가장 중요한 HLA 결과는?** 실력

① HLA-C
② HLA-DM
③ HLA-DO
④ HLA-E
⑤ HLA-F

해설 | 주조직적합복합체의 다형성이 높은 분자를 찾는다(표 4-5 참조).

정답 1. ② 2. ① 3. ② 4. ④ 5. ④ 6. ④ 7. ⑤ 8. ④ 9. ① 10. ①

함께 생각하고, 토론해봅시다.

토론 1 이식에 사용하는 HLA 일치여부검사는 분자생물학적 방법과 혈청학적 방법이 있습니다. 정확한 진단방법을 생각해봅시다.

point▸ 병원의 진단검사의학과에서 사용하는 HLA 일치여부검사를 알아봅니다.

부록 1 사이토카인의 특성

사이토카인	생산세포	작용세포	기 능
IL-1 (IL-1α, IL-1β)	단핵구, 큰포식세포, 섬유모세포, 자연살해세포, 내피세포, B세포	T세포, B세포 혈관내피세포, 큰포식세포	림프구와 큰포식세포 활성화, 백혈구의 내피세포 부착, 자연살해세포의 세포독성능 증가, 급성기단백질 생성, 염증, 발열
IL-2	T세포, 자연살해세포	T세포, B세포, 큰포식세포,	T세포의 증식과 분화, 세포독성 T세포와 큰포식세포 활성화
IL-3	T세포, 줄기세포	골수계 모세포	혈구생성 집락자극인자 생성
IL-4	T세포	T세포, B세포	T_H2로의 분화 성장, IgE로의 동형전환
IL-5	T세포	B세포, 호산구	B세포 성장 및 분화, IgA 선택, 호산구 분화
IL-6	T세포, 큰포식세포, 섬유모세포, B세포	B세포, 간세포	B세포 분화, 급성반응기 단백질 생산
IL-7	골수기질세포	B세포, T세포	B세포와 T세포 증식
IL-8	큰포식세포, 외피세포, 혈소판, 단핵구, 섬유모세포	호중구, 호염기구, T세포,	화학주성, 혈관생성, 과산화물 분비, 과립 분비
IL-9	T세포	T세포, 비만세포	T세포 생존, 비만세포 활성화
IL-10	T세포	큰포식세포, T_H1세포	항원제시세포의 활성 저해, 사이토카인의 생성억제
IL-11	골수기질세포	조혈조상세포, 뼈파괴세포	뼈파괴세포 형성, 집락형성자극인자, 염증성 사이토카인의 생성억제
IL-12	큰포식세포, 자연살해세포, 단핵구	T세포	T세포를 T_H1세포로 분화
IL-13	T세포	단핵구, B세포	B세포 증식과 분화, 염증성 사이토카인의 생성억제
IL-14	T세포		활성화된 B세포의 증식, 면역글로불린 분비
IL-15	단핵구, 상피세포, 근육세포	T세포, B세포	T세포와 B세포의 증식
IL-16	호산구, CD8+ T세포	CD4+ T세포	CD4+ T세포에 대한 화학주성
IL-17	CD4+ T세포	상피세포, 섬유모세포, 내피세포	IL-6, IL-8, G-CSF, PGE2 분비 ICAM-1 증가, CD34+ 조상세포의 유지

사이토카인	생산세포	작용세포	기 능
IL-18	쿠퍼세포, 섬유모세포	림프구, 자연살해세포	T세포 활성화, 자연살해세포 활성화
G-CSF	큰포식세포, 섬유모세포	골수계모세포	호중구 전구세포의 증식 및 분화
GM-CSF	T세포, 큰포식세포, 내피세포, 섬유모세포	골수계모세포	과립백혈구와 단핵구 전구세포의 증식 및 분화
M-CSF	단핵구, 내피세포, 섬유모세포	골수계모세포	단핵구 전구세포의 증식 및 분화
IFN-α	백혈구, 상피세포, 섬유모세포	자연살해세포, 조직세포	MHC class I 발현증가, 항바이러스상태 유지, 자연살해세포 활성화, IL-12 생산, T_H1세포의 활성화
IFN-β	섬유모세포, 상피세포	자연살해세포, 조직세포	MHC class I 발현증가, 항바이러스 상태 유지
IFN-γ	T세포, 자연살해세포, 상피세포, 섬유모세포	단핵구, 내피세포, 큰포식세포, T_H2 세포	큰포식세포 활성화, MHC class I 및 II의 발현 증가, 내피세포와 림프구 부착
TGF-β	T세포, B세포, 큰포식세포, 비만세포	T세포, 큰포식세포	T세포와 큰포식세포의 성장 및 활성화 저해
TNF-α	T세포, B세포, 큰포식세포, 비만세포,	큰포식세포, 과립백혈구, 조직세포	큰포식세포, 과립백혈구, 세포독성 T세포의 활성화, 백혈구와 내피세포의 부착, 급성기단백질 생성, MHC class I 발현증가

부록 2 케모카인의 종류 및 기능

이 름	생산세포	작용세포	기 능
CXC chemokine			
CXCL1(GRO α) CXCL2(GRO β) CXCL3(GRO γ)	단핵구, 내피세포, 섬유모세포	호중구, 미경험 T세포, 섬유모세포	호중구의 유주운동, 섬유증식, 혈관신생
CXCL8(IL-8)	단핵구, 큰포식세포, 내피세포, 섬유모세포	호중구, 미경험 T세포	호중구의 유주운동 및 세포자멸사 억제, 혈관신생
CXCL10(IP-10)	단핵구, T세포, 내피세포, 섬유모세포	휴지 T세포, 자연살해세포, 단핵구	T_H1세포 활성화, 혈관신생
CXCL12(SDF-1)	기질세포	미경험 T세포, B전구세포	B세포 발달, 림프구 귀향
CXCL13(BLC)	기질세포, 여포수지상세포	B세포	B림프구 귀향
CC chemokine			
CCL2(MCP-1)	단핵구, 큰포식세포, 섬유모세포	단핵구, 자연살해세포, T세포, 호염기구, 수지상세포	단핵구 유주운동, 혈관신생
CCL3(MIP-1 α)	단핵구, T세포, 비만세포, 섬유모세포	단핵구, 자연살해세포, T세포, 호염기구, 수지상세포	단핵구와 림프구 유주운동, CCR5 수용체에 대한 HIV-1과 경쟁, 항바이러스 방어, T_H1세포 활성화
CCL5(RANTES)	T세포, 내피세포, 혈소판	단핵구, 자연사해세포, T세포, 호염기구, 호산구, 수지상세포	단핵구와 림프구 유주운동, 호염기구 과립분비, T세포 활성화
CCL11(eotaxin)	내피세포, 단핵구, 상피세포, T세포	호산구, 단핵구, T세포	호산구 유주운동, 알레르기 유발
CCL18(DC-CK)	수지상세포	미성숙 T세포	미경험 T세포의 활성화
CCL19(ELC)	기질세포, 수지상세포	B세포	B림프구 귀향
CCL21(SLC)	수지상세포	B세포	B림프구 귀향

이 름	생산세포	작용세포	기 능
XC chemokine			
XCL1(lymphotactin)	T세포	가슴샘세포, 수지상세포, 자연살해세포	림프구 이동과 발달
CX3C chemokine			
CX3CL1(fractakine)	단핵구, 내피세포	단핵구, T세포	백혈구의 내피세포 부착

부록 3 CD분자의 특성

CD	일반명	분자 구조, 가계	발현세포	기 능
CD1a	T6	MHC class Ⅰ 가계; β_2-저분자글로불린과 결합	가슴샘세포, 수지상세포	일부 T세포에 비펩티드성 항원(지질 및 당지질) 제시
CD1b	T6	MHC class Ⅰ 가계; β_2-저분자글로불린과 결합	CD1a와 동일	CD1a와 동일
CD1c	T6	MHC class Ⅰ 가계; β_2-저분자글로불린과 결합	가슴샘세포, 수지상세포 (랑게르한스 세포 포함), 일부 B세포	CD1a와 동일
CD1d		MHC class Ⅰ 가계; β_2-저분자글로불린과 결합	가슴샘세포, 수지상세포 (랑게르한스 세포 포함), 장관 상피세포	CD1a와 동일
CD1e		MHC class Ⅰ 가계; β_2-저분자글로불린과 결합	수지상세포	CD1a와 동일
CD2	T11 ; LFA2 ; 양적혈구 수용체	면역글로불린 초가계; CD2/CD48/CD58가계	T세포, 가슴샘세포, 자연살해세포	부착분자(CD58에 결합), T세포 활성화, 세포독성 T세포와 자연살해세포 매개 세포용해
CD3γ	T3 ; Leu-4	면역글로불린 초가계; T세포 수용체 복합체내에서 CD3δ 및 CD3ε과 결합	T세포, 가슴샘세포	T세포 수용체의 발현 및 신호전달
CD3δ	T3 ; Leu-4	면역글로불린 초가계; T세포 수용체 복합체 내에서 CD3γ 및 CD3ε과 결합	T세포, 가슴샘세포	T세포 수용체의 발현 및 신호전달
CD3ε	T3 ; Leu-4	면역글로불린 초가계; T세포 수용체 복합체 내에서 CD3δ 및 CD3γ와 결합	T세포, 가슴샘세포	T세포 수용체의 발현 및 신호전달
CD4	T4 ; Leu-3; L3T4	면역글로불린 초가계	MHC class Ⅱ 제한적 T세포, 가슴샘세포 아부류, 단핵구, 큰포식세포	MHC class Ⅱ의 항원제시에 의한 T세포 활성화 가슴샘세포 발달 사람면역바이러스에 대한 일차 수용체

CD	일반명	분자 구조, 가계	발현세포	기 능
CD5	T1 ; Ly-1	청소제 수용체 가계	T세포, 가슴샘세포, B세포 아부류	신호전달분자, CD72에 결합
CD6	T12	청소제 수용체 가계	T세포, 가슴샘세포, B세포 아부류	가슴샘 내 상피세포에 대한 가슴샘세포의 부착, T세포 활성화
CD7	gp40, Len9, Tp41	galectin-1 수용체 가계	조혈줄기세포, 가슴샘세포, T세포의 아부류	신호전달
CD8α	T8;Lue-2;Lyt2	CD8β와 동형이량체 혹은 이형이량체로 발현 ; 면역글로불린 초가계	MHC class Ⅰ-제한적 T세포, 가슴샘세포아부류	MHC class Ⅰ의 항원제시에 의한 T세포 활성화, 가슴샘세포 발달
CD8β	T8;Lue-2;Lyt2	CD8β와 이형이량체로서 발현, 면역글로불린 초가계	CD8α와 동일	CD8α와 동일
CD9	DRAP-27 ; MRP-1	테트라스판(TM4SF) 가계	혈소판, 미성숙 B세포, 활성화 B세포, 활성화 T세포, 호산구, 호염기구, 내피세포	혈소판 활성화, 세포부착 및 이동
CD10	일반급성림프모구백혈병항원(CALLA)	tgpe Ⅱ 세포막 단백질	미성숙과 일부 성숙 B세포, 림프 조상세포, 과립백혈구	금속단백분해효소
CD11a	LFA-1α사슬 ; αL-인테그린 사슬	CD18과 비공유 결합하여 LFA-1인테그린을 형성	백혈구	세포부착 ; ICAM-1(CD54), ICAM-2(CD102), ICAM-3(CD50)에 결합
CD11b	Mac-1 ; Mo1; CR3(iC3d수용체); αM 인테그린 사슬	CD18과 비공유 결합하여 Mac-1 인테그린을 형성	과립백혈구, 단핵구/큰포식세포, 자연살해세포	iC3b-코팅 입자의 포식작용, 내피세포(CD54에 결합), 세포외 바탕질 단백질에 대한 호중구 및 단핵구 부착
CD11c	P150,95 ; CR4α사슬 αx-인테그린 사슬	CD18과 비공유 결합하여 p150,95인테그린을 형성	과립백혈구, 단핵구, 큰포식세포, 자연살해세포	CD11b와 유사한 기능, 큰포식세포의 주된 인테그린(CD11CD18)의 구성성분
CDW12	P90~120	P-prot 가계	단핵구, 과립백혈구, 자연살해세포	알려진 기능 없음
CD13	아미노펩티드분해효소	펩티드분해효소 M1가계	단핵구, 과립백혈구, 내피세포	MHC classⅡ에 결합한 펩티드를 가공하는 아미노펩티드분해효소, 코로나바이러스(coronavirus) 수용체
CD14	MO2;LPS	PI결합	단핵구, 큰포식세포,	지질다당질 및 지질다당질

CD	일반명	분자 구조, 가계	발현세포	기 능
	수용체		B세포 과립백혈구, 혈청 내 수용성 형태	결합 단백질의 복합체와 결합, 큰포식세포 활성화
CD15	Lewis X(Lex)	N-acetyllactosamine으로 당화가 된 당단백질	과립백혈구, 단핵구	내피세포에 대한 백혈구의 부착; CD62E리간드와 P-셀렉틴
CD15s	Sialyl Lewis X(xLex)	Sialyl 기를 가지고 있는 N-acetyllactosamine으로 당화가 된 당단백질	백혈구, 내피세포	내피세포에 대한 백혈구의 부착; CD62E리간드와 P-셀렉틴
CD16a	FcγRIIIA	면역글로불린 초가계	자연살해세포, 큰포식세포, 비만세포	면역 복합체-유도 세포 활성화, 항체-의존 세포 매개 세포독성
CD16b	FcγRIIIB	PI결합, 면역글로불린 초가계	호중구	면역 복합체-매개적 호중구 활성화에 참여하는 FcγRII와 상호작용
CDW17	젖당세라미드	당스핑고지질 젖당세라미드의 락토실 이당류기	단핵구, 과립백혈구, 혈소판, B세포의 아부류	포식세포의 포식작용 촉진
CD18	LFA-1가계의 β사슬; β_2인테그린 아단위	CD11a, CD11b, 또는 CD11c와 비공유 결합하여 β_2 인테그린을 형성	백혈구	CD11a, CD11b, CD11c 참조
CD19	B4	면역글로불린 초가계	B세포	B세포 활성화; CD21 및 CD81과 공동수용체를 형성하여 B세포 항원수용체의 신호전달에 관여
CD20	B1	테트라스판(TM4SF) 가계	B세포	B세포 활성화; 칼슘이온 통로
CD21	CR2; C3d수용체	보체 활성화 가계의 조절자	성숙한 B세포, 여포수지상세포	보체 단편 C3d의 수용체, CD19및 CD81과 공동수용체를 형성하여 B세포에 대한 활성화 신호를 전달, 엡스타인바 바이러스 수용체
CD22	BL-CAM; Lyb8	면역글로불린 초가계	B세포	B세포 활성화의 조절, CD19와 교차-조절
CD23	FcεRllb; 저-친화력 IgE수용체	C-형 렉틴	활성화된 B세포, 단핵구, 큰포식세포	IL-4에 의해 유도되는 저친화력 Fcε수용체, IgE 생산의 조절, 단핵구의 사이토카인 분비 촉진
CD24	heat stable	PI결합	B세포, 과립백혈구	종양세포의 전이성을 높여주

CD	일반명	분자 구조, 가계	발현세포	기 능
	antigen(HSA)			는 뮤신유사부착분자 공동자극분자 활성화
CD25	IL-2수용체 α사슬 ; TAC	보체 활성화 가계의 조절자 ; IL-2Rβ(CD122)와 IL-2Rγ(CD132)와 비공유 결합하여 고친화력 IL-2수용체를 형성	활성화된 T세포 및 B세포, 활성화된 큰 포식세포	IL-2에 결합 ; IL-2R의 아단위
CD26	아데노신탈아민효소 결합단백질	제2형 막간분자	활성화된 T세포 및 B세포, 큰포식세포, 자연살해세포	세린 펩티드분해효소, T세포에서 신호전달
CD27	S152, T14	동형이량체, TNF-R가계	대부분의 T세포, 속질부위의 가슴샘세포, 기억 B세포, 자연살해세포	CD70에 결합 ; B와 T세포 활성화를 위한 동시활성 신호를 매개
CD28	Tp44	동형이량체, 면역글로불린 초가계	T세포 (대부분CD4+, 일부 CD8+세포)	CD80(B7-1)과 CD86(B7-2)에 결합
CD29	VLA항원의 β사슬; β1인테그린 아단위 ; 혈소판GPlla	CD49a~d사슬들과 비공유 결합되어 VLA(β)인테그린 형성	백혈구	세포 외 바탕질 단백질 및 내피세포에 대한 백혈구 부착(CD49 참조)
CD30	Ki-1	TNF-R가계	활성화된 T 및 B세포, 자연살해세포, 단핵구, 호지킨병에서 리드스텐버그(Reed-Sterberg)세포	CD8+ T세포의 활성화-유도 세포 자멸사 ; 호중구, 활성화된 T세포, 큰포식세포의 CD153(CD30L)에 결합
CD31	PECAM-1 ; 혈소판 GPlla	면역글로불린 초가계	혈소판, 단핵구, 과립백혈구, B세포, 내피세포	백혈구의 유주운동에 참여하는 부착분자
CD32	FcγRllA ; FcγRllB ; FcγRllC	면역글로불린 초가계	큰포식세포, 과립백혈구, B세포, 내피세포, 호산구, 혈소판	응집된 IgG에 대한 Fc수용체, C-반응 단백질에 결합, 포식작용, 항체의존세포매개 세포독성
CD33	sialoadhesin, 시알산 의존(sialic acid-dependent)세포 부착 분자(cytoadhesion molecule)	면역글로불린 초가계, 시알산-결합 면역글로불린-유사 렉틴 가계	단핵구, 골수전구세포	시알산에 결합 ; 골수세포의 신호전달 조절

CD	일반명	분자 구조, 가계	발현세포	기 능
CD34	gp105~120	시알로뮤신	조혈세포의 전구세포, 고내피세정맥 내피세포	세포-세포 부착 ; CD62L(L-셀렉틴)에 결합
CD35	CR1 ; C3b수용체	보체 활성화 가계의 조절자	과립백혈구, 단핵구, 적혈구, B세포, 여포수지상세포	C3b와 C4d에 결합, 면역복합체의 포식작용을 증진, 보체활성화 조절
CD36	Platelet GPIllb, GPIV	Scav 가계	혈소판, 성숙한 단핵구와 큰포식세포, 미세혈관의 내피세포	산화된 저밀도 지단백질에 대한 청소제 수용체, 혈소판 부착, 자멸세포의 포식작용
CD37	gp52-50	2개 또는 3개의 40 kD-52 kD 사슬로 구성, 테트라스판(TM4SF)가계	B세포, T세포, 골수세포의 일부	막에서 CD53, CD81, CD82, MHC classⅡ분자와 복합체를 형성
CD38	T10	Ect 가계	초기 및 활성화된 B세포, 형질세포, 활성화된 T세포	NAD glycohydrolase, ADP ribosyl cyclase, cyclic ADP ribose hydrolase 활성을 갖는 외분비 효소
CD39	ENTPD1; ectonucleoside triphosphate diphosphohydrolase	ecto-apyrase 유전자 가계	활성화된 B세포, 활성화된자연살해세포, 일부 T세포, 내피세포	ADPase, ATPase활성을 갖는 외분비 효소, 혈소판 응집과 혈전의 조절
CD40	Bp50	44 kD-48 kD 사슬의 동형이량체, TNF-R가계	B세포, 큰포식세포, 수지상세포, 내피세포	CD154(CD40배위자)에 결합, T세포-의존 B세포, 큰포식세포, 수지상세포, 내피세포의 활성화에 작용
CD41	Glycoprotein llb(GPllb), αllb인테그린 사슬	GPIIba(120 kDa)와 GPIIb β(23 kDa)의 이형이량체, GPIIIa(CD61)와 비공유 결합하여 GPIIb/IIIa인테그린을 형성	혈소판, 거핵세포	혈소판 응집과 활성화 ; 피브리노겐, 피브로넥틴에 결합(RGD순서 인식)
CD42a	Platelet GPIX	CD42b, c, d와 복합체를 형성	혈소판, 거핵세포	혈소판 응집 ; 본빌리브란트 인자(von Willebrand factor ; vWF), 트롬빈에 결합
CD42b	Platelet GPIbα	CD42c와 이황화 결합하여 CD42a, d와 함께 복합체를 형성, 뮤신	CD42a참조	CD42a참조
CD42c	Platelet GPIbβ	CD42b와 이황화 결합하여 CD42a, d와 함께 복합체를 형성, 뮤신	CD42a참조	CD42a참조

CD	일반명	분자 구조, 가계	발현세포	기 능
CD42d	Platelet GPV	CD42a, b, c와 복합체를 형성	CD42a참조	CD42a참조
CD43	Sialophorin; leukosialin	시알로뮤신	백혈구(순환 중인 B세포는 제외)	세포 부착
CD44	Pgp-1; Hermes	연골 결합 단백질 가계	백혈구, 적혈구	Hyaluronan에 결합, 내피세포 및 세포 외 바탕질에 대한 백혈구의 부착
CD45	백혈구 공통 항원(LCA); T200, B220	다수의 동형들, 180~220 kD (CD45R참조), 단백질 티로신 인산 분해효소 수용체 가계, 제3형 피브로넥틴 가계	조혈세포	T와 B세포의 항원수용체에 의한 신호전달 역할을 하는 티로신 인산 분해 효소
CD45R	제한된 세포 발현의 CD45형태	CD45RO : 180 kD CD45RA : 220 kD CD45RB : 190 kD, 205 kD, 220 kD	CD45RO : 기억T세포, B세포의 아부류, 단핵구, 큰포식세포 CD45RA: 미경험 T세포, B세포, 단핵구, CD45RB : B세포와 T세포의 아부류	CD45참조
CD46	막보조인자단백질(MCP)	보체 활성화 가계의 조절자	백혈구, 내피세포, 섬유모세포	보체 활성화의 조절
CD47R	Rh-연관 단백질, 인테그린-결합단백질(IAP), CDw149	면역글로불린 초가계	광범위	트롬보스폰딘 수용체
CD48	BCM, 1Blast-1, Hu, Lym3, OX-45	PI결합, 면역글로불린 초가계, CD2/CD48/CD58	백혈구	CD244에 대한 리간드, 백혈구 부착 및 신호전달
CD49a	α_1인테그린 아단위	CD29와 비공유 결합되어 VLA-1(β_1인테그린)형성	활성화된 T세포, 단핵구	세포 외 바탕질에 대한 백혈구 부착 ; 아교질, 라민에 결합
CD49b	α_2인테그린 아단위:혈소판 GPla	CD29와 비공유 결합되어 VLA-2(β_1인테그린)형성	혈소판, 활성화된 T세포, 단핵구, 일부B세포	세포 외 바탕질에 대한 백혈구 부착 ; 아교질, 라민에 결합
CD49c	α_3인테그린 아단위	130 kD과 25 kD 사슬의 이량체, CD29와 비공유 결합되어 VLA-3 (β_1인테그린)형성	T세포, 일부 B세포, 단핵구	세포 외 바탕질에 대한 백혈구 부착 ; 피브로넥틴, 아교질, 라민에 결합
CD49d	α_4인테그린	CD29와 비공유 결합되어	T세포, 단핵구, B세포	내피세포 및 세포 외 바탕질에

CD	일반명	분자 구조, 가계	발현세포	기 능
	아단위	VLA-4($\alpha4\beta_1$)인테그린 형성 혹은 β_7과 결합하여 α_7 β_7 인테그린형성		대한 백혈구 부착 ; VCAM-1과 MadCAM-1에 결합, 피브로넥틴과 아교질에 결합
CD49e	α_5 인테그린 아단위	135 kD와 25 kD 사슬의 이형 이량체, CD29와 비공유 결합되어 VLA-5(β_1인테그린) 형성	T세포, 소수의 B세포 그리고 단핵구	세포 외 바탕질에 대한 부착 ; 피브로넥틴에 결합
CD49f	α_6 인테그린 아단위	125 kD와 2 kD 사슬의 이형 이량체, CD29와 비공유 결합되어 VLA-6(β_1인테그린) 형성	혈소판, 거핵구, 활성화된 T세포, 단핵구	세포 외 바탕질에 대한 부착 ; 피브로넥틴에 결합
CD50	ICAM-3	LG 초가계	백혈구, 내피세포	부착 ; CD11aCD18에 결합
CD51	αV인테그린 아단위, 비트로넥틴 수용체 α사슬	125 kD와 24 kD 사슬의 이형 이량체, CD61과 비공유 결합되어 비트로넥틴 수용체 인테그린 형성	혈소판, 거핵구	부착 ; 비트로넥틴, 피브리노겐, 폰빌리브란트 인자에 대한 수용체(GRD 순서에 결합)
CD52	Campath-1	단일사슬 GPI-부착당단백	가슴샘세포, 림프구, 단핵구, 큰포식세포, 남성 생식관 상피세포	기능모름, 림프악성종양을 치료하기 위해 사용되는 항-CD52항체
CD53	OX44	테트라스판(TM4SF)가계	조혈세포	신호전달
CD54	ICAM-1	면역글로불린 초가계	내피세포, T세포, B세포, 단핵구, 내피세포(사이토카인 유도성)	세포-세포부착 ; CD11aCD18(LFA-1) 및 CD11bCD18(Mac-1)에 대한 리간드, 리노바이러스(rhinovirus) 수용체
CD55	붕괴촉진인자(DAF)	PI-결합, 보체 활성화 가계의 조절자	광범위	보체 활성화 조절; C3b, C4b에 결합
CD56	Leu-19:NKH1	신경세포 부착분자(neural cell adhesion molecule, N-CAM) 동형, 면역글로불린 초가계	자연살해세포, T세포와 B세포의 아부류	동형부착(homotypic · adhesion)
CD57	HNK-1:Leu-7	다양한 세포 표면 당단백질 및 당지질 상의 탄수화물 항원결정인자	자연살해세포, T세포의 아부류, 단핵구	부착
CD58	LFA-3	PI-결합 속은 내재성 막단백질, CD2/CD48/CD58가계	광범위	백혈구 부착, T세포 동시자극, CD2에 결합
CD59	반응용해 막	PI-결합, Ly-6초가계	광범위	C9에 결합하여 보체 막공격

CD	일반명	분자 구조, 가계	발현세포	기 능
	저해제 (membrane inhibitor of reactive lysis, MIRL)			복합체의 형성 억제
CDw60	GD3	강그리오시드 D3에서 주로 발견되는 9-O-acetylated disalosyl기	T세포의 아부류, 혈소판, 가슴샘, 상피세포	세포자멸사 조절, 관절윤활 T세포의 분열촉진, T세포의 IL-4 분비, B세포 활성화
CD61	β_3 인테그린 아단위, 비트로넥틴 수용체 β사슬, GPllb/GPllla인테그린의 GPllla성분	CD51과 비공유 결합되어 비트로넥틴 수용체(인테그린)를 형성, CD41과 비공유 결합하여 GPllb/GPllla(인테그린)를 형성	혈소판, 거핵세포, 내피세포, 백혈구	CD51, CD41참조
CD62E	E-셀렉틴, ELAM-1	셀렉틴 가계	내피세포	백혈구의 혈관내피세포 부착
CD62L	L-셀렉틴, LAM-1, MEL-14	셀렉틴 가계	B세포, T세포,단핵구, 과립백혈구, 자연살해세포	미경험 T세포의 말초 림프절로의 귀소; 백혈구의 혈관내피세포 부착
CD62P	L-셀렉틴, gmp140	셀렉틴 가계	혈소판, 내피세포	내피세포, 혈소판에 대한 백혈구의 부착; CD162 (SPGL-1)에 결합
CD63	Granulophysin; lysosome-associated membrane protein3(LAMP-3)	테트라스판(TM4SF) 가계	활성화된 혈소판, 내피세포, 호중구, 단핵구, 큰포식세포	세포 발달, 활성화, 성장, 운동성을 조절하는 신호전달 조절
CD64	FcγRl	면역글로불린 초가계, FcRγ공통 사슬과 비공유 결합	단핵구, 큰포식세포, 활성화된 호중구	고친화력 Fcγ수용체; 포식작용, 항체의존세포매개세포독성, 큰포식세포 활성화
CD65	Ceramide-dodecasaccharide VIM-2	세라미드 당지질 상의 탄수화물 항원결정인자	과립백혈구	
CD66a	NCA-160 담즙당단백질 (biliary glycoprotein)	면역글로불린 초가계, 암배아항원(CEA) 가계	과립백혈구, 상피세포	임질균과 수막염균에 대한 수용체

CD	일반명	분자 구조, 가계	발현세포	기 능
CD66b	CD67;CGM6; NCA-95	면역글로불린 초가계, 암배아항원 가계	과립백혈구	세포-세포 부착에서 역할
CD66c	NCA	면역글로불린 초가계, 암배아항원 가계	과립백혈구, 상피세포	세포-세포 부착에서 역할, 인테그린 활성 조절
CD66d	CGM1	면역글로불린 초가계, 암배아항원 가계	과립백혈구	세포-세포 부착에서 역할, 인테그린 활성 조절
CD66e	종양태아성 항원	면역글로불린 초가계, 암배아항원 가계	결합세포 및 기타 상피세포	부착 ; 상피암부하의 임상적 마커
CD66f	임신특이 당단백질 (Pregnancy-specific glycoprotein)	면역글로불린 초가계, 암배아항원 가계	태반 영양 배엽세포, 태아 간세포	면역조절, 모체면역계로부터 태아보호
CD68	매크로시알린 (macrosialin)	뮤신, 용해소체 결합 막단백질(LAMP)가계, 청소제 수용체 가계	단핵구, 큰포식세포, 수지상세포, 과립백혈구, 활성화된 T세포, B세포 아부류	
CD69	활성유도분자 (AIM)	동형이량체, C-형 렉틴	T세포, B세포, 자연살해세포, 호중구, 호염기구, 호산구, 혈소판, 랑게르한스 세포를 포함하는 활성화된 백혈구	각기 다른 유형의 세포에서 신호전달
CD70	Ki-24	TNF 가계	활성화된 T와 B세포, 큰포식세포	CD27에 결합 ; T와 B세포 활성화를 위한 동시자극 신호전달
CD71	T9, 트란스페린 수용체	동형이량체	활성화된 T와 B세포, 큰포식세포	트란스페린 수용체 ; 철 대사, 세포 성장에 역할
CD72	Lyb-2(생쥐)	39 kD-43 kD 사슬의 동형이량체, C-형 렉틴	B세포	CD5에 대한 리간드
CD73	Ecto-5' nucleotidase	PI-결합	T 및 B세포의 아부류, 종자 중심 내 소포 수지상세포	Ecto-5'-nucleotidase ; T 세포네 신호 전달
CD74	MHC class Ⅱ 불변(γ)사슬, Ii	33-35 kD, 41 kD 동형	B세포, 단핵구, 큰포식세포, 기타 MHC classⅡ 발현세포	MHC class Ⅱ와 결합하여 세포 내 위치를 조정
CD75	젖당아민	탄수화물 항원결정인자		
CD75s		탄수화물 항원결정인자 ; 시	성숙한 T세포, B세포	세포부착 ; CD22에 결합

CD	일반명	분자 구조, 가계	발현세포	기 능
		알로글리칸	아부류	
CD77	Pk 혈액형 군 항원, 버키트 림프종 항원 (BLA), ceramide trihexoside (CTH)	탄수화물 항원결정인자	배중심 B세포	B림프구의 분화
CD79a	lgα, MB1	CD79b와 이량체 형성, 면역글로불린 초가계	성숙한 B세포	B세포 수용체의 발현 및 신호전달
CD79b	lgβ, B29	CD79a와 이량체 형성, 면역글로불린 초가계	성숙한 B세포	B세포 수용체의 발현 및 신호전달
CD80	B7-1, BB1	면역글로불린 초가계	수지상세포, 활성화된 B세포, 큰포식세포	T림프구 활성화의 공동자극 분자 ; CD28 및 CD152 (CTLA-4)의 리간드
CD81	target of the anti-proliferative antibody-1 (TAPA-1)	테트라스파닌(tetraspanin) 또는 막통과초가계-4(TM4SF)	조혈세포, 내피세포, 상피세포	B세포 활성화 ; CD19 및 CD21과 공동수용체 복합체를 형성
CD82	4F9, C33, IA4, KAI1, R2	테트라스판(TM4SF) 가계	광범위	신호전달
CD83	HB15	면역글로불린 초가계	수지상세포, 랑게르한스 세포, 배중심 B세포	항원전달, 림프구 활성화와 면역반응조절
CD84	GR6	면역글로불린 초가계, CD2/CD48/CD58 가계	단핵구, 큰포식세포, T세포 아부류 성숙한 B세포, 혈소판	공동자극분자
CD85	GR4	면역글로불린 초가계	B세포, 형질세포, 단핵구, T세포 아부류	신호전달
CD86	B7-2	면역글로불린 초가계	B세포, 단핵구, 수지상세포 ; 일부 T세포	T림프구 활성화의 공동자극 분자 ; CD28 및 CD152 (CTLA-4)의 리간드
CD87	유로키나아제플라스미노젠 활성화 수용체 (uPAR)	PI결합	T세포, 자연살해세포, 단핵구, 호중구, 내피세포	염증세포의 부착과 이동에 역할
CD88	C5a수용체	G 단백질 결합 수용체	과립백혈구, 수지상세	C5a 보체 단편에 대한 수용체

CD	일반명	분자 구조, 가계	발현세포	기 능
			포, 비만세포	; 보체-유발 염증에서 역할
CD89	Fcα수용체 (FcαR)	면역글로불린 초가계, FcR α공통 사슬과 비공유 결합	과립백혈구, 단핵구, 큰포식세포, T세포, 자연살해세포	IgA에 결합; IgA매개적 세포독성 매개
CD90	Thy-1	PI결합, 면역글로불린 초가계	가슴샘세포, 말초 T세포(생쥐), 신경세포(모든 종)	T세포의 표지자
CD91	α_2-저분자글로불린수용체; 저밀도 지단백질 수용체-결합단백질(LRP)	LDL수용체 가계	큰포식세포, 단핵구	저친화력 지단백질에 결합
CD92	CTL1		단핵구, 과립백혈구 내피세포	신호전달
CD93	GR11	시알로당단백질	호중구, 단핵구, 내피세포	
CD94	Kp43;KIR	C형 렉틴; 자연살해세포에서 다른 C형 렉틴분자(NKG2)와 공유결합	자연살해세포; CD8+ T세포의 아부류	자연살해세포의 세포자멸사 억제 CD94/NKG2 복합체; HLA-E class I MHC 분자에 결합
CD95	Fas antigen, APO-1	45kD 사슬의 동형삼량체; TNF 수용체 가계	다수의 세포유형	Fas 배위자에 결합; 활성화-유도세포자멸사를 이끄는 신호 전달
CD96	T cell activation-increased late expression(TACTILE)	1형; 면역글로불린 초가계; 뮤신	T세포	면역반응 후기의 T세포 활성화, 항원전달, 자연살해세포 활성화
CD97	BL-KDD/F12	74, 80, 89 kD형; G-단백질 연결 수용체 가계	광범위	CD55에 부착, 호중구 이동
CD98	4F2: FRP-1	40 kD와 80 kD 아단위의 이형이량체	광범위	아미노산 운반인자
CD99	E2; MIC2		광범위	T세포 부착 증폭
CD100	SEMA4D	면역글로불린 초가계 semaphorin	조혈세포	신호전달
CD101	P126: V7	사슬들의 동형이량체; 면역글로불린 초가계	과립백혈구, 단핵구, 수지상세포, 활성화된	T세포에서 억제 신호

CD	일반명	분자 구조, 가계	발현세포	기 능
			T세포	
CD102	ICAM-2	면역글로불린 초가계	내피세포, 단핵구, 일부 림프구	CD11aCD18(LFA-1)에 대한 리간드
CD103	HML-1, αE 인테그린 아단위	β7인테그린 아단위와 비공유 결합하여 αEβ7인테그린을 형성	상피내 림프구, 기타 다른 세포	점막으로의 T세포 귀향에 역할 ; E-카드헤린 (cadherin)에 결합
CD104	β4 인테그린 아단위	CD49f(α6)인테그린 아단위와 비공유 결합하여 α6β4 인테그린을 형성	가슴샘세포, 상피세포	라민에 결합
CD105	Endoglin	90 kD 아단위들의 동형이량체	내피세포, 활성화된 큰 포식세포	TGF-β에 결합 ; TGF-β에 대한 세포의 반응 조절
CD106	VCAM-1, INCAM-110	면역글로불린 초가계	내피세포, 큰 포식세포, 소포 수지상 세포, 골수 버팀질 세포	CD49dCD29(VLA-4) 인테그린에 대한 수용체 ; 조혈과정에서 역할, 림프구 운반, 활성화
CD107a	용해소체관련막 단백질-1 (LAMP-1)		활성화된 혈소판, 활성화된 T세포, 활성화된 내피세포, 활성화된 호중구	활성화 후 세포표면으로 용해소체 단백질의 이동
CD107b	용해소체관련막 단백질-1 (LAMP-1)		활성화된 혈소판, 활성화된 T세포, 활성화된 내피세포, 활성화된 호중구	활성화 후 세포표면으로 용해소체 단백질의 이동 ; 부착
CD108	존-밀톤-하겐 (John-Milton -Hagen, JMH), 사람 혈액형 항원	PI 결합	적혈구, 림프구	단핵구 활성화, 순환하는 면역세포 조절기능
CD109	8A3 ; E123	PI 결합	내피세포, 활성화된 혈소판, 활성화된 T림프구	
CD110	MPL ; TPO-R ; C-MPL	조혈소 수용체 가계	조혈세포	혈소판형성소 수용체 ; 거핵세포분화
CD111	PVRL1, PRP1, HevC, nectin-1	면역글로불린 초가계, 소아마비바이러스(poliovirus) 수용체 가계	조혈세포 ; 상피세포 ; 신경세포	부착분자 ; 헤르페스바이러스 (herpesvirus) 수용체
CD112	PVR2, HveB,	면역글로불린 초가계, 소아	조혈세포	부착 분자;헤르페스바이러스

CD	일반명	분자 구조, 가계	발현세포	기 능
	nectin-2	마비 바이러스(poliovirus) 수용체 가계		수용체
CD114	G-CSF 수용체 (G-CSFR)	면역글로불린 초가계, 제1형 사이토카인 수용체 가계	과립백혈구, 단핵구, 혈소판, 내피세포, 조혈세포	G-CSF에 결합하여 작용
CD115	M-CSF 수용체 (M-CSFR), CSF-1R	면역글로불린 초가계, 티로신키나아제 수용체 가계	단핵구, 큰포식세포, 조혈세포	M-CSF에 결합하여 작용
CD116	GM-CSF 수용체(GM-CSFR) α사슬	GM-CSF, IL-3, IL-5 수용체의 공통 β아단위 (CDw131)와 상호작용, 제1형 사이토카인 수용체 가계	골수세포와 이들의 조혈 전구세포	GM-CSF에 결합하여 작용
CD117	c-Kit, 줄기세포 인자 수용체 (stem cell factor receptor)	면역글로불린 초가계, 티로신키나아제 수용체 가계	조혈줄기세포 및 조상세포, 비만세포	c-Kit 리간드(줄기세포 인자)에 결합하여 작용
CD118	인터페론(IFN) -α, β 수용체	제2형 사이토카인 수용체 가계	광범위	IFN-α와 β에 결합하여 작용
CD119	인터페론(IFN) -γ수용체		큰포식세포, 단핵구, 수지상세포, B세포, T세포, 내피세포, 상피세포	IFN-γ에 결합하여 작용
CD120a	TNF-RI	사슬들의 동형삼량체, TNF 수용체 가계	광범위	55 kD TNF-α 및 TNF-β에 결합하여 작용
CD120b	TNFR-RII	사슬의 동형삼량체, TNF-R 가계	광범위	75 kD TNF-α 및 TNF-β에 결합하여 작용
CD121a	제1형 IL-1 수용체(IL-1R)	면역글로불린 초가계	광범위	IL-1α 및 IL-1β에 결합하여 작용
CD121b	제2형 IL-1R	면역글로불린 초가계	B세포	IL-1α 및 IL-1β에 결합하지만 작용하지 않는 사멸수용체
CD122	IL-2 수용체 (IL-2R) β사슬	제1형 사이토카인 수용체 가계, CD25와 CD132에 결합하여 고친화력 IL-2R를 형성	T세포, B세포, 자연살해세포, 단핵구, 큰포식세포	IL-2 및 IL-15 수용체의 신호전달 및 결합성분으로서 T세포 및 자연살해세포의 IL-2 및 IL-15의 작용
CD123	IL-3 수용체	제1형 사이토카인 수용체	단핵구, 큰포식세포,	IL-3와 결합한 후 CD131

CD	일반명	분자 구조, 가계	발현세포	기 능
	(IL-3R) α사슬	가계; CD131 신호 전달 공통 사슬과 결합	거핵구, 골수 조혈 전구세포	연관하여 IL-3의 신호전달
CD124	IL-4 수용체 (IL-4R) α 사슬	제1형 사이토카인 수용체 가계; CD132와 결합하여 기능적인 IL-4 수용체를 형성	B세포, T세포, 내피세포, 조혈 전구세포	IL-4 수용체의 사이토카인 결합 아단위, IL-13 수용체의 아단위
CD125	IL-5 수용체 (IL-5R) α 사슬	제1형 사이토카인 수용체 가계, CD131과 결합하여 기능적인 IL-5 수용체를 형성	호산구, 활성화된 B세포, 호염기구	IL-5에 결합한 후 CDw131과 연관하여 IL-5의 신호전달
CD126	IL-6 수용체 (IL-6R) α사슬	제1형 사이토카인 수용체 가계, 면역글로불린 초가계, CD130과 결합하여 기능적인 IL-6 수용체 형성	활성화된 B세포, 형질세포, 백혈구	IL-6와 결합한 후 CDw130과 연관하여 IL-6의 신호전달
CD127	IL-7 수용체 (IL-7R) α사슬	제1형 사이토카인 수용체 가계, CD132와 결합하여 기능적인 IL-7수용체를 형성	골수 내 림프구 전구세포, T세포	CD132와 결합한 채 IL-7과 결합하여 작용
CD128a	CXCR1	G 단백질 결합 수용체	호중구, 호염기구, 비만세포, T세포 아집단	IL-8에 결합해서 작용
CD128b	CXCR2	G-단백질 결합 수용체	호중구, 비만세포	IL-8에 결합해서 작용
CD129	IL-9 수용체 (IL-9R)		활성화된 T세포 가계 T세포, B세포, 적혈구, 골수계 전구체	활성화된 T세포의 성장, 적혈구 및 골수에 전구체 생성을 개시
CD130	IL-6Rβ, IL-11 수용체 β사슬(IL-11Rβ); 백혈병 억제 인자 수용체 β(LIFRβ), GP130	면역글로불린 초가계, 제1형 사이토카인 수용체 가계, IL-6(CD126), IL-11, 백혈병 억제인자(LIF) 수용체의 배위자 결합 사슬과 결합	광범위	IL-6, IL-11, LIF에 대한 수용체의 신호전달
CD131	IL-3R, IL-5R, GM-CSFR의 공통β 아단위	면역글로불린 초가계, 제1형 사이토카인 수용체 가계; IL-3R(CD123), IL-5R (CD125), GM-CSFR (CD116)α 사슬들과 결합	골수세포 및 이들의 전구세포, 초기 B세포	IL-3, IL-5, GM-CSF에 대한 수용체의 신호전달
CD132	IL-2R, IL-4R, IL-7R, IL-9R, IL-15R 들의	면역글로불린 초가계, 제1형사인토카인 수용체 가계, IL-2R(CD25, CD122),	T세포, B세포, 자연살해세포, 단핵구, 큰포식세포, 호중구	IL-2, IL-4, IL-7, IL-9, IL-15의 수용체에 대한 신호전달 기능의 일부

CD	일반명	분자 구조, 가계	발현세포	기 능
	공통γ 사슬 (γC)	IL-4R(CD124), IL-7(CD127), IL-9R, IL-15R(IL-15Rα, CD122)의 다른 사슬과 결합		
CD134	OX40	TNF 수용체 가계	활성화된 T세포	T세포 내 동시활성적 신호전달; OX40 배위자에 결합
CD135	FMS- 유사 티로신 키나아제 3(Flt3), Flk-2, S사-1	티로신 키나아제 수용체 가계	골수 및 B세포 전구세포	Flt3 수용체에 결합하여 작용
CDw136	큰포식세포 자극 단백질 수용체(MSP receptor)	사슬의 이형이랑체, 티로신 키나아제 수용체 가계	다양한 조직으로부터 온 상피세포들	세포 유주운동과 성장; 큰포식세포-자극 단백질(MSP) 및 간세포 성장 인자-유사(HGFL) 단백질과 같은 성장인자에 결합
CDw137	4-1BB	TNF 수용체 가계	T림프구, B림프구, 단핵구, 상피세포	T세포의 동시 활성; B세포와 및 큰포식세포의 밝혀지지 않은 리간드와 결합
CD138	Syndecan-1	헤파란 셀페이트 프로테오글리칸	B세포	다양한 세포외 기질 단백에 결합
CD139	B-031		B림프구, 단핵구, 과립백혈구	
CD140a	혈소판-유래 성장 인자 수용체 α(PDGFR α)	티로신 키나아제 수용체 가계, PDGFR β사슬과 결합	광범위	CD140b의 결합과 함께 PDGF에 결합하여 작용
CD140b	혈소판-유래 성장 인자 수용체 β(PDGRF β)	티로신 키나아제 수용체 가계, PDGFR α사슬과 결합	광범위	CD140a의 결합과 함께 PDGF에 결합하여 작용
CD141	Fetomodulin; thrombomodulin (TM)	C형 렉틴	내피세포	응집 조절
CD142	응집인자 Ⅲ; thromboplastin;조직인자 (tissue factor)	응집인자 Ⅲ 조직인자 (tissue factor, TF)	다양한 조직 내 상피세포 및 버팀질 세포, 활성화된 내피세포	혈액응고의 내인제과정을 시작 혈액응고인자 Ⅶa에 결합
CD143	안지오텐신-전환효소 (angiotensin-	ZnMP 가계	내피세포, 상피세포, 신경, 활성화된 큰포식세포, 일부 T세포	혈관 활성 펩티드인 안지오텐신Ⅱ와 브라디키닌 (bradykinin)의

CD	일반명	분자 구조, 가계	발현세포	기 능
	converting enzyme, ACE)			대사작용
CD144	Cadgerin-5 ; VE-cadherin	카드헤린 가계	내피세포	내피세포의 부착 연결을 구성하여 세포-세포부착, 투과성, 이동을 조절
CD146	A32, MCAM	면역글로불린 초가계	내피세포, 평활근, 활성화된 T세포의 아집단	세포간 결합 부착인자
CD147	5A11, basigin CE9, HT7;M6	면역글로불린 초가계	백혈구, 적혈구, 혈소판, 내피세포	세포부착
CD148	HPTP-7	단백질 티로신 인산분해효소	과립구, 단핵구, T세포, 수지상세포, 혈소판, 섬유모세포, 신경세포	세포 성장, 분화, 유사분열
CD150	신호 전달 림프구 활성화 분자(SLAM), IPO-3	면역글로불린 초가계	가슴샘세포, 활성화된 림프구, 수지상세포, 내피세포	B세포와 T세포 상호작용의 조절, B림프구 증식
CD151	PETA-3, SFA-1	tetrascan(TM4SF) 가계	혈소판, 거핵구, 조혈세포, 상피세포, 내피세포	세포부착, 혈소판 응집
CD152	CTLA-4	면역글로불린 초가계	활성화된 T림프구	T세포 활성화 억제 신호 ; 항원제시세포의 CD80(B7-1)과 CD86(B7-2)에 결합
CD153	CD30 리간드 (CD30L)	TNF 가계	활성화된 T세포, 휴지 B세포, 과립세포, 가슴샘세포	CD8+ T세포의 활성화유도 세포자멸사 CD40에 결합
CD154	CD40 리간드 (CD40L) ; T-BAM, TNF-결합 활성화단백질 (TRAP), gp39	TNF 수용체 가계	활성화된 CD4+ T세포	B세포, 큰포식세포, 내피세포 활성화, CD30에 대한 리간드
CD155	소아마비 바이러스 수용체	면역글로불린 초가계	광범위	소아마비 바이러스에 의한 세포내 감염
CD156a	ADAM8 ; MS2	금속단백질분해효소가계, 디스인테그린 가계	호중구, 단핵구	백혈구유출

CD	일반명	분자 구조, 가계	발현세포	기 능
CD156b	ADAM17 ; TNF-α전환효소(TACE)	디스인테그린과 금속단백질 분해효소 가계	광범위	TNF와 TGFα의 단백질분해에 의한 활성형 분비
CD157	BP-3/IF-7	PI결합	과립구, 단핵구, B 및 T세포전구세포, 골수 버팀질 세포	림프구 발달 ; ADP-ribosyl cyclase 및 cyclic ADP-ribose hydrolase 활성
CD158	살해세포 면역글로불린유사 수용체(KIR)	면역글로불린 초가계, 세포질 미부 혹은 ITMA 내 ITIMS	자연살해세포	MHC class Ⅰ에 결합하는 자연살해세포의 활성화 또는 억제
CD159a	NKG2A ; NKG2B ; KLRC1	C형 렉틴	자연살해세포	적절한 HLA-C 대립유전자와 상호작용함으로써 자연살해세포의 활성화 혹은 억제
CD160	BY55	면역글로불린 초가계	자연살해세포, 세포 용해성 T림프구	자연살해세포 활성화 조절 ; MHC class Ⅰ-유사 분자에 결합
CD161	NKR-P1A, KLRB1	C형 렉틴	자연살해세포, T세포 아집단	자연살해세포 활성화
CD162	PSGL-1	시알로뮤신	T세포, 단핵구, 과립구, 일부 B세포	내피세포에 대한 백혈구의 부착 ; 셀렉틴(CD62E, CD62P, CD62L)의 수용체
CD163	GHI/61 ; M130	청소계 수용체 시스테인풍부 가계(scavenger receptor cvsteine rich family)	단핵구, 큰포식세포	조혈 전구세포와 기질세포간 상호작용, 세포 내이입
CD164	MUC-24 ; multiglycosylasted core protein 24 (MGC-24v)	시알로뮤신	조혈 전구세포	골수에 조혈세포의 부착
CD165	AD2 ; gp37		림프구, 가슴샘세포, 가슴샘 내 상피세포, 단핵구, 혈소판	가슴샘세포와 가슴샘상피세포 사이에 부착
CD166	Ben;DM-GRASP, KG-CAM, SC-1	면역글로불린 초가계	활성화된 T세포, 활성화된 단핵구, 상피세포, 신경, 섬유모세포	CD6에 결합 ; 알려지지 않은 기능
CD167a	DDR1, trkE, cak	티로신 키나아제 수용체 가계	정상 및 변형된 상피세포	아교질에 결합
CD168	HMMR ;	HA-결합수용체 가계	가슴샘세포, 조혈 전구	세포 운동성자극 ; 하이알루

CD	일반명	분자 구조, 가계	발현세포	기 능
	IHABP ; RHAMM		세포, 악성 B세포, 단핵구	로난에 결합
CD169	Sialoadgesin ; siglec-1	면역글로불린 초가계, 시알산-결합 면역글로불린 유사 렉틴(siglec)가계	큰포식세포	세포-세포 및 세포-바탕질 부착 ; 시알화된 리간드에 결합
CD170	Siglec-5 ; OBBP2, CD33L2	면역글로불린 초가계, 시알산결합 면역글로불린 유사 렉틴(siglce)가계	호중구, 단핵구, 큰포식세포	시알화된 배위자에 결합 ; 세포-세포 미 세포-바탕질 부착
CD171	L1 ; L1CAM ; N-CAM L1	면역글로불린 초가계	신경원, 슈반세포, 상피세포, CD4+ T세포	신경조직 발생에 필요한 세포 부착 분자
CD172a	SIRP, MYD-1, SHPS1	면역글로불린 초가계, 신호-조절 단백질 가계, 세포질 미부 내 ITIM	호중구, 단핵구	억제수용체
CD173	혈액형 H type2	탄수화물 항원결정인자	광범위	혈액형 항원
CD174	Lewis y	탄수화물 항원결정인자	광범위	혈액형 항원
CD175	Tn	탄수화물 항원결정인자	광범위	혈액형 항원
CD175s	Sialyl-Tn	탄수화물 항원결정인자	광범위	혈액형 항원
CD176	TF	탄수화물 항원결정인자	광범위	혈액형 항원
CD177	NB1, HNA-2a		호중구	알려진 기능 없음
CD178	FasL, CD95L, APO-1, TNFSF6,	동형삼량체 형성, TNF가계	활성화된 T세포, 자연살해세포, 종양세포, 내피세포	CD95(Fas)에 결합 ; Fas 경로를 통한 세포자멸사 유도
CD179a	VpreB ; VPREB1 ; IGVPB ; Ig	면역글로불린 초가계	전구 B세포 및 초기 전 B세포	CD179b와 비공유 결합하여 B세포의 대리경쇄 성분을 형성
CD179b	IFLL1, λ5, lgomega, IGVPBn	면역글로불린 초가계	전구-B세포 및 초기 전 B세포	CD179a와 비공유 결합하여 B세포 발달에 필요한 전 B세포의 대리경쇄 성분을 형성
CD180	LY64	TLR 가계	B세포, 단핵구, 수지상세포	MD-1과 결합하여 RP105/MD-1을 형성
CD183	CXCR3	CXCR 가계	T세포, B세포와 NK세포의 아집단	IP10, Mig, I-TAC과 같은 케모카인에 대한 세포 표면 수용체
CD184	CXCR4	CXCR 가계	혈액 및 조직세포	사람면역결핍바이러스의 T세포 내 침입을 위한 보조 인

CD	일반명	분자 구조, 가계	발현세포	기 능
				자, 케모카인 SDF1에 대한 세포 표면 수용체
CD195	L1, L1CAM	CCR 가계	T세포, 큰포식세포	케모카인 MCP-2, MIP-1α, MIP-1β, RANTES에 대한 세포 표면수용체, 사람면역결핍바이러스의 큰포식세포 침입을 위한 보조 인자
CDw197	CCR7	CCR 가계	T세포, 수지상세포	케모카인 ELC와 SLC에 대한 세포표면 수용체
CD200	OX-2	면역글로불린 초가계	B세포, CNS 신경, 소교질세포	알려진 기능 없음
CD201	EPC R, CCCA, CCD41	CD1 주조직적합복합체 가계	내피세포	단백질 C에 결합하여 내피세포 활성화를 매개
CD202b	Tie2, tek	면역글로불린 초가계, 수용체 티로신 키나아제 가계	내피세포, 초기 조혈세포	혈관 성숙 및 재구성에 관여
CD203c	NPP3, PDNP3, PD1β	제3형 막간 분자, 엑토뉴클레오티드 효소 가계	호염기구, 비만세포	데옥시뉴클레오티드, 뉴클레오디드 당, NAD를 포함하여 포스포디에스테르 및 인산황화결합을 분해하는 효소
CD204	큰포식세포 청소계 수용체 1, MSR1	청소계 수용체 가계, 아교질 유사 영역	골수세포	산화된 저밀도 지단백질 및 많은 다른 분자의 세포 내 이입에 관여
CD205	DEC205, LY75	만노스 수용체 가계	수지상세포, B세포	항원포획에 잠재적인 역할
CD206	큰포식세포 만노스 수용체 (MMR), MRC1	만노스 수용체 가계, C형 렉틴 가계	큰포식세포, 미성숙 수지상세포	미생물의 고만노스 과당류에 결합
CD207	Langerin	만노스 수용체 가계, C형 렉틴 가계	랑게르한스 세포	항원 포획
CD208	용해소체-결합 막 단백질 3 ; DC-LAMP ; TSC403	LAMP 가계	수지상세포	수지상세포의 표면으로 펩티드-MHC class Ⅱ 분자의 운반에 관여
CD209	수지상세포 specific ICAM3-grabbing	만노스 수용체 가계, C형 렉틴	수지상세포	수지상세포의 이동과 T세포의 활성화를 매개하는 세포부착 수용체, 사람면역결핍바이러스 수용체 ; ICAM-3와

CD	일반명	분자 구조, 가계	발현세포	기 능
	nonintegrin (DCSIGN)			고만노스 과당류에 결합 ;
CDw210	IL−10Rα	제2형 사이토카인 수용체 가계	조혈세포	IL−10 수용체의 아단위, IL−10Rβ와 결합

INDEX

찾아보기

ㅈ

ㅊ

ㅋ

I

J

L

M

N

O

P

R

S

T

핵심면역학

Essential Immunology

2010년 3월 12일 초판 발행
2012년 2월 10일 개정판 발행
2015년 3월 6일 개정 2판 발행
2017년 3월 6일 개정 2판 2쇄 발행
2019년 8월 28일 개정 3판 발행
2021년 2월 26일 개정 3판 2쇄 발행

공 저 **김인식 · 김시현 · 김하연 · 박재승 · 윤경아 · 이기종 이나경 · 이동섭 · 이석준 · 이혁재 · 장정현 · 전진현 정경태 · 조혜현 · 최연임 · 허지혜 · 홍승복**

펴낸이 **윤진영**

펴낸곳 도서출판 **대학서림**

서울특별시 종로구 혜화로 2길 8
전화 / (02) 744-2811~3, 763-1220
FAX / (02) 744-1210
등록번호 / 제1-0088호

ISBN : 978-89-6940-208-0 93510

정가 30,000원

저자와의 협의에 의해 인지를 생략합니다.